Dr. med. habil. Richard Klatt

Lange leben mit Genuss

Dr. med. habil. Richard Klatt

Lange leben mit Genuss

Medizinisches Know-how für Nichtmediziner

UniversumVerlag UV

Dr. med. habil. Richard Klatt
Lange leben mit Genuss

Universum Verlag GmbH & Co. KG
65175 Wiesbaden
Internet: www.universum.de
E-Mail: info@universum.de
Redaktion: Gabriele Albert, Wiesbaden
Titel- und Innengestaltung: Cicero, Wiesbaden
Satz: FREIsign GmbH, Eppstein
Titelfoto: Dominique Declerck, Beinheim
Herstellung: Harald Koch, Wiesbaden
Druck: Kösel GmbH & Co. KG, Altusried-Krugzell

Zweite, völlig überarbeitete Auflage

ISBN 3-89869-146-2

Vorwort zur zweiten Auflage

Das Newton'sche Trägheitsprinzip gilt auch in der Medizin. Wie sonst ist es zu erklären, dass viel zu viel Zeit vergeht, bis sich neue Erkenntnisse aus Forschung und Empirie in der Praxis durchsetzen und allen Menschen zugute kommen? Schon jetzt könnten Wissenschaftler mit gesicherten Daten den medizinischen Alltag revolutionieren.

> „Wissen ist nur dann Macht, wenn man es auch anwendet."
> DALE CARNEGIE

Sie werden es. Irgendwann. Warum nicht gleich? Denn es ist ganz sicher keine „gesunde" Entwicklung, dass einerseits neunzig Prozent aller Herzinfarkte mit geringem Aufwand vermeidbar wären, andererseits die Risikofaktoren explosionsartig zunehmen und allein in Baden-Württemberg die Zahl der Bypass-Operationen und implantierten Stents höher ist als in ganz Österreich und der Schweiz zusammen.

Verantwortliche Politiker und Vertreter der Medizinindustrie verstehen Gesundheit allzu oft nur als ökonomische Größe. Sie können oder wollen nicht sehen, dass das Entscheidende der Gesundheitszustand der Menschen ist und dass es notwendig ist und sich lohnt – die Frage ist natürlich für wen – in umfassende Präventivmaßnahmen zu investieren.

Gleichzeitig überfluten uns ständig Informationen über neue medizintechnische, aber auch über pseudowissenschaftliche Sensationen, deren Sinn allein im materiellen Nutzen der Initiatoren liegt. Dazu zähle ich auch einen Großteil der „Anti-Aging-Päpste", die ziemlich durchsichtig Vitamine und Hormone an den Mann beziehungsweise die Frau bringen wollen und dem Ganzen noch das Mäntelchen gesunder Lebensgestaltung umhängen. Sie gehen mit ihren Fitnessprogrammen oft an der eigentlichen Ursache des vorzeitigen Alterns vorbei, nämlich an den Durchblutungsstörungen. In diese Kategorie gehören auch die Tricks und Manipulationen der Lebensmittelindustrie, die die ansteigenden Risiken für Herz-Kreislauf-Krankheiten in der Bevölkerung, besonders der jungen, in Kauf nimmt und durch geschicktes Marketing sogar fördert.

Weil das alles so ist und sich daran sicherlich nichts ändern wird, muss der moderne Mensch lernen, eigenverantwortlich zwischen Nützlichem und Ballast zu unterscheiden. Er darf nicht mehr Objekt, sondern muss Subjekt seines Lebens, seines Körpers und seiner Gesundheit sein. Will er die Freiheit der Wahl wahrnehmen, braucht er das nötige Wissen und eine stabile Kritikfähigkeit. Dabei hilft dieses Buch.

In die zweite, vollständig überarbeitete Auflage des Buches „Lange leben mit Genuss“ habe ich neueste Entwicklungen aus der medizinischen Forschung und Praxis aufgenommen, sie interpretiert, alltagsverwertbar gemacht und in Bewährtes integriert. Nach wie vor möchte ich in erster Linie medizinisches Hintergrundwissen vermitteln und damit Entscheidungen für ein selbstbewusstes und selbstbestimmtes Leben erleichtern.

Wer gesund und leistungsfähig 100 Jahre oder älter werden möchte, wer neugierig ist, was die Zukunft noch bringt, wer das Leben genießen und es aktiv gestalten will, und wer bereit ist, etwas dafür zu tun, zum Beispiel alte Gewohnheiten über Bord zu werfen oder zu ändern, dem wird dieses Buch ganz sicher ein nützlicher und hilfreicher Begleiter sein.

Also, bleiben Sie neugierig!

Das Erscheinen dieser zweiten, überarbeiteten Auflage meines Buches war wieder nur durch Teamarbeit möglich. Stellvertretend für alle, die mir geholfen haben, möchte ich besonders danken: dem Verleger Siegfried Pabst, der unerschütterlich an den Erfolg des Buches glaubt. Der Lektorin Gabriele Albert, die das Manuskript kompetent und engagiert in Form brachte. Und meiner lieben Frau Angela, die so manches monotone Wochenende geduldig ertrug.

Baden-Baden, im Sommer 2005

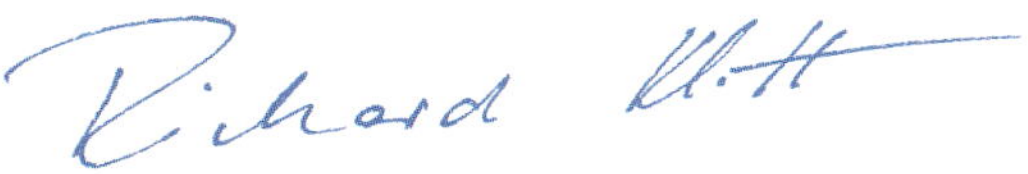

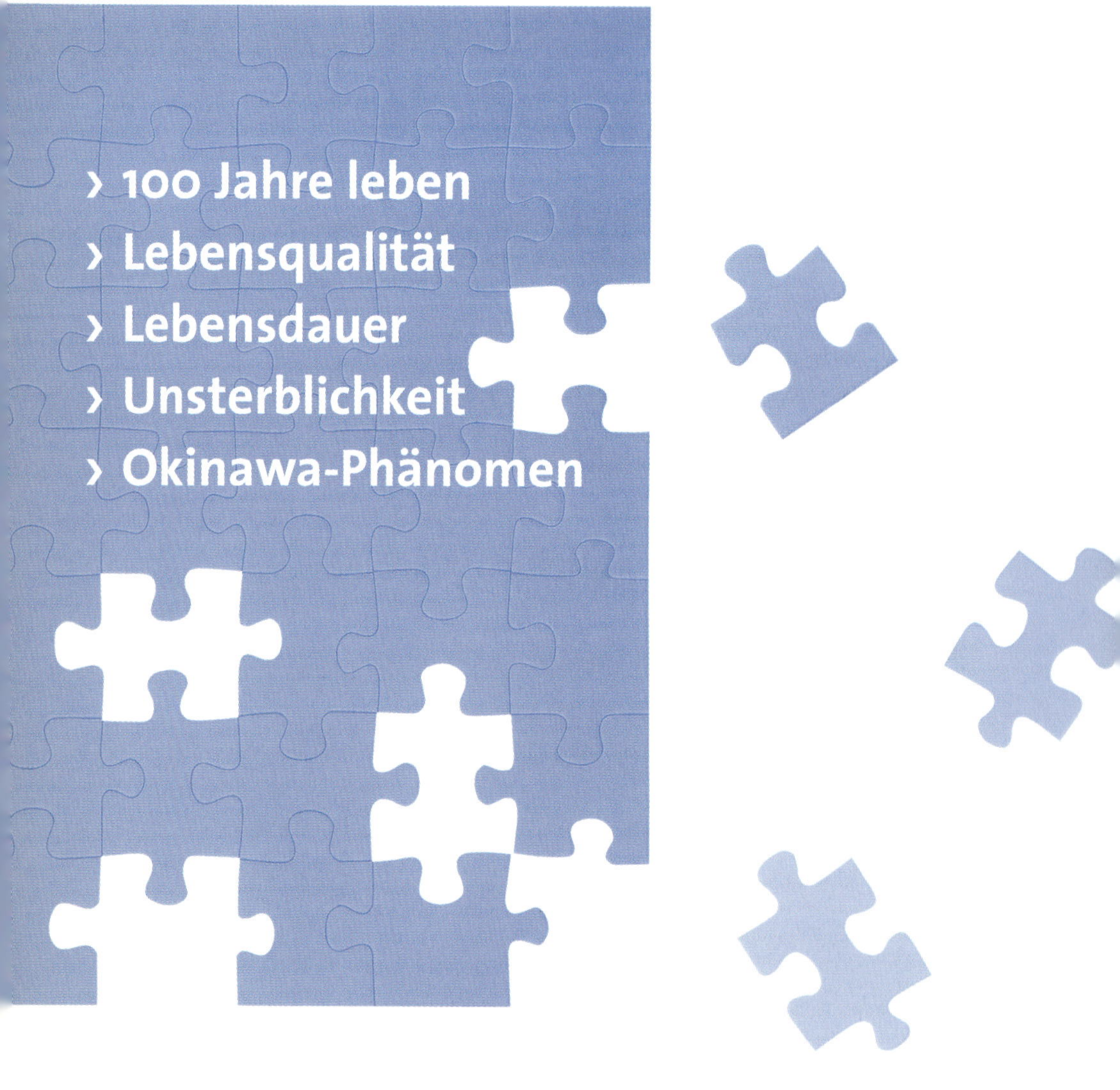

› 100 Jahre leben
› Lebensqualität
› Lebensdauer
› Unsterblichkeit
› Okinawa-Phänomen

Immer gesund, leistungsfähig und attraktiv – eine Utopie?

Das lesen Sie in diesem Kapitel:

- Warum es keine Utopie ist, mit 80, 90 oder sogar 100 Jahren gesund und leistungsfähig zu sein.
- Was die Natur uns Menschen ermöglicht, wenn wir im Einklang mit ihr leben – das Okinawa-Phänomen.
- Warum wir teilweise unsterblich sind.
- Welche allgemeinen Bedingungen ein langes gesundes Leben ermöglichen.
- Wieso jeder Mensch über seine Lebensqualität und seine Lebensdauer mitbestimmt.

Lohnt es sich überhaupt, alt zu werden?

Unsere Generation erlebt eine beispiellose Entwicklung. Mit jedem Jahr steigt die mittlere Lebenserwartung um mehr als einen Monat. Nicht etwa die Zeit des Siechtums verlängert sich, sondern die Zeit der Gesundheit. Die höchsten Krankheitskosten entstehen zwei bis drei Jahre vor dem Tod, egal in welchem Alter. Und ob Alter und Krankheit Zwillinge werden, hängt ganz wesentlich von jedem selbst ab.

> „Da sprach der Herr: Mein Geist soll nicht immerdar im Menschen walten, denn auch der Mensch ist Fleisch. Ich will ihm als Lebenszeit geben hundertzwanzig Jahre."
> 1. Moses 6.3.

Haben Sie sich schon einmal die Frage gestellt, wie alt Sie werden möchten und wie Sie das Leben genießen wollen? Sie zählen doch sicher nicht zu den schicksalergebenen Menschen, die glauben, das hinge von allem anderen, nur nicht von ihnen selbst ab? Wahrscheinlich nicht, sonst würden Sie dieses Buch nicht lesen. Diese Frage gehört zu den wichtigsten überhaupt, denn die Antwort entscheidet über Ihr weiteres Leben.

Dazu ein Gleichnis: Wollen Sie 100 Meter laufen, ist das sicher kein Problem. Die Strecke ist kurz, das schaffen Sie spielend. 1000 Meter werden Sie schon vorsichtiger angehen, damit die Kräfte reichen. Für 10.000 Meter brauchen Sie ein längeres Training, und einen Marathonlauf durchzuhalten, gelingt Ihnen wohl nur nach professioneller Vorbereitung unter Anleitung eines Fachmannes.

Sich ein Ziel zu setzen und den Weg dahin zu gestalten, ist weit mehr als eine theoretische Geistesübung. Unbewusst programmieren Sie Ihren Organismus darauf. Und bewusst nutzen Sie alle Chancen, die es gibt. Und profitieren sofort davon: durch besseres Befinden, höhere Leistung und mehr Lebensfreude. Dann sind 100 Lebensjahre vielleicht real und 120 keine Utopie.

Jetzt fragen Sie sich, ob es sich überhaupt lohnt, so alt zu werden. Die Antwort: Warum nicht, wenn man sein Leben so gestaltet, dass es einen Inhalt hat und Freude macht. Die folgenden Beispiele zeigen es: Man wird alt, wenn und weil man dem Leben aktiv einen Sinn gibt. Und: Was ist überhaupt alt?

Dafür gibt es Definitionen, aber in jedem Lebensabschnitt wird Alter anders empfunden. Mir fallen einige Episoden ein, fast Schlüsselerlebnisse.

Während des Abschlussballes meiner Tanzschule drehte sich das Tischgespräch auch über das Altern, für mich damals schon ein Thema. Ich hatte tatsächlich Angst, die Jugend könne zu schnell vergehen, und alles sei bald vorbei. Mir klingen noch die banalen Worte der Mutter meiner Partnerin im Ohr, jedes Alter habe seine Reize. Sie war mit Ende dreißig in meinen Augen alt, schien aber sehr glücklich zu sein. Das tröstend Gemeinte wirkte lange weiter.

Als junger Assistenzarzt war ich an einer wissenschaftlichen Studie beteiligt, die prüfen sollte, ob sich die Grippe-Schutzimpfung bei Senioren noch lohnt, das heißt, ob der alte Organismus mit Antikörper-Produktion reagieren kann. Die Untersuchungen erfolgten in einem großen Altenheim. Bei den Visiten und Gesprächen gaben viele ihre innersten Geheimnisse preis, und es hat damals mein ganzes Weltbild durcheinander gebracht, 85-Jährige verliebt wie Teenager zu erleben. Übrigens ergaben die Tests eine intakte Stimulierbarkeit des Immunsystems.

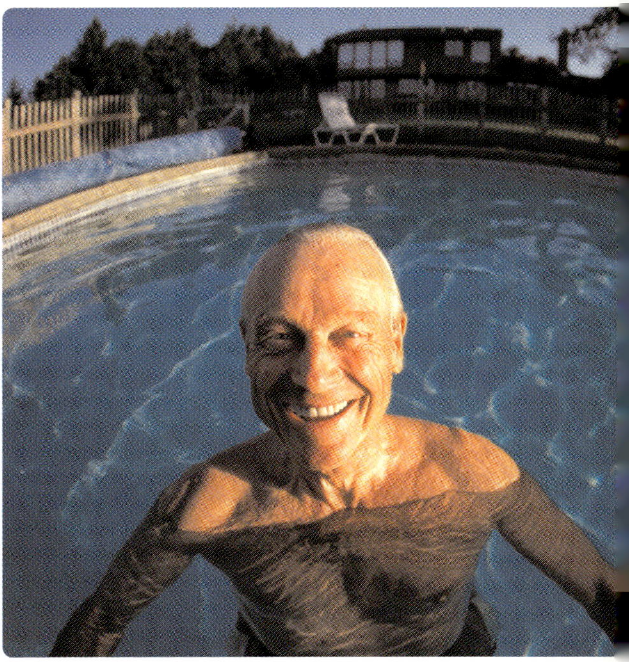

Es lohnt sich, gesund alt zu werden.

Als ich etwa vierzig Jahre alt war, las ich eine kurze Meldung über eine 88-jährige amerikanische Touristin, deren Leben erst durch einen Steinschlag in den Schweizer Bergen beendet wurde.

Dann hat mich das Bild eines ärztlichen Kollegen beeindruckt, das ihn in tadelloser Haltung beim Kopfsprung vom Fünf-Meter-Brett zeigte. Das Foto

Fremdwort Ruhestand

Es muss doch Gründe dafür geben, dass Gräfin Marion Dönhoff auch nach dem 90sten Geburtstag ganz selbstverständlich ihrer Tätigkeit in der Redaktion der „Zeit“ nachging, Johannes Heesters mit über 100 Jahren auf der Bühne steht, Ernst Jünger auch nach 100 und mehr Jahren kluge Dinge zu sagen hatte und der Wiener Mathematiker Leopold Vietonis mit 104 Jahren eine wissenschaftliche Forschungsarbeit publizierte und erst mit 105 Jahren das Skifahren aufgab.

wurde an seinem 90sten Geburtstag aufgenommen. Inzwischen ist auch er gestorben, nahm aber mit 100 Jahren noch am Internisten-Kongress teil. Als der im Jahre 1900 geborene amerikanische Chemiker Ray Crist, mitbeteiligt am Bau der ersten Atombombe, 1970 in den Ruhestand geschickt wurde, begann er als Dozent zu arbeiten, bis 2004. Jetzt forscht er nur noch. Und als ich las, dass der bisher älteste Mensch, der einen Marathon-Lauf erfolgreich absolviert hat, 94 Jahre alt war, verschwand auch der letzte Rest Angst vor dem Altwerden.

Derartige Beispiele inspirierten die Professoren Steve Austad, Universität Idaho, und Jay Olshansky zu einer spektakulären Wette. Austad, Alternsforscher, behauptet, dass mindestens einer von allen im Jahre 2000 geborenen Menschen 150 Jahre alt wird. Beide Professoren haben 150 Dollar in einen Fonds eingezahlt. Sie und die Nachfahren beider Parteien müssen jährlich je 10 Dollar hinzufügen. Im Jahre 2150 dürfen sich die Gewinner über voraussichtlich 500 Millionen Dollar freuen.

Mein ältester Patient wurde fast 105 Jahre alt, nur ein Unfall hinderte ihn, nach dem 100. Geburtstag noch Golf zu spielen, und während der Arbeit an diesem Manuskript las ich, dass mein alter Chirurgielehrer, Professor Fedor Uglov aus St. Petersburg, mit nun schon über 100 Jahren seinen Lehrstuhl immer noch innehat und selbst operiert.

Wie alt können Sie werden?

Wie alt kann der Mensch überhaupt werden? Der Mensch ist unsterblich. Leider nicht als Ganzes. Diese Behauptung stützt sich auf die Evolution. Man liest von lebensfähigen Bakterien, die in komplett abgeschlossenen, Jahrmillionen alten Formationen gefunden wurden. Diese Einzeller sind also unsterblich. Unter günstigen Bedingungen teilen sie sich als Ganzes, sterben aber nicht, sondern teilen sich wieder und wieder.

Die Sache hat aber einen Schönheitsfehler. Wenn sich eine Zelle teilt, erhält jede der Zellen der nächsten Generation entweder den alten oder einen neuen Zellpol. Zellen, die jeweils den alten Pol erhielten, wachsen langsamer und haben dadurch weniger „Kinder". Sie sind anfälliger und sterben häufiger ab (*PloS Biology 2005; 3; 45*). Also doch keine absolute Unsterblichkeit.

Einzeller sind unter natürlichen Bedingungen unsterblich.

Das richtige Sterben beginnt erst mit der Arbeitsteilung der Zellen. Die Rolle der unsterblichen Einzeller wird von den Keimzellen übernommen. Sie teilen sich und teilen sich und teilen sich und verschmelzen mit einer andern Keimzelle und leben so weiter. So sind sie unsterblich. Ist das die materielle Grundlage der Ideen von der unsterblichen Seele und der Reinkarnation? Die anderen, die Körperzellen, bilden sozusagen die sterbliche Hülle für die Keimzellen, die irgendwann überflüssig ist. Daraus folgt: Nur wer kinderlos bleibt, stirbt wirklich.

Nur wer kinderlos bleibt, stirbt wirklich.

Auf die Frage, wie alt der sterbliche Teil des Menschen werden kann, gibt es bisher keine überzeugende Antwort. Wenn eine Vielzahl unterschiedlichster günstiger Einflussfaktoren zusammentrifft, ermöglichen sie in extrem seltenen Fällen einem Menschen ein vergleichsweise sehr langes Leben. Das gilt auch für Tiere, deren behütetes Leben in Tiergärten weitaus länger währt als in freier Wildbahn. Die natürliche Lebensspanne des Menschen ist theoretisch viel größer, als sie von der überwiegenden Mehrheit erreicht wird. Welches die Einflüsse sind, die die Lebensdauer bestimmen, ist Inhalt dieses Buches.

Nach *Christoph Wilhelm Hufeland*, der sich vor zweihundert Jahren intensiv mit der Makrobiotik oder der Kunst, das menschliche Leben zu verlängern, beschäftigt hat, haben die die höchste Lebenserwartung, die unter günstigen klimatischen Bedingungen leben und *„die unter körperlicher Arbeit, und in freier Luft, ein einfaches naturgemäßes Leben führen" (Ch. W. Hufeland: Die Kunst, das menschliche Leben zu verlängern. Schmidbauer u. Komp., Wien 1797, S. 139)*. Aber reicht das aus?

Ob dabei genetische Faktoren oder soziokulturelle Gründe eine Rolle spielen, ist unklar. Wahrscheinlich beides.

> Sieht man sich das Leben nachweislich sehr alt gewordener Menschen an, fallen mehrere Dinge auf:
> Das Erste ist Maßhalten, vor allem beim Essen.
> Das Zweite ist Aktivität, überwiegend geistige.
> Das Dritte ist die Zugehörigkeit zu einer bestimmten Volksgruppe oder einer langlebigen Familie.

Vielleicht gibt das „Okinawa-Phänomen" eine Antwort (*Ärztliche Praxis, Gesundheitszeitung 2004; 3*). Auf dieser kleinen japanischen Insel leben die Weltmeister der Langlebigkeit. Die Frauen haben eine mittlere Lebenserwartung von 86 Jahren, es gibt viele Hundertjährige. Was ist besonders an ihnen? Mehreres: Sie sind arm, sie arbeiten lange, in der Landwirtschaft und beim Fischfang. Ruhestand gibt es nicht. Sie sind glücklich mit ihrer Religion, ihren zwischenmenschlichen Beziehungen, ihrer Lebensweise. Sie beten und tanzen. Sie halten Mittagsschlaf. Sie sind schlank durch Arbeit und Ernährung. Ihre Mahlzeiten bestehen aus Gemüse, Obst, Tofu, Süßkartoffeln, Getreideprodukten, Hülsenfrüchten, Zwiebeln, Meeresalgen, Fisch und gelegentlichem Schweinefleisch. Ist es diese Lebensweise, oder spielen die Gene auch eine Rolle? Haben die Okinawa-Japaner ein Langlebigkeits-Gen? Offenbar nicht. Emigranten, die nach Brasilien auswanderten und ihre Kost auf Fleisch ohne viel Gemüse umstellten, hatten eine im Mittel um 17 Jahre geringere Lebenserwartung.

Als bisher ältester Mensch der Neuzeit gilt die Französin Jeanne Calment. Sie starb am 4. August 1997 im 123. Lebensjahr. Allerdings gibt es im oben zitierten Buch Hufelands glaubhafte Hinweise auf noch Betagtere. *„Im Jahre 1670 starb H. Jenkins in Yorkshire. Er war schon im Jahr 1513 bey der Schlacht von Flowdenfield gewesen, und damals 12 Jahre alt. Man konnte aus den Registern der Kanzleyen und anderer Gerichtshöfe ersehen, daß er*

140 Jahre vor Gericht erschienen war, und Eyde abgelegt hatte. Er war bey seinem Tode 169 Jahre alt.“

- Hippokrates – 104 Jahre
- Augustus – 76 Jahre
- Michelangelo – 89 Jahre
- Newton – 90 Jahre
- Friedrich II. – 76 Jahre
- Johann Wolfgang Goethe – 82 Jahre
- Albert Schweitzer – 90 Jahre

Naturgemäß wechseln die „Alterspräsidenten“ der gegenwärtigen Menschheit relativ rasch. Ihnen gemeinsam ist ein Alter zwischen 110 und 120 Jahren.

Aber ich will in diesem Buch nicht klären, welche Rekorde die Gattung Mensch aufstellen kann, sondern wie der Einzelne seine Zeit in möglichst guter Lebensqualität ausdehnen kann. Und wie Sie Ihre eigene Lebenserwartung einschätzen können, werden Sie nach der Lektüre dieses Buches ziemlich genau wissen.

Was begrenzt die natürliche Lebensdauer?

Für den natürlichen Alterungsprozess und Tod gibt es aus naturwissenschaftlicher Sicht mehrere Denkmodelle. Ihnen liegen im Kern Verschleiß oder kumulierende chemische Vergiftungen beziehungsweise physikalische Einflüsse zu Grunde. So wird angenommen, dass die im Stoffwechsel entstehenden freien Radikale die Erbsubstanz der Zellen schädigen und nach und nach die Reparaturmechanismen nicht mehr ausreichen. So erklärt sich die Tatsache, dass eine drastische Reduktion der Futtermenge Labormäuse wesentlich älter werden lässt. Es werden eben weniger freie Radikale gebildet.

Eine andere Vorstellung geht von einer Art biologischer Uhr aus. Danach begrenzt eine individuell programmierte Anzahl von Zellteilungen die Lebensdauer. Bei jeder dieser Teilungen verkürzt sich ein die Erbmasse tragender im Zellkern befindlicher Strang, die Desoxyribonukleinsäure oder DNA. Die Endstücke heißen Telomere. Im Tierversuch ist es gelungen, das diesen Prozess steuernde Enzym Telomerase zu stimulieren. Das Ergebnis: Das Alter der Tiere verlängerte sich um 50 Prozent.

Bevor sich aus derartigen Experimenten praktische Konsequenzen für uns Menschen ergeben, werden wohl noch Jahrzehnte vergehen, wenn überhaupt.

Das Entscheidende ist, die Natur kann gar kein Interesse an einem überlangen Leben haben. Das würde der Weiterentwicklung der Art entgegenstehen und weil der Organismus mit Abschluss der Fortpflanzung seinen biologischen Auftrag erfüllt hat. Deshalb sind in der zweiten Lebenshälfte alle Reparatur-, Regulations- und Integrationsmechanismen immer weniger in der Lage, die unendliche Vielzahl unterschiedlichster Körperzellen in einer funktionierenden Einheit zusammenzuhalten. Die Fehler häufen sich so lange, bis das System zusammenbricht.

Aber wir sind nicht nur biologische Wesen. Die Natur hat den Menschen mit Intelligenz ausgestattet, die es ihm ermöglicht, diese Zusammenhänge zu erkennen und für sich nützliche Konsequenzen zu ziehen.

Warum erreicht fast niemand sein biologisch mögliches Lebensalter?

Bislang stirbt kaum jemand an „Altersschwäche", sondern an Krankheiten. Und zwar an den oft schnell tödlich verlaufenden wie Herzinfarkt, Schlaganfall oder Krebs. Aber auch an denen, die die Lebensqualität derart beeinträchtigen, dass sie indirekt ebenfalls lebensverkürzend wirken. Ich denke an rheumatische Erkrankungen oder an Depressionen.

Das bedeutet, dass sich nahezu alle Maßnahmen, die die Lebensdauer verlängern, in die Vorbeugung und Behandlung von Krankheiten einordnen lassen. Deshalb bleibt gegenwärtig nur übrig, alle bekannten präventiven und damit lebensverlängernden Einflüsse zu nutzen und vorzeitiges Altern und frühen Tod durch Krankheiten zu vermeiden.

Die zentrale Rolle für die Gesundheit eines Organismus spielt eine gut funktionierende Durchblutung aller Organe.

Das ist es, was Sie tun können, um leistungsfähig zu bleiben und gesund alt zu werden. Und noch mehr.

Für alle Leser, die zwischen 70 und 90 Jahre alt sind, dürfte die Untersuchung einer Arbeitsgruppe um *Dr. Kim Knoops* aufschlussreich sein, die mehr als 2000 Personen dieser Altersgruppe von 1988 bis 2000 beobachtete. Ihr Ziel war herauszufinden, wie sich der Lebensstil auf die Überlebenszeit auswirkt. Sein Fazit: Wer körperlich aktiv ist, nicht raucht, mediterrane Kost bevorzugt und etwas Alkohol trinkt, reduziert die Wahrscheinlichkeit, in den nächsten zehn Jahren zu sterben, um mehr als die Hälfte (*JAMA 2004; 292; 1433*). Warum das so ist, folgt später. So viel schon jetzt: Die zentrale Rolle für die Gesundheit eines Organismus spielt eine gut funktionierende Durchblutung aller Organe. Die meisten lebensverkürzenden Krankheiten beruhen auf ihrer Störung, die meisten lebensverlängernden Aktivitäten auf ihrer Verbesserung

So erhöhen nicht nur Senioren ihre Chancen, die nächsten zehn Jahre zu überleben (nach Dr. Kim Knoops)

› Körperliche Aktivität	+37%
› Nichtrauchen	+35%
› Mediterrane Kost	+23%
› Moderater Alkoholkonsum	+22%
› Alle vier zusammen	+65%

Überdenken Sie Ihre Lebensplanung

Erinnern Sie sich noch an das Gleichnis von den verschiedenen Laufstrecken auf Seite zwölf? Deshalb stelle ich das bewusste Planen des Lebens an den Anfang. Sicher gibt es unglaublich viele Zufälle und unvorhersehbare Ereignisse, aber kann man sie mit wachem Verstand und körperlicher Fitness nicht wesentlich besser meistern?

Außerdem: *Und wenn ich weiß, dass morgen die Welt untergeht, pflanze ich heute einen Baum.* Aus diesem *Martin Luther* zugeordneten Zitat spricht so viel Optimismus, und es drückt treffend aus, was wir wollen. Kennt nicht jeder genügend Beispiele von Rentnern und Pensionären, die nach dem Ausscheiden aus der Berufsroutine unvorbereitet in ein Loch fallen und den neuen Status nur kurz erleben?

Also setzen Sie sich ein Ziel, es müssen ja nicht gleich die 120 Jahre sein. Ob Sie eine realistische Chance haben, das gewünschte Alter zu erreichen, können Sie durchaus beurteilen, wenn Sie die folgenden Kapitel gelesen haben. Und dann füllen Sie diese Zeit mit Genuss und bewusst aus. Zu diesem Bewusstsein gehört es sich klar zu machen, dass jeder Mensch eine individuelle körperliche, geistige und psychische Gesamtkapazität hat. Man kann sie auch Lebenskraft nennen. Nur wenn er sie gleichmäßig und vernünftig aufteilt, erreicht er ein harmonisches und damit zufriedenes Leben.

In der folgenden Abbildung ist dieser Grundgedanke schematisiert. Der fett orange gedruckte Kreis symbolisiert die individuelle Gesamtkapazität, die Lebenskraft, der blaue Teil kennzeichnet den Bereich des maximalen Wohlbefindens. In ihm kann am ehesten von einem harmonischen Leben gesprochen werden, und nur das bringt auf Dauer Lebensfreude und Erfolg. Die Zeichnung zeigt aber auch, dass jedes Bevorzugen eines Lebensbereiches zwangsläufig auf Kosten der anderen gehen muss. Dem Selbst- und dem sozialen Management sind die nächsten Kapitel gewidmet.

Die Lebenskraft harmonisch aufteilen

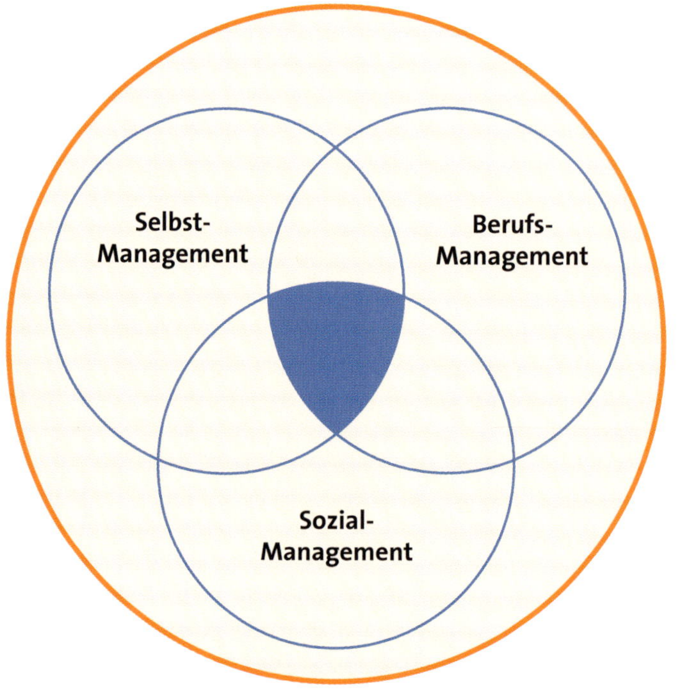

Fazit:

- Wer lange leben will, muss es auch wollen.
- Wer lange leben will, muss Krankheiten vorbeugen.
- Wer lange leben will, muss seine Durchblutung, sein Gefäßsystem in Ordnung halten.
- Wer lange leben will, muss lernen Maß zu halten.
- Wer lange leben will, muss sein Leben ordnen.

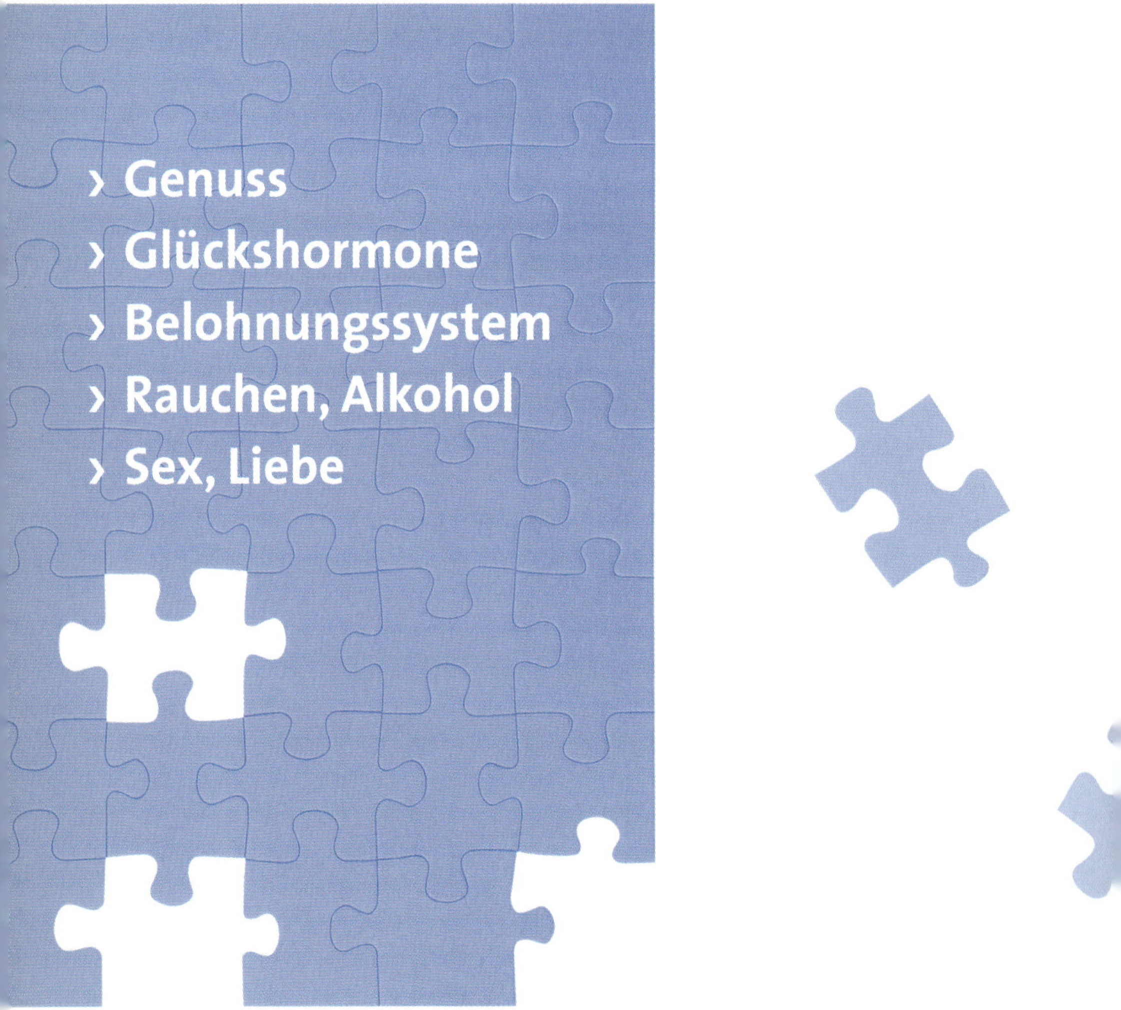

- Genuss
- Glückshormone
- Belohnungssystem
- Rauchen, Alkohol
- Sex, Liebe

Genießen Sie Ihr Leben

Das lesen Sie in diesem Kapitel:

- Warum genießen können so wichtig ist.
- Wie man seine Glückshormone ankurbeln kann.
- Warum ein Höhepunkt nicht ewig dauern kann.
- Warum man Rauchen und Alkohol nicht nur negativ sehen darf.
- Warum Kaffee so wertvoll und dabei unschädlich ist.
- Warum man sich in der Gemeinschaft wohl fühlt.
- Warum Sex eine so wichtige Rolle spielt.

Belohnen Sie sich täglich

Als die Weltgesundheitsorganisation vor Jahrzehnten die Gesundheit nicht nur als Fehlen von Krankheit definierte, sondern als völliges körperliches, geistiges und soziales Wohlbefinden, war ihr schon klar, dass sie damit einen unerreichbaren Traum schuf. In diesen drei Komponenten Körper, Geist/Vernunft und Seele/Gefühl ist das Kernstück das Wohlbefinden. Das ist ein subjektives Gefühl. Wie könnte es sonst glückliche Blinde geben?

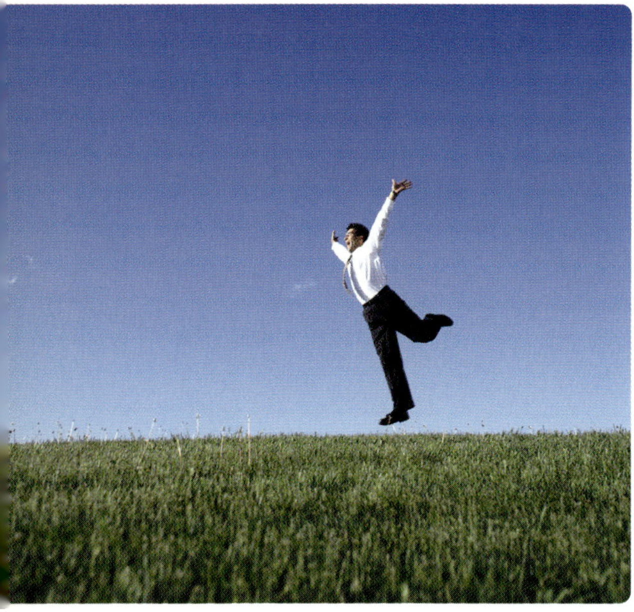

Geben Sie Ihrem Belohnungszentrum, was es braucht: ständig neue Impulse.

Wenn aber Wohlbefinden so subjektiv ist, können wir es bewusst steuern? Auf diese Frage und die folgenden Überlegungen brachte mich ein sehr beleibter, etwa 40-jähriger Mann, der im Nieselregen eines nasskalten Novembertages an meinem Fenster vorüberging. Er trug weder Schirm noch Mütze, und die nächsten Häuser in seiner Richtung waren mehr als einen Kilometer entfernt. Nicht gerade eine Situation, fröhliche Liedchen zu pfeifen. Beim Gehen drehte er sich nach fast vergessener Art eine Zigarette. Dieser Mann wollte offenbar einen Ausgleich für die widrigen Umstände, er wollte sich eine Freude machen, er wollte sich belohnen. Das ist es: sich belohnen.

In unserem Gehirn gibt es Strukturen, die auf das Verhalten des Menschen einen unglaublichen Einfluss haben, es sogar prägen. Die Rede ist vom *Belohnungszentrum*, das Ihnen noch mehrfach begegnen wird. Vor allem im Zusammenhang mit Hormonen, mit Genussmitteln, mit Sucht und Depressionen.

Das Belohnungszentrum ist für unser Wohlbefinden verantwortlich. Deshalb braucht es unbedingt ständige Impulse. *Genießen* heißt das Zauberwort. Genießen ist grundsätzlich etwas Gutes. Wer gesund im Sinne der WHO-Definition bleiben möchte, muss es tun oder lernen.

Genießen heißt das Zauberwort. Und zwar täglich.

In Gaggenau gibt es eine Genussakademie und die Universität Hohenheim in Stuttgart bietet sogar ein Genusstraining an. Die Grundregeln sind einfach: Man braucht Zeit, soll sich auf den Genuss konzentrieren, soll allmählich Erfahrungen sammeln, mehr auf Qualität als auf Menge achten, sich nicht durch Verbote einengen lassen und vor allem täglich bewusst genießen.

Was geht in unserem Körper beim Genießen, beim Belohnen vor sich? Das Belohnungszentrum erhält seine Impulse über Botenstoffe im Gehirn. Diese Hormone oder *Neuro-Transmitter* (→ Glossar) werden auch als Glückshormone bezeichnet. Neuro-Transmitter vermitteln die Informationen zwischen den einzelnen Nervenzellen. Die wichtigsten sind Serotonin, Dopamin, Glutamat, Acetylcholin, Noradrenalin, die Endorphine, Cannabinoide und Melatonin.

Ein kritischer Mangel an Transmittern hat Krankheitswert. In akuter Form zum Beispiel als Entzugserscheinung bei Sucht, in chronischer als Depression. Ein Dopamin-Mangel spielt die entscheidende Rolle bei der *Parkinson'schen Krankheit* (→ Glossar). Ausreichende Melatonin-Mengen sind Voraussetzung für gesunden Schlaf. Logischerweise trägt alles, was den Neuro-Transmittern hilft, auch zu einer Besserung des Befindens bei.

Es liegt im Wesen des Genusses, dass er nur kurz dauern darf.

Eine Eigenschaft hat der Genuss allerdings: Er dauert nicht lange und darf dies auch nicht. Und zwar aus biologischen Gründen, die weit in der Vergangenheit liegen. Lang anhaltender Genuss würde von den Alltagsaufgaben, sprich von dem Überlebenskampf ablenken. Im Umkehrschluss erlahmen negative Emotionen wie die durch Angst und Schmerz nie, weil sie der Lebenserhaltung dienen (*Koob, G., New Scientist 2003; 1; 36*).

Wichtige Anreger für Ihr Belohnungszentrum

- Liebe, Sex und Zärtlichkeit
- Genussmittel: Alkohol, Rauchen, Kaffee, Drogen
- Essen, besonders süßes und fettes (Schokolade und Eis als klassische Kombinationen)
- Fasten ab dem dritten Tag
- Sport und körperliche Aktivität
- Sozialer und beruflicher Erfolg
- Freude jeder Art
- Geborgenheit und Geselligkeit
- Lachen
- Fürsorglichkeit, auch gegenüber Tieren
- Gute Taten (Selbstbelohnung)
- Gebete
- Meditation und andere Entspannungsverfahren
- Schöpferische Tätigkeit
- Musik
- Medikamente: Hormone, Anti-Depressiva
- Kaufen und konsumieren
- Sich vor dem Spiegel anlächeln – am besten gleich morgens.

Diese Stimulatoren wirken unterschiedlich stark.

Wie wirken Drogen auf das Belohnungszentrum?

Durch Drogen wird das Belohnungszentrum derart stark mit *Neuro-Transmittern* (→ Glossar) überflutet, dass jeder andere Reiz dagegen verblasst. Drogen sind unterschiedliche Substanzen, die über die Neuro-Transmitter wie Dopamin und die Endorphine auf die Neuronen-Schaltkreise des Gehirns wirken und Lust, Euphorie und Belohnungsgefühle hervorrufen.

Cannabis, Alkohol, Opiate und Heroin hemmen den Abbau des Dopamins, während Amphetamin, Ecstasy, Kokain und Nikotin seine Wirkung verstärken beziehungsweise den Aufbau fördern.

Das Resultat ist das Gleiche, nämlich eine unnatürliche Überschwemmung des Belohnungszentrums mit Neuro-Transmittern. Durch Drogen wird das Belohnungszentrum derart stark mit Neuro-Transmittern überflutet, dass jeder andere Reiz dagegen verblasst. Sehr rasch gewöhnt sich dieser Abschnitt des Gehirns an die großen Mengen und es entsteht ein Suchtgedächtnis. Allmählich erschöpfen sich allerdings die diese Stoffe produzierenden Nervenzellen und sie brauchen immer stärkere Dosierungen.

Ist es über eine Gewöhnung bereits zur Sucht gekommen, bricht bei einem Entzugsversuch das ganze System zusammen und es entsteht ein unüberwindbares Verlangen, das stärker ist als jeder Wille. Deshalb ist die Sucht eine Krankheit, eine nahezu unheilbare. Eigentlich ist Sucht nichts anderes als eine allzu einseitige Befriedigung des Belohnungszentrums.

Eigentlich ist Sucht nichts anderes als eine allzu einseitige Befriedigung des Belohnungszentrums.

Wen wundert es dann noch, dass Scheidungskinder fünfmal häufiger zur Zigarette greifen und dreimal häufiger zu Drogen als ihre Altersgenossen aus intakten Familien? Und wer kann sich den Kummerspeck immer noch nicht erklären?

Wenn es stimmt, dass die Summe aller Laster gleich ist, dann kann man im Umkehrschluss durch ein bewusst breites Anreger-Angebot die Stimmung verbessern, ohne unangenehme Nebenwirkungen wie Übergewicht oder Abhängigkeit in Kauf nehmen zu müssen. Einen Anreger durch andere zu ersetzen, hat vor allem Bedeutung für die Sucht-Vorbeugung.

Alkohol

Alkohol ist sicher die verbreitetste Droge. Man weiß aber, und ich werde dies später noch ausführlicher beschreiben, dass wenig davon die Gesundheit mehr fördert als völlige Abstinenz (*vgl. Seite 67*).

Ein wenig Alkohol fördert die Gesundheit mehr als völlige Abstinenz.

Die geringste Sterblichkeit ist bei einem regelmäßigen Konsum irgendwo zwischen etwa zwölf und 40 Gramm Rein-Alkohol pro Tag zu erwarten, das sind ein achtel bis ein halber Liter Wein oder eine kleine bis zwei Flaschen Bier.

Die negativen Wirkungen beginnen ab einer Dosis von 40 Gramm zu überwiegen. Ein absolutes Tabu für Alkohol muss die Schwangerschaft sein. Zwar werden in Deutschland jährlich „nur" 2200 Kinder mit ausgeprägten Alkoholschäden geboren, die sie zu schwer behinderten Sozialhilfeempfängern degradieren, aber es gibt viel mehr Kinder mit versteckten Formen von Alkoholschädigungen wie geringe Intelligenz, verzögerte Entwicklung oder Missbildungen, insbesondere, wenn noch Rauchen im Spiel war.

Rauchen

Rauchen ist zweifelsfrei die wichtigste Einzelursache für vorzeitiges Sterben. Aber: Rauchen verschafft auch Genuss und Lebensfreude, erleichtert soziale Kontakte und Gruppenbildung, und es scheint vor *Alzheimer* (→ Glossar) zu schützen. Dass Rauchen antidepressiv wirkt, dürfte anhand der Tatsache bewiesen sein, als es die gleichen biochemischen Veränderungen in bestimmten Hirnbereichen hervorruft wie erfolgreiche antidepressive Medikamente (*Arch. Gen. Psych. 2001; 58; 821*).

Raucher sollten ihr eigenes Gesundheitsrisiko besonders gründlich ermitteln und gegebenenfalls vermindern (*vgl. Seite 131f.*). An Komplikationen der *Atherosklerose* (→ Glossar), der „Arterienverkalkung" stirbt jeder Zweite. Rauchen gehört zu den vier großen Risikofaktoren für diese Krankheit. Einer der Faktoren erhöht die Wahrscheinlichkeit einer Komplikation um den Faktor eins, zwei um den Faktor vier und drei um den Faktor neun usw.

Rauchen ist zweifelsfrei die wichtigste Einzelursache für vorzeitiges Sterben.
Aber Rauchen verschafft auch Genuss und Lebensfreude.

Warum sollte also jemand, der normale Blutfette und normalen Blutdruck hat und der kein Diabetiker ist, nicht seine Genusszigarette rauchen dürfen? Wegen Krebs, daran stirbt jeder Vierte. Richtig. Wegen chronischer Lungenerkrankungen. Ebenso richtig. Wegen vermehrter entzündlicher Gelenkerkrankungen und Osteoporose. Auch richtig. Dann muss der Raucher eben alle anderen Möglichkeiten der Vorbeugung und Frühdiagnostik nutzen. Oder lieber doch aufhören.

Immerhin hat die mit fast 123 Jahren bisher älteste Frau, die Französin Jeanne Calment, erst mit über 100 Jahren das Rauchen aufgegeben. Und Auguste Renoir brachte es bis zuletzt auf 50 Zigaretten täglich. Er starb mit 78 Jahren. An einer Lungenentzündung. Das sind sicher Ausnahmen. Als Regel gilt noch heute: Nur die Hälfte der Raucher erlebt den eigenen 65. Geburtstag.

Nur die Hälfte aller Raucher erlebt den eigenen 65. Geburtstag.

Kaffee

Und was ist mit dem liebsten Getränk der Deutschen, dem Kaffee? Beim täglichen Genuss von vier Tassen Kaffee – keinem entkoffeinisierten! – sinkt die Wahrscheinlichkeit auf die Hälfte, in den nächsten zehn Jahren Gallensteine zu bekommen. Zwei Tassen reduzieren sie noch um ein Drittel. Tee leider nicht, er hat nur halb so viel Koffein. Raucher können ihr Risiko, einen Blasenkrebs zu entwickeln, ebenfalls mit Kaffee senken. Wer viel Kaffee trinkt, erkrankt seltener an *Morbus Parkinson* (→ Glossar). Und in einer kaum zu überbietenden Großstudie hat die Arbeitsgruppe um *Dr. Frank Hu* aus Boston 126.210 Frauen und Männer 18 Jahre lang regelmäßig über ihren Kaffeekonsum befragt. Er fand: je mehr Kaffee, desto seltener Diabetes, besonders bei Männern. Sechs Tassen und mehr am Tag halbierten das Risiko.

Und die Arbeitsgruppe um *Dr. S. Gallus* aus Mailand zeigte, dass im Vergleich zu Kaffee-Abstinenten die Wahrscheinlichkeit einer Leberzirrhose mit zunehmendem Kaffeegenuss sinkt, auf unter 30 Prozent bei mehr als drei Tassen täglich (*Ann. Epidemiol. 2002; 12; 202*).

Das sind gute Nachrichten, aber was ist mit Kaffee und Blutdruck, was mit Kaffee und Herz? Auch hier Entwarnung, weder Blutdruck noch Herz leiden, eher umgekehrt.

Das noch weit verbreitete Vorurteil, Kaffee erhöhe generell den Blutdruck und belaste das Herz, beruht auf einem Druckfehler. Als in den Dreißigerjahren einer bekannten deutschen Kaffee-Firma ein Verfahren gelang, den Bohnen ganz einfach Koffein zu entziehen, hat sie das geschickt ausgenutzt.

Je mehr Kaffee, desto seltener Diabetes, Gallensteine, Leberzirrhose, Rheumatoidarthritis oder Morbus Parkinson.

Biologen gaben Versuchsmäusen so viel Koffein, wofür Menschen 20 Tassen Kaffee trinken müssten. Natürlich stellte man bei den armen Tieren hohen Blutdruck, Herzrasen und andere Herzrhythmusstörungen fest. Niemand bemerkte, dass in der veröffentlichten Arbeit ein Komma eine Stelle zu weit nach links geraten war, und niemand kontrollierte. Gleichzeitig brachte besagte Firma koffeinfreien Kaffee auf den Markt und verkaufte den „Abfall", das reine Koffein, an die Apotheken, und zwar als ein die Durchblutung förderndes und den Kreislauf stabilisierendes Medikament. Seit dieser Zeit galt im deutschsprachigen Raum, und nur dort, der Kaffee als Gesundheitsfeind. In den slawisch und englisch sprechenden Ländern hat sich Koffein pikanterweise noch sehr lange in der Behandlung von Hochdruckkrisen bewährt.

Und nicht nur das spricht gegen den amputierten Kaffee. In der Iowa Women´s Health Study wurden mehr als 31.000 Frauen zwischen 55 und 69 Jahren zwischen 1986 und 1997 nach Lebensstil und Gesundheit befragt. Ein Ergebnis: Das Risiko einer Rheumatoidarthritis, das ist eine chronische entzündliche Gelenkerkrankung, verdoppelte sich bei den Frauen, die mehr als vier Tassen entkoffeinisierten Kaffees tranken im Vergleich zu denen, die normalen Kaffee konsumierten. Nebenprodukt der Studie: Teetrinkerinnen hatten ein um 60 Prozent niedrigeres Risiko (*Ärztezeitung 2001; 211*).

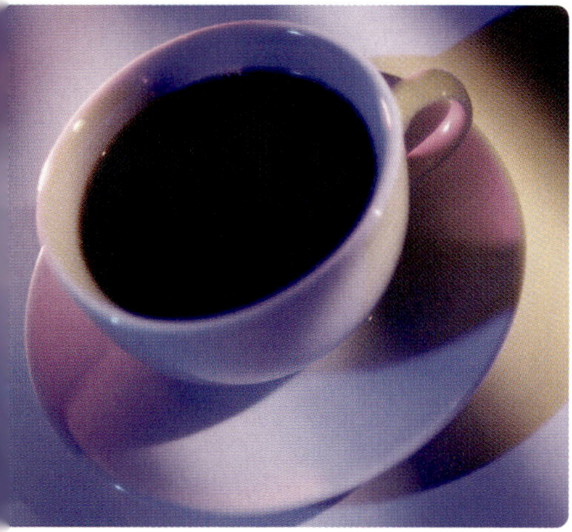

Nichts spricht gegen den regelmäßigen Genuss von Kaffee.

Auch die Osteoporose lässt sich durch Kaffee beeinflussen. Bis zu einem halben Liter täglich wird sie verzögert, wird es mehr, beschleunigt. Also, wenn viel Kaffee, dann mit Milch wegen des Kalziums (*Am. J. Clin. Nutr. 2001; 74; 694*).

Allerdings sollten Schwangere kein Exzesstrinken praktizieren, weil sie das Ungeborene gefährden können, insbesondere wenn sie zusätzlich rauchen. Dagegen vermindern ein bis drei Tassen

Kaffee sogar die Gefahr einer Totgeburt auf fast die Hälfte (*Brit. Med. J. 2003; 326; 420*).

> Nach wie vor wird versucht, dem Kaffee irgendeine die Gesundheit schädigende Wirkung nachzusagen, und wenn es die angebliche, bisher unbewiesene Erhöhung des Cholesterins ist.
> Es wird wohl nicht gelingen.

Kaffee als Schlafmittel?

Meinen älteren Lesern, die ein Herzleiden haben und die nachts nicht durchschlafen können, empfehle ich, unmittelbar vor dem Schlafengehen eine Tasse Kaffee zu trinken. Wahrscheinlich gehören sie zu den 95 Prozent, die eine erstaunliche neue Erfahrung machen werden. Der Hintergrund dieser scheinbar paradoxen Wirkung liegt im Biorhythmus: In der Nacht, am ausgeprägtesten zwischen zwei und drei Uhr, werden alle Körperfunktionen reduziert, auch der Blutdruck, der Puls und die Pumpkraft des Herzens. Ist Letztere durch Krankheit oder Alter ohnehin vermindert, führt eine weitere Abschwächung zu einer Mangeldurchblutung des Gehirns. Der Organismus wehrt sich mit verstärkter Aktivität, man erwacht. Der anregend tonisierende Kaffee überbrückt diese Phase und man schläft besser durch.

Dass Kaffee auch die Darmtätigkeit belebt und die Verdauung fördert, wird kaum jemand als unangenehm empfinden. Eher schon die an sich harmlose harntreibende Wirkung.

Nach so viel Lob wird es Zeit zu sagen, dass ich passionierter Tee-Trinker bin, also kein befangener Kaffee-Süchtiger. Und auch, dass bei viel Licht natürlich einige Schatten auf den Kaffee-Genuss fallen. Die Rede ist von der Verträglichkeit. Die Röstprodukte des Kaffees können die Magenschleimhaut und die Gallenblase reizen mit entsprechenden Beschwerden. Sahne beziehungsweise Milch im Kaffee lindern das.

Abschließend noch ein Dosis-Experiment eines Prominenten: *Honoré de Balzac* verbrauchte an seinen in der Regel 18-stündigen Arbeitstagen bis zu vierzig Tassen Kaffee. Dieser Raubbau könnte für die schwere Krankheit mitverantwortlich sein, die ihm mit 51 Jahren einen frühen Tod brachte. Nur, ist das dem Kaffee anzulasten?

Kaffee ist bei richtiger Dosierung das harmloseste Anregungsmittel der Welt. Aber, es ist ein Anregungsmittel, Doping für den Alltag. Er aktiviert fast alle

Die segensreichen Wirkungen des Kaffees

- Er aktiviert die Nerventätigkeit.
- Er verbessert den Gallefluss, fördert damit die Verdauung, reduziert das Gallensteinrisiko und entlastet die Leber.
- Er beugt dem Diabetes vor.
- Er vermindert die Häufigkeit von Blasenkrebs bei Rauchern.
- Er verbessert die Durchblutung.
- Er kräftigt das Herz.
- Er beugt in normalen Dosen der Osteoporose vor.
- Er lässt Herzkranke besser schlafen.
- Er regt die Darmtätigkeit an.

Körperfunktionen. Zu viel regt auf, bewirkt Schlafstörungen, Herzklopfen und erhöht vorübergehend den Blutdruck. Man kann aber doch die Dosis steuern, oder?

Pflegen Sie Ihre sozialen Beziehungen

Der Mensch ist ein Gemeinschaftswesen, ständige soziale Kontakte sind wichtig für dauerndes Wohlbefinden. Das ist eine der Ursachen, warum Betriebe und Abteilungen, in denen ein kreatives, initiatives und innovatives Miteinander das Klima bestimmt, erfolgreicher als andere sind und einen niedrigeren Krankenstand aufweisen. Und warum Familien- und Volksfeste, Kirchen und Vereine so notwendig und erfolgreich sind. Umgekehrt sind Ausgeschlossensein und Einsamkeit unterschätzte Krankheitsquellen, zum Beispiel für Depressionen (*vgl. Seite 210*).

> Einsamkeit und soziales Ausgeschlossensein sind unterschätzte Krankheitsquellen, zum Beispiel für Depressionen.

Im Idealfall besteht das soziale Netz, in das der Mensch „eingesponnen" ist, aus einem Lebenspartner, der Familie, engen Freunden sowie näheren und ferneren Bekannten. In dieser Reihenfolge werden gegenseitige Ansprüche immer geringer und Beziehungen lockerer.

In jedem Lebensalter muss man sich um diese sozialen Kontakte bemühen. Je mehr, desto älter man wird, denn aus vielerlei Gründen wird das ursprüngliche Netz immer löchriger. Das ist normal. Ich kenne viele Hochbetagte, die sich um andere sorgen und ihnen helfen, die in einem Chor singen oder in Vereinen mitwirken, die gemeinsam wandern und reisen, kurz, die aktiv sind und gar keine Zeit haben, in Depressionen zu verfallen.

Albert Schweitzer lebte sein ethisches Ideal von der Ehrfurcht vor dem Leben, vom Wirken für andere vor und wurde trotz widrigster und teils gefährlicher äußerer Umstände arbeitend 90 Jahre alt. So soll es sein.

Wie wichtig auch und gerade im Alter Signale aus der sozialen Umwelt sind, geht aus einer in diesem Zusammenhang interessanten Untersuchung amerikanischer Wissenschaftler hervor. Sie bewogen 70-Jährige zu einem Computerspiel. Innerhalb von 30 Minuten huschten Begriffe, die gewöhnlich mit dem Altern verbunden werden und die wichtig sind für die Fähigkeit zur sozialen Integration, so schnell über den Bildschirm, dass sie zwar nicht mehr bewusst gelesen, aber noch vom Unbewussten aufgenommen werden konnten.

Die erste Gruppe der Senioren bekam ausschließlich Wörter positiven Inhalts wie *weise, erfahren, vollendet* zu „lesen". Der zweiten Gruppe bot man nur negative wie *vergesslich, kränkelnd, abhängig*. Anschließend wurde die Gehgeschwindigkeit gemessen, Ausdruck von Selbstvertrauen und Vitalität. Sie war in der ersten Gruppe um neun Prozent höher.

Nutzen Sie Liebe und Sexualität als Glücksspender

Dass Liebe und erfüllte Sexualität unabhängig vom Alter ganz entscheidend das Wohlbefinden prägen, ist eine Binsenweisheit. Warum ist das so, was spielt sich alles im Organismus ab?

Die Natur misst dem Fortpflanzungstrieb höchste Priorität bei, mehr als dem individuellen Überlebenstrieb, geht es doch darum, die Art zu erhalten. Sexuelle Aktivität dürfte daher der stärkste natürliche Stimulus für das Belohnungszentrum sein.

Eine besondere Rolle spielen dabei die Hormone. Sie haben die Aufgabe, im weiblichen und im männlichen Körper all die Voraussetzungen zu schaffen, die für eine erfolgreiche „Aufzucht" des Nachwuchses notwendig sind. Und das sind viele.

Es beginnt schon bei der Partnerwahl. Hormone sorgen dafür, dass die so genannten sekundären Geschlechtsmerkmale wie unterschiedliche Körperproportionen, Muskel- und Fettverteilung, Behaarung, Stimme und Verhalten möglichst deutlich ausgeprägt sind, weil sie die sexuelle Attraktivität bestimmen.

Das bewirkt Testosteron

- Es prägt die sekundären Geschlechtsmerkmale.
- Es erhöht Aktivität/Vigilanz/Aggressivität.
- Es erhöht den sexuellen Appetit, auch bei Frauen.
- Es fördert den Muskelaufbau.
- Es unterstützt den Fettabbau.
- Es erhöht die Spermienproduktion.

Die männlichen Geschlechtshormone, die Androgene, das bekannteste ist das *Testosteron*, sind unter anderem verantwortlich für das aggressivere Verhalten, für den sexuellen Appetit, auch bei der Frau, für die Produktion der Spermien und für den männlichen Behaarungstyp. Das Testosteron greift in den Eiweiß- und Fettstoffwechsel ein, indem es hilft, Muskeln auf- und Fett abzubauen.

Die weiblichen Geschlechtshormone, allen voran die *Östrogene* und die *Gestagene* sorgen auch für das typisch weibliche Äußere. Entscheidend ist aber, den Organismus ständig an die wechselnden Anforderungen der verschiedenen Phasen der Mutterschaft anzupassen.

Weil Jahrzehnte vergehen, bis das letzte Junge das schützende Nest verlässt, sorgen die Hormone in dieser Zeit für eine stabilere Gesundheit der Frau. Beispiel ist der Schutz vor der *Atherosklerose* (→ Glossar) und vor der Osteoporose bis zur Menopause. Wenn der biologische Auftrag erfüllt ist, reduziert der Organismus die Hormonproduktion der Frau so abrupt, dass eine

Das bewirken Östrogene

- Sie prägen die sekundären Geschlechtsmerkmale.
- Sie bereiten den Körper auf die Empfängnis vor.
- Sie haben eine antioxidative Aktivität.
- Sie erhöhen das gefäßschützende HDL-Cholesterin.
- Sie verstärken die Thromboseneigung in den Venen.
- Sie vermindern das Osteoporose-Risiko.

krisenhafte Situation entsteht, das Klimakterium, mit Veränderungen im Stoffwechsel, in der Körperzusammensetzung und in der Psyche.

Auch die Hormonproduktion des Mannes vermindert sich, wenn auch nicht so dramatisch. Die Zeugungsfähigkeit kann bis in das hohe Alter erhalten bleiben.

Über die überwiegend biologischen Abläufe hinaus hat der Mensch als biosoziales Wesen die Sexualität zu einem Gesellschaftsspiel erhoben. Die reine Lust ist von der Fortpflanzung abgekoppelt. Das ursprüngliche zielgerichtete „Balzverhalten" ist hoch verfeinert. Leistung ist „in" und damit bewusst oder unbewusst der Leistungszwang. Das ist ein Problem.

Liebe und Sex im Alter

Liebe und Sex haben so viele gute „Nebenwirkungen", dass sie auch nach der reproduktiven Zeit beliebt und nützlich sind. Zärtliche Berührungen, liebevolle Blicke, angenehme Worte stimulieren die Botenstoffe des Gehirns. Gut für das Belohnungszentrum. Aber wie ist das mit der Liebe und vor allem mit dem Sex im zunehmenden Alter?

Wen wundert es, dass Liebende und sexuell Aktive nachweislich ein stabileres Immunsystem haben, damit seltener erkranken und glücklicher länger leben?

Aus Untersuchungen weiß man, dass jede dritte 60-jährige Frau angibt, sich regelmäßig selbst zu befriedigen. Nur drei Prozent der 70-jährigen Frauen haben noch Sex, aber bis zu 75 Prozent der gleichaltrigen Männer. Woher der Unterschied? Drei Viertel der über 60-jährigen Frauen leben allein, aber nur ein Viertel der Männer. Späte Kriegsfolgen und geringere Lebenserwartung sorgen für einen relativen Männermangel in dieser Altersgruppe. Die Untersuchungen zeigen auch, dass sexuelle Wünsche und Aktivitäten so unterschiedlich sind wie die Menschen und das Altern selbst. Und: Das Bedürfnis nach Zärtlichkeit steht bei den meisten im Vordergrund, nicht der Geschlechtsverkehr.

Sex nach Herzinfarkt

Das *Mehr Sexualität, meine Herrschaften!* von *Oskar Maria Graf* zitierte die amerikanische Professorin *Suzanne Oparil* auf dem Europäischen Kardiologenkongress in Barcelona 1999. Sie wandte sich entschieden gegen das Vorurteil, für Patienten mit Herzkrankheiten, Bluthochdruck oder Diabetes seien sexuelle Aktivitäten gefährlich. Das wirkliche Risiko einer Herzattacke beim Sex liegt bei zehn zu einer Million. Die amerikanische Gesellschaft für Kardiologie stellt die Belastung beim Sexualverkehr mit alltäglicher wie Gehen und Auto fahren gleich. Warum sollen also Herzkranke auf Sex verzichten? Wenn man sich so fühlt, kann man, selbst schon eine Woche nach Herzinfarkt, Bypass-Operation oder Ballondilatation, wieder sexuell aktiv werden.

Praktische Ratschläge für Sex nach einem Herzinfarkt

- Sich den Verkehr so leicht wie möglich machen.
- Sexuelle Aktivität nicht unmittelbar nach einer üppigen Mahlzeit aufnehmen.
- Eine vertraute Umgebung und einen vertrauten Partner wählen.
- Die Situation möglichst ruhig, entspannt und stressfrei gestalten.
- Vom Arzt verordnete Medikamente vorher einnehmen.
- Die Sache bei Unbehagen oder Unwohlsein beenden.

Was tun, wenn sie/er nicht mehr will?

Nach der Ursache forschen und sie beseitigen, das ist *das Einfache, das so schwer zu machen ist (Bertolt Brecht)*. Was kommt da nicht alles in Frage: Zwischenmenschliche Konflikte und Spannungen, körperliche Krankheiten und Veränderungen mit Beschwerden, Hormonmangel, Medikamente, Ängste und Depression oder auch nur eheliche Routine und Langeweile. Ein offenes Wort also zwischen den Partnern, ein vertrauensvolles Gespräch auch mit dem Arzt und/oder die sanfte Verführung. Man kann ja auch ein wenig nachhelfen. Ein Hormonmangel lässt sich ausgleichen, anregende Situationen lassen sich schaffen. Man muss wissen, dass ein wenig Alkohol anregt, zu viel abschlafft. Was ist zu viel? Im Mittel eine Flasche Wein pro Person.

Was tun, wenn „ER" nicht mehr kann?

Wenn er will, aber nicht kann, muss der Arzt herausfinden, warum das so ist. Psychische Probleme durch Stress oder Depressionen oder Angst werden zwar immer wieder ins Feld geführt, aber krankheitsbedingte oder funktionelle

Mehr Spaß im Bett durch pflanzliche Anreger

Wie wäre es mit einer anregenden eiskalten Waldmeisterbowle?
Man nimmt einen Stängel Waldmeister, übergießt ihn mit einer Flasche Weißwein und lässt das Ganze 90 Minuten ziehen. Mit einer Flasche Sekt aufgefüllt, kann man lange genießen.

Oder: Von Blättern des Ephedra-Krauts aus der Apotheke drei Teelöffel pro Tasse drei Minuten in kochendem Wasser ziehen lassen. Wem das zu bitter ist, kann Milch und Zucker dazugeben.

Oder: 100 g Pinienkerne mit drei Eidottern zu einer feinen weichen Paste pürieren und 250 ml Gemüse- oder Hühnerbrühe und 200 ml Sahne hinzufügen, außerdem je zwei Teelöffel Ouzo und Safran sowie ein Teelöffel Chilipulver. Das Ganze langsam erhitzen und eindicken lassen, nicht kochen.

Oder: Wenn „Er" nicht mehr so richtig will, hilft vielleicht das Liebesholz Yohimbin. Die Rinde davon gibt es auch in der Apotheke. 30 Gramm geschnittener Rinde werden mit einem Gramm Askorbinsäure 20 Minuten in einem viertel Liter Wasser gekocht. Nach dem Abkühlen wird der Sud durch ein feines Sieb gefiltert. Wem es gelingt, das zu trinken, der schafft alles.

Mehr Rezepte und Anregungen finden Sie in dem Buch „Natürliche Geheimnisse für Lust und Liebe", Schwarz, A., Schweppe, R., Pfau, W., Haug-Verlag, 1999.

Durchblutungsstörungen sind die wesentlichen Ursachen einer Erektionsschwäche. Rauchen, Diabetes, Bluthochdruck und Fettstoffwechselstörungen sind also Risikofaktoren. Zu den ebenfalls ursächlichen Nervenschäden führen der Diabetes, aber auch Alkoholmissbrauch, Wirbelsäulenveränderungen und Operationen im Becken (Prostata). Die Durchblutung zu verbessern ist tatsächlich die wirksamste Behandlungsmethode.

Was ist mit *Viagra® und Co?* Die Substanz Sildenafil wurde ursprünglich entwickelt, die Durchblutung des Herzens zu fördern. Wen wundert es dann noch, dass Männer, die regelmäßig Viagra nehmen, seltener an Herzkrankheiten sterben, wie neueste Studien zeigen? Dass Viagra, quasi als Nebenwirkung, noch mehr die Gefäße in des Mannes bestem Stück erweitert, wurde von den Marketing-Experten der herstellenden Firma dankbar angenommen, die prompt die Behandlungsindikation veränderten.

Und darin liegt das Problem. Wird es gleichzeitig mit anderen gefäßerweiternden Mitteln eingenommen, verstärkt es die Wirkung so, dass über eine maximale Gefäßweite die Blutversorgung des Herzens kritisch abfällt und Todesfälle auftreten können. Also nie innerhalb von 24 Stunden Viagra und Co zusammen mit den häufig verordneten Nitraten oder Molsidomin einnehmen! Auch deshalb ist Viagra verordnungspflichtig. Inzwischen gibt es weitere Präparate wie *Levitra®* und *Cialis®*, deren Vorzug in einer längeren Wirkzeit liegt.

Nehmen Sie niemals Viagra und Co innerhalb von 24 Stunden zusammen mit den häufig verordneten Nitraten oder Molsidomin ein!

Helfen Viagra und Co nicht, dann vielleicht die etwas aufwändigere Injektion gefäßerweiternder Substanzen wie Prostaglandin E1 in den Schwellkörper oder deren Einführung in den Harnkanal. Und schließlich kann ihn dann noch eine Vakuumpumpe aufrichten oder als allerletztes Mittel ein aufblasbares Penisimplantat.

Fazit:

- Wer lange leben will, muss genießen können.
- Wer lange leben will, muss lernen, sein Belohnungszentrum zu bedienen.
- Wer lange leben will, muss auch mit negativen Emotionen umgehen können.
- Wer lange leben will, darf ruhig viel Kaffee trinken.
- Wer lange leben will, muss nicht auf Alkohol und nicht unbedingt auf Zigaretten verzichten.
- Wer lange leben will, sollte sich ein stabiles soziales Umfeld schaffen.
- Wer lange leben will, sollte sich gesellschaftlich engagieren.
- Wer lange leben will, sollte auf erfüllten Sex Wert legen.

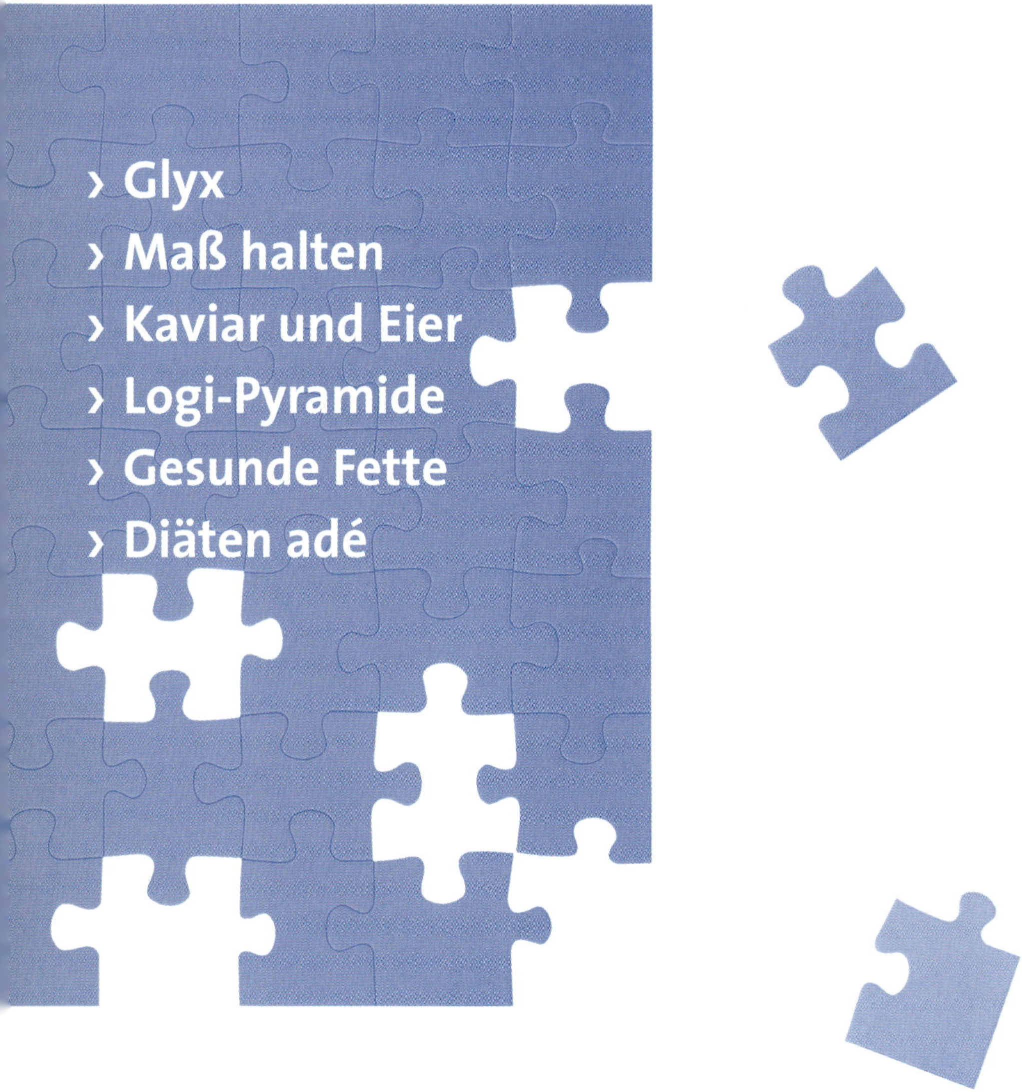

- Glyx
- Maß halten
- Kaviar und Eier
- Logi-Pyramide
- Gesunde Fette
- Diäten adé

Essen und trinken Sie, was Ihnen schmeckt und gesund ist

Das lesen Sie in diesem Kapitel:

- Warum Sie beim Essen viel mehr Freiheiten haben als Sie glauben.
- Warum es leicht ist, sich im Dschungel der Diäten zurechtzufinden.
- Warum die Steinzeit bis heute nachwirkt.
- Was Sie über den glykämischen Index und die glykämische Last wissen sollten.
- Warum Sie Kaviar und Eier trotz hohen Cholesteringehalts bedenkenlos genießen können.
- Warum Sie Ihre Einstellung zum Fett überdenken sollten.
- Warum Sie sich dunkle Brötchen sehr genau ansehen sollten.
- Warum vegetarische Kost für Erwachsene überwiegend gut und für Kinder schlecht ist.
- Warum es wenig Sinn hat, unbedacht zu viele Vitamine zu schlucken.

Wie viel, wie oft und was soll man essen?

Essen und Trinken sind elementare Voraussetzungen des Lebens. Sie haben etwas zu tun mit Genuss, mit Lebensfreude und Gesundheit. Leckeres und optisch gut zubereitetes Essen zu genießen, bedeutet Lebenskultur. Dabei mit Freunden oder Lieben in angenehmer Atmosphäre zu plaudern, ist immer auch ein glücklicher Moment. Gut für das Belohnungssystem.

> Essen und Trinken sind gut für das Belohnungssystem.

Unendlich viele Bücher, Zeitschriftenartikel und Fernsehsendungen beschäftigen sich mit dem Thema „Gesunde Ernährung“. Modeströmungen wechseln immer rascher. Sich da noch zurechtzufinden und die Frage nach was, wie viel, wie oft und in welcher Zusammensetzung soll ich essen, richtig zu beantworten, ist schwierig.

Ein möglicher Lösungsansatz liegt darin, sich in die Zeit zurückzuversetzen, in der sich unsere Organe und unser Stoffwechsel ausgebildet und an die Umweltbedingungen angepasst haben. Diese Zeit reicht Hunderttausende von Jahren zurück und wirkt sich bis heute aus. Der genetische Apparat des Menschen braucht extrem viel Zeit für Anpassungsprozesse. Betrachtet man sich dagegen die rasanten Veränderungen unserer Essens- und Lebensgewohnheiten allein in den letzten hundert Jahren, so sind wir im Vergleich zu unseren Urahnen völlig andere Wesen geworden.

> Pech für uns moderne Menschen, dass wir immer noch diesen archaischen Stoffwechselapparat in uns tragen, der auf eine völlig andere Lebensweise ausgelegt ist.

Und wie haben sich unsere Urahnen in der Zeit der Sammler und Jäger ernährt? Hier teilen sich die Meinungen der Ernährungswissenschaftler in zwei Gruppen, von denen die eine von überwiegendem Fleischverzehr ausgeht, die andere von Pflanzenkost.

Die Wahrheit liegt, wie immer, wohl in der Mitte. Die Natur hat uns als Allesfresser konzipiert. Dafür spricht der Aufbau der Verdauungsorgane: Die Länge unseres Darms liegt genau zwischen der der Pflanzen- und der der Fleischfresser. Auch der Enzymbesatz ist für die Verarbeitung beider Komponenten ausgelegt. Entsprechend führt jede Einseitigkeit zu Mangelerscheinungen mit Krankheitswert. Einige Vitamine sind nur in Pflanzen enthalten, einige Spurenelemente nur im Fleisch.

Unseren Vorfahren lieferte die Natur Früchte, Beeren, Körner, Blätter, Pilze, Wurzeln, Nüsse, Maden, Insekten, Frösche, gelegentlich Eier, Fische oder Kleintiere, seltener Großwild. Dann aber wurde gevöllert. Nach unserem heutigen Verständnis war das eine vielseitige, nahezu vegetarische Kost mit gelegentlicher, teils massiver tierischer Ergänzung. Oder noch anders ausgedrückt, Kohlenhydrate in gebundener Form, heute sagen wir mit niedrigem glykämischen Index, waren die Basis. Dazu pflanzliches Eiweiß, seltener tierisches und kaum Fett. Und viele Ballaststoffe, Vitamine, Mineralien, Spurenelemente und sekundäre pflanzliche Inhaltsstoffe. So wollen es unsere inneren Organe, so will es unser Stoffwechsel noch heute. Weichen wir zu lange und zu weit davon ab, entstehen Stoffwechsel-Störungen und Organschäden.

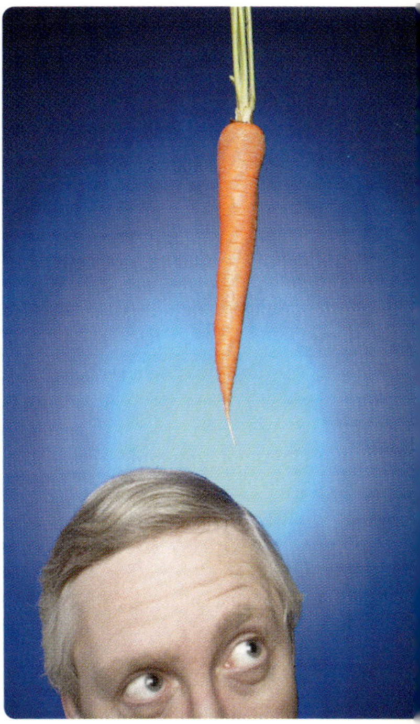

Keine Angst, Sie brauchen sich nicht unnötig zu kasteien. Essen Sie, was Ihnen schmeckt und gut bekommt.

Wie viel darf man essen?

Diese Frage ist am leichtesten zu beantworten: so viel, wie verbraucht wird. Das Gleichgewicht ist am Taillenumfang abzulesen oder an der Waage.

Zum Übergewicht und wie es zu vermeiden beziehungsweise zu beseitigen ist, komme ich später in den Abschnitten Risikofaktoren der Herz-Kreislauf-Krankheiten und Diabetes mellitus (*vgl. Seiten 136, 173*) ausführlich zurück.

Die Natur hat in unserem Körper leider keine unüberwindbare Appetitbremse eingebaut. Die war in „freier Wildbahn“ auch nicht erforderlich und nicht erwünscht. Gesteigerter Appetit vom Spätsommer bis in den Herbst diente früher der Anlage einer Reserve, dem „Winterspeck“. Das ist heute nicht mehr nötig. Also müssen wir uns auf unsere Vernunft und unsere Disziplin stützen.

> „Der liebe Gott gibt jedem von uns eine vorbestimmte Menge Essen für das gesamte Leben. Und einen Löffel. Wer seine Portion aufgegessen hat, muss den Löffel abgeben."
> RICHARD KLATT

Mit zunehmendem Alter benötigt man weniger Energie, weil man sich in der Regel rationaler und damit weniger bewegt, die Muskelmasse dadurch geringer wird und deshalb wiederum der Grundumsatz sinkt. Leider passen die wenigsten Menschen ihre Essgewohnheiten entsprechend an.

Interessant ist, dass uralte Menschen meistens sehr schlank sind. Das ist durch umfangreiche Studien und sogar experimentell belegt: Die Lebensdauer kleiner Labor-Nager wurde durch Halbierung der Nahrungsmenge um die Hälfte verlängert. Ähnliche Untersuchungen gibt es inzwischen auch bei Menschen. *Dr. J. Holloszy* aus St. Louis verglich über einen Zeitraum von sechs Jahren eine sich niedrigkalorisch ernährende Gruppe, die 1100 bis 1950 kcal täglich aufnahm, mit einer aus amerikanischen Durchschnittsverbrauchern mit 1950 bis 3550 kcal. Das erwartete Ergebnis: Alle die Parameter, die einen Einfluss auf die Lebenserwartung haben wie Blutdruck, Blutzucker, Blutfette, Gefäßzustand, Insulin, Body Mass Index und Entzündungsparameter, entsprachen in der kalorienarmen Gruppe denen sehr viel jüngerer Durchschnittsmenschen (*Proc. Nat. Acad. Sci. 2004; 101; 6659*).

Bisher habe ich immer nur vom Zu-viel-Essen gesprochen. Das ist sicherlich berechtigt, betrachtet man die Menge übergewichtiger Menschen in den Ländern, in denen es ausreichend zu essen gibt. Aber auch in den reichen Industrienationen nimmt die Zahl der untergewichtigen Menschen mit Mangelernährungserscheinungen zu. In der Jugend spielen Schlankheitswahn und andere psychische Probleme eine Rolle. Im höheren Alter sind es Krankheiten, Einsamkeit und Depressionen, die vom Essen abhalten. Die Folgen verstärken wieder die Krankheit, ein Teufelskreis.

Um die Frage nach dem „Wie viel soll ich essen?" letztendlich zu beantworten: so wenig wie möglich, aber Hungern ist verboten.

Wie oft soll man essen?

Unsere Vorfahren haben sich je nach Angebot der Natur ernährt, also unregelmäßig und zufällig. Ständig ein wenig, manchmal zu viel, zuweilen gar nicht.

Nächtlicher Heißhunger

Kürzlich fanden norwegische Forscher offenbar die Ursache nächtlicher Heißhunger-Attacken. Die Betroffenen haben eine Hormonstörung. Sie produzieren nachts zu geringe Mengen von Leptin, das für das Sättigungsgefühl verantwortlich ist, und von Melatonin. Letzteres ist Voraussetzung für ungestörten Schlaf und im Zusammenhang mit dem Serotonin-System für Depressionen. Darin begründet sich der Behandlungsansatz, entweder das Melatonin einzunehmen oder die Vorstufe des Serotonins, die Aminosäure Tryptophan. Diese nebenwirkungsfreie, weil natürliche Substanz, ist seit langem als wirksames Medikament gegen Depressionen bekannt.

Die Organe haben sich darauf eingestellt, indem sie die für die Verdauung erforderlichen Säfte, Enzyme und Hormone erst bei entsprechenden Reizen zur Verfügung stellen. Zum Beispiel: Insulin wird von der Bauchspeicheldrüse nur zu den Mahlzeiten ausgeschüttet. Oder: Das Wasser läuft im Mund zusammen beim Anblick von Speisen.

Daraus folgt: Wer oder was zwingt uns eigentlich zu bestimmten Mahlzeiten und zu festgelegten Zeiten? Das übliche Frühstück-Mittag-Abendessen-Ritual, meist mit Zwischenmahlzeiten, ist offenbar Gewohnheit. Vielleicht liegt es auch daran, dass der Magen etwa vier Stunden nach einer mittleren Mahlzeit wieder leer ist. Oder daran, dass wir einfach gern essen.

Dass es auch anders geht, hat *Tamerlan*, ein Nachfahre Tschingis Khans bewiesen. Wenn man der Legende glauben kann, hat ihm dies ein Riesenreich eingebracht und zwar von der Mongolei über Mittelasien bis nach Persien. Er hatte die geniale Idee, dass die Beweglichkeit einer Armee ihre wichtigste Stärke ist, zumindest damals war. Die Schnelligkeit leidet aber unter zu vielen Unterbrechungen wie Essen. Also gab er seinen Köchen den Befehl, eine Speise zu entwickeln, die nur einmal am Tag eingenommen werden brauchte, nahrhaft war und jederzeit eine maximale Leistung ermöglichte. Diese Speise, der Plow (Rezept S. 46), ist in Mittelasien heute noch sehr beliebt und in abgewandelter Form in vielen Kulturen anzutreffen.

Andererseits scheinen viele kleine Mahlzeiten vorteilhaft zu sein. Die Okinawa-Japaner zum Beispiel, wahre Vorbilder der gesunden Lebensweise, essen wenigstens sechsmal am Tag, aber nie bis zur vollen Sättigung. Und britische Forscher fanden in einer aktuellen Studie mit 15.000 Probanden eine umgekehrte Beziehung zwischen Häufigkeit der Mahlzeiten und Cholesterinspiegel (*Brit. Med. J. 2001; 1; 323*).

Plow (Rezept für eine Person)

150 g Lamm in Stücke schneiden, in einem großen Topf mit 50 g Öl kurz anbraten. Dann zwei Tomaten, 150 g Karotten oder Möhren und eine große Paprikaschote würfeln und zusammen mit Würzkräutern (z.B. Dill, Thymian, Oregano, Zitronenmelisse) in den Topf geben und einige Minuten mitbraten. Mit Pfeffer und Salz abschmecken.
150 g Naturreis dazugeben und so viel Wasser angießen, dass der gesamte Inhalt bedeckt ist. Das Ganze einmal kurz aufkochen lassen und dann auf kleiner Flamme unter ständigem Umrühren so lange köcheln lassen, bis ein körniger Brei entstanden ist.

Jeder kann so oft und in dem Rhythmus essen, wie es seiner Neigung entspricht. Die Hauptsache ist, die objektiv notwendige Kalorienanzahl wird nicht überschritten.

Und wenn ich schon dabei bin, Gewohnheiten kritisch zu hinterfragen: Warum muss eine warme Mahlzeit am Tag sein? Unsere frühen Vorfahren lebten lange ohne Feuer.

Welche Ernährungsweise ist die beste?

Ich verfolge diese Frage schon vier Jahrzehnte lang und wundere mich nicht mehr über die unglaublichen Anstrengungen, die nach wie vor weltweit unternommen werden, um immer wieder neue Wunderdiäten zu erfinden oder alte aufzupolieren. Dabei ist es so einfach: Jeder kann und soll alles essen, was ihm schmeckt. Je vielseitiger, desto besser. Nur die jeweilige Menge ist entscheidend.

Jeder kann und soll alles essen, was ihm schmeckt. Je vielseitiger, desto besser. Nur die jeweilige Menge ist entscheidend.

Eine bemerkenswerte Entwicklung hat sich in der medizinischen Diätetik vollzogen. Sieht man sich ältere Lehrbücher und Empfehlungen an, findet man für fast jede Krankheit eine besondere Diät mit Ge- und Verboten. Liest man heute Ernährungsempfehlungen verschiedener medizinischer Fachgesellschaften, unter anderem zu Diabetes oder zu Krebs oder zu chronischen Darmerkrankungen oder einfach zur gesunden Ernährung, sind die Übereinstimmungen untereinander und mit dem Speisezettel unserer frühen Vorfahren verblüffend.

So wird die hier abgebildete Ernährungspyramide sowohl von der Gesellschaft amerikanischer Kardiologen als auch von der Deutschen Gesellschaft für gesunde Ernährung empfohlen.

Mit den unten genannten Produkten kann man sich ohne Angst, dick zu werden, satt essen. Sie sollen die Basis unserer Ernährung ausmachen. Je höher und schmaler die Pyramide wird, desto weniger sollte davon auf unserem Speisezettel stehen.

Die Ernährungspyramide

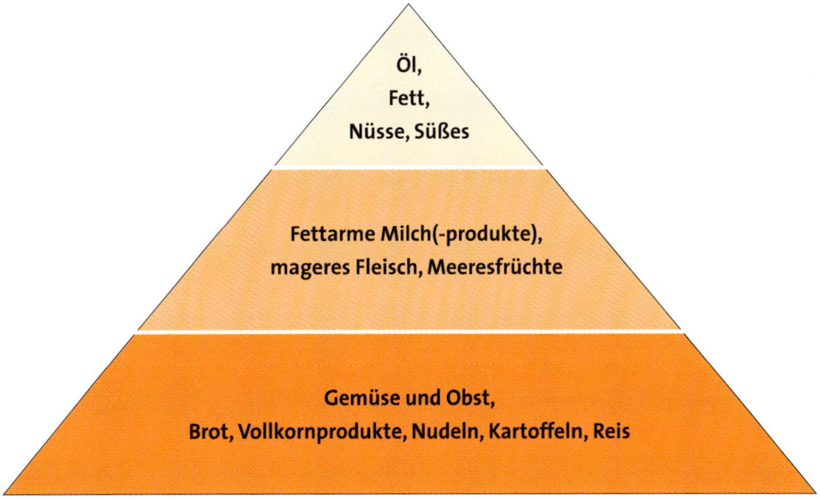

Aber diese Pyramide ist nicht unumstritten. Besonders die Rolle der Kohlenhydrate wird im Zusammenhang mit dem rapide zunehmenden Diabetes inzwischen viel differenzierter gesehen.

Warum? Je leichter die Kohlenhydrate aufgenommen werden können, desto steiler steigen der Blutzucker und damit der Insulinbedarf. Viel Insulin wiederum erhöht die Blutfette und fördert die Fettablagerungen.

Deshalb wurde der Begriff des so genannten *glykämischen Index* eingeführt. Er definiert den Blutzuckeranstieg nach der Verdauung eines bestimmten Lebensmittels im Vergleich zu reiner Glukose, also Traubenzucker.

Der glykämische Index ist ein Maß für den Blutzuckeranstieg nach Verzehr einer bestimmten Menge Kohlenhydrate im Vergleich zu reinem Traubenzucker.

Das ermöglicht einen Vergleich verschiedener Lebensmittel hinsichtlich ihrer Blutzuckerwirksamkeit. Einen niedrigen Index haben Gemüse, Hülsenfrüchte, Nüsse und Obst, Geflügel und Fleisch, Milchprodukte und Eier. Mit mehr als 70 haben neben Zucker und Süßwaren und Süßgetränken (Cola!) auch Kartoffeln und Getreideprodukte einen hohen Index.

Leider lässt der glykämische Index die üblicherweise aufgenommene Menge eines Nahrungsmittels unberücksichtigt. Nach der unten gezeigten Tabelle müsste man wegen des relativ hohen glykämischen Index auf Karotten verzichten. Die Situation entschärft sich aber über die Menge. Wer isst schon auf einmal mehr als ein Kilogramm Karotten?

Deshalb wurde der Begriff *glykämische Last* geschaffen, der sowohl den glykämischen Index als auch die Gesamtmenge einbezieht. Die glykämische Last berechnet sich nach folgender Formel:

$$\text{Glykämische Last} = \frac{\text{g Kohlenhydrate x glykämischer Index}}{100}$$

Glykämische Last pro 100-g-Portion	<10	=	niedrig
	11 – 19,9	=	mittel
	>20	=	hoch

Die folgende Tabelle zeigt die Werte für den glykämischen Index und die glykämische Last einiger üblicher Lebensmittel. Sie zeigt, dass man nach dem glykämischen Index eigentlich Kartoffeln meiden sollte, ihre glykämische Last aber mengenbedingt nur gering erhöht ist.

Glykämischer Index und Glykämische Last

Lebensmittel	Glykämischer Index	Glykämische Last/ 100-g-Portion
Vollmilch	27	1
Karotten	47	3
Erbsen	48	4
Apfel	38	5
Spaghetti, 5 min gekocht	38	10
Banane	52	11
Kartoffel, 15 min gekocht	75	11
Langkornreis	56	16
Pumpernickel	50	21
Roggenvollkornbrot	58	32
Weißbrot	70	34

Die dunkle Farbe mancher Roggen- und Vollkornbrötchen suggeriert Gesundheit, schließlich wird Weißbrot überall verteufelt. Aber diese Farbe wird durch zugesetzten Malzzucker erzeugt und dessen glykämischer Index reicht an den des Traubenzuckers heran. Ein übler und gerade für Diabetiker gefährlicher Verkaufstrick.

Es erscheint logisch, dass kohlenhydrathaltige Nahrungsmittel mit niedrigem glykämischen Index, bisher als „gebundene“ Kohlenhydrate bekannt, für unseren Stoffwechsel besser geeignet sind. Also stellten die Ernährungswissenschaftler die LOGI (low glygemic index)-Pyramide auf, die sich deutlich von der oben gezeigten „klassischen“ Ernährungspyramide unterscheidet.

LOGI-PYRAMIDE

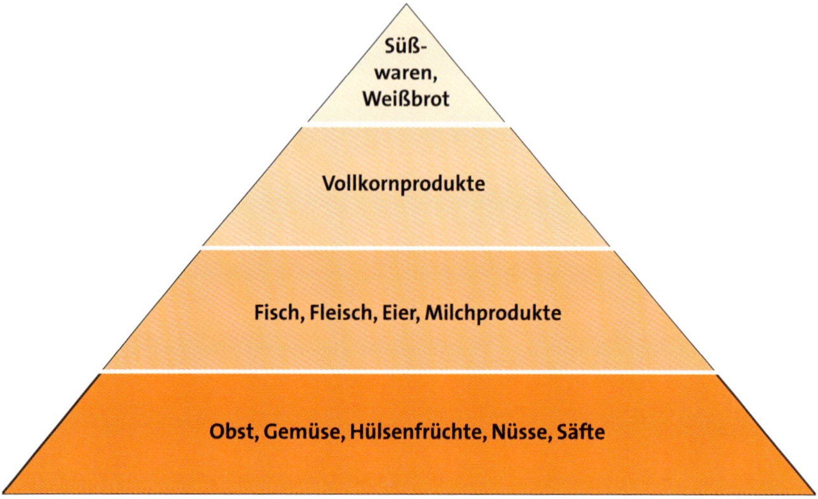

Die Erfahrung zeigt, dass man mit dieser Ernährungsvariante sehr gut leben kann.

Als eine der Ursachen des europäischen Nord-Süd-Gefälles an Herz-Kreislauf-Krankheiten wurde vor einigen Jahren die gesunde Ernährung der Mittelmeervölker identifiziert, die eine fettarme Kost mit viel Gemüse, Obst, Fisch und Olivenöl, mit Nudeln, Reis und Brot umfasst und die unserer Ur-Kost sehr nahe kommt. Ist die Mittelmeerkost, wie sie abgewandelt auch die Okinawa-Japaner verzehren, eine Wunderwaffe? Fast scheint es so, wie folgende Untersuchung aus Frankreich zeigt:

In Lyon wurden Anfang der Neunzigerjahre 600 Patienten, die erstmals einen Herzinfarkt erlitten, in zwei Gruppen geteilt. Die eine ernährte sich unverändert, die andere stellte sich auf Mittelmeerkost um. Bereits nach gut zwei Jahren war der Unterschied im weiteren Verlauf gravierend: In der Mittelmeerkost-Gruppe lagen Sterblichkeit und Wiederholungsinfarkte um 70 Prozent unter der mit traditioneller Ernährung. Diese Tendenz war auch nach vier Jahren unverändert.

Nun stellt sich die Frage, welche Nahrungsbestandteile unseres Speiseplans warum wichtig sind?

Kohlenhydrate – die Hauptenergielieferanten

Aus den Kohlenhydraten kann der Organismus mit geringstem Aufwand Energie produzieren. Natürlicherweise sollten sie in gebundener Form, also mit geringer glykämischer Last aufgenommen werden.

Raffinierter Zucker ist eine Erfindung der Zivilisation, in der Natur gibt es den Traubenzucker, aber nie in großen Mengen. Für die menschliche Ernährung sind Kohlenhydrate die Grundlage, als Kartoffeln, Reis, als Vollkorn in jeder Form, ob Brot, Müsli oder Nudeln. Etwa die Hälfte der notwendigen Energie sollte durch sie abgedeckt werden. Reine Kohlenhydrate enthalten pro Gramm vier Kilokalorien.

Zum Vergleich: Fette haben neun, Eiweiße vier und Alkohol sieben kcal/g. Kohlenhydrate sind die Sattmacher und müssten schon in großen Mengen verzehrt werden, um auch Dickmacher zu werden. Erst ab einer Menge von 500 Gramm werden Kohlenhydrate in Fett umgewandelt. Wer kann schon zwei Kilogramm Kartoffeln oder ein Kilogramm Brot am Tag essen?

Wie schnell Kohlenhydrate in Fett umgewandelt werden, hängt vom glykämischen Index und vor allem von der glykämischen Last ab (*vgl. Seite 48*).

Ballaststoffe – nicht nur Abfallprodukte

Ballaststoffe bestehen vor allem aus Zellulose. Sie sind die Strukturelemente der Pflanzen, vergleichbar mit dem Skelett des Menschen. Welche Bedeutung die Blätter, Stängel oder die Kleie haben, wissen wir inzwischen recht gut. Die scheinbar unverdaulichen Pflanzenteile sorgen mit ihren Quellstoffen nicht nur für eine normale Darmtätigkeit, sondern sind Lebensgrundlage einiger in unserem Darm lebender nützlicher Bakterienarten. Dazu später mehr, wenn es um das Immunsystem und die Verdauung geht (*vgl. Seite 105f.*).

Besonders wertvoll sind die Ballaststoffe des Getreides, daher der gesundheitsfördernde Einfluss des Müslis. Das Herzinfarkt-Risiko ist nach einer umfangreichen amerikanischen Studie umgekehrt proportional zum Cerealien-Konsum.

Das Herzinfarkt-Risiko ist nach einer umfangreichen amerikanischen Studie umgekehrt proportional zum Cerealien-Konsum. Mit anderen Worten: Verdoppeln Sie Ihre Vollkorn-Menge, dann halbieren Sie Ihr Infarktrisiko.

Ob die von vielen für die Krebsvorbeugung geforderten fünfmal am Tag Obst und Gemüse mit insgesamt bis 800 Gramm praktikabel sind, sei dahingestellt. Sicher ist jedoch, dass die Deutschen durchschnittlich immer noch zu wenige Ballaststoffe aufnehmen.

Eiweiß – der universale Baustoff

Eiweiße sind als Bausteine für den sich ständig im Umbau befindlichen Organismus unersetzlich. Ob als Strukturbestandteil für neue Zellen, als Basis für Hormone oder andere Stoffe, Eiweiß wird überall gebraucht.

Es ist unerheblich, ob Eiweiß pflanzlicher oder tierischer Herkunft ist, denn es wird bei der Verdauung ohnehin in seine kleinsten Bestandteile, die Aminosäuren zerlegt und dann nach einem individuellen Muster neu zusammengesetzt.

Bis auf eineiige Zwillinge hat jeder Mensch sein unverwechselbares Eiweiß. Davon profitieren die Kriminologen. Das ist auch der Grund, warum Organ- oder Gewebeverpflanzungen so kompliziert sind: Fremdes Eiweiß wird vom Immunsystem attackiert, es droht die Abstoßung.

Vom Eiweiß benötigt man etwa ein Gramm täglich pro Kilogramm Körpergewicht. Weil tierisches Eiweiß meist mit Fett kombiniert ist, im Fleisch, in der Wurst oder im Käse, empfehle ich, die pflanzlichen Eiweiße in den Erbsen, Bohnen, Linsen oder Soja nicht zu vergessen und mageres Geflügel, Magerquark, Ei und Fisch zu bevorzugen.

Apropos Ei. Lange wurde es wegen seines hohen Cholesteringehalts im Dotter verteufelt, obwohl keinerlei Untersuchungen beweisen konnten, dass Eier den Wert im Blut erhöhen und damit Ablagerungen in den Gefäßen hervorrufen. Dagegen gibt es inzwischen mehrere und ganz seriöse wissenschaftliche Arbeiten, die den fehlenden Zusammenhang unterstreichen (u. a. *Hopkins, P. N., Am. J. Clin. Nutr. 1992; 55; 1060*).

Es gibt kein anderes Lebensmittel, das so konzentriert so viele lebensnotwendige Substanzen enthält wie das Ei.

Es gilt heute als sicher, dass der Cholesterinspiegel im Blut zu 98 Prozent von der genetisch festgelegten körpereigenen Produktion bestimmt wird, und nur die restlichen zwei Prozent von der Ernährung abhängen.

Was geschieht aber, wenn man weit mehr als die empfohlene Menge von einem Gramm Eiweiß pro Kilogramm Körpergewicht aufnimmt? Gar nichts, schwere körperliche Arbeit oder sportliche Betätigung vorausgesetzt. Dann intensiviert sich der Muskelum- und -aufbau und der Rest wird in Energie umgewandelt und „verbrannt" mit einer Energieabgabe von vier Kalorien pro Gramm. Anders bei hoher Aufnahme und Inaktivität. Dann sammeln sich Zwischenprodukte des Eiweiß-Stoffwechsels an wie die Harnsäure, zum Beispiel in den Nieren oder den Gelenken. Nierensteine und Gicht sind derartige Folgen. Das ist dann die „Übersäuerung" oder die „Verschlackung", auf deren Beseitigung einige Heildiäten abzielen.

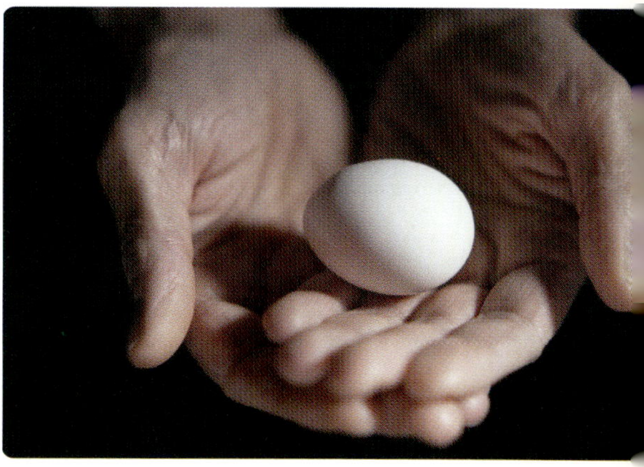

Cholesterinentwarnung:
Genießen Sie das tägliche Frühstücksei.

Ein Vorteil der Eiweiße oder Proteine besteht darin, dass ihr Abbau für den Körper ziemlich aufwändig ist. Deshalb bleibt das Sättigungsgefühl lange erhalten.

Fette – nur Dickmacher?

Nein, die Rolle der Fette ist vielseitiger. Ihre wichtigste ist sicher die des Energiespeichers. Deshalb auch die hohe Energiedichte von neun Kalorien pro Gramm. Weitere Aufgaben der Fette liegen darin, den Körper gegen Wärmeverlust zu isolieren und bestimmte Stoffe zu binden, zum Beispiel fettlösliche Vitamine oder Geschmacksstoffe.

Fette sind wie Eiweiße Bestandteil vieler Zellstrukturen, von Hormonen und anderen Substanzen. Und schließlich dient Fett der Fortpflanzung, denn es prägt die sekundären weiblichen Geschlechtsmerkmale. Sowohl bei Ratten als auch bei Teenagern, insbesondere weiblichen, verstärkt sich mit Beginn der Pubertät der Appetit auf fette Speisen rapide. Die Ratten steigerten den Fettanteil in der Nahrung von zehn auf 50 Prozent der Energieaufnahme. Ursache ist das Hormon Galanin, das verstärkt ausgeschüttet wird.

Fett ist neben Zucker der Stoff in der Nahrung, der das Belohnungszentrum des Gehirns am stärksten aktiviert. Schokolade enthält beides konzentriert, deshalb ist sie so beliebt und so gut für das Belohnungszentrum.

Der Fettanteil der Nahrung soll beim Menschen 30 Prozent der täglichen Energieaufnahme nicht überschreiten, also etwa 50 bis 70 Gramm, bei gewünschter Gewichtsreduktion 50 Gramm.

Fett braucht, um verdaut werden zu können, Gallensäuren. Deshalb aktiviert es die Gallenblase. Bei allzu magerer Kost, oder gar beim Fasten, besteht die Gefahr, dass sehr rasch Gallensteine entstehen, mitunter innerhalb von Tagen. Das ist ein wichtiges Argument gegen Null- oder Hungerdiäten.

Bei allzu magerer Kost, oder gar beim Fasten, besteht die Gefahr, dass sehr rasch Gallensteine entstehen.

Ist Fett gleich Fett? Nein, durchaus nicht. Anders als bei den Eiweißen sind die Grundbestandteile, die Fettsäuren, differenzierter und werden mit weniger Veränderungen in den Stoffwechsel eingeführt. Der entscheidende Unterschied ist das Verhältnis von gesättigten sowie ein- und mehrfach ungesättigten Fettsäuren. Je mehr ungesättigte, wie sie in Oliven-, Sonnenblumen-, Raps-, Distel- oder Fischölen vorkommen, desto besser. Am wenigsten sind ungesättigte Fettsäuren in den tierischen Fetten vorhanden, die wir aber am meisten verzehren. Eine Ausnahme bildet das Fett der Gans.

Einer der Hauptgründe für das bereits genannte Nord-Süd-Gefälle der *Atherosklerose* (→ Glossar) ist hier zu finden. In der Mittelmeerkost überwiegen Olivenöl, Fisch und Gemüse.

Die mehrfach ungesättigten Omega-3-Fettsäuren haben erstaunliche, mit potenten Medikamenten vergleichbare Wirkungen besonders auf das Herz-Kreislaufsystem. Warum ist das so? Wie immer gibt es mehrere Gründe: Sie reduzieren die Klebrigkeit der Blutplättchen – welche Bedeutung das für die Infarktentstehung hat, werden Sie noch sehen (*vgl. Seite 119ff.*). Sie schützen die Gefäße vor den Auswirkungen von Stress, insbesondere vor zu hohen Blutdruckspitzen.

Neben Fisch sind diese wertvollen Fettsäuren vor allem im Leinöl, im Perillaöl und im Rapsöl enthalten.

Warum sind Omega-3-Fettsäuren so wichtig?

- Sie verbessern die Fließfähigkeit des Blutes.
- Sie schützen die Blutgefäße vor den Auswirkungen von Stress, indem sie unter anderem Blutdruckanstiege vermeiden.
- Sie stabilisieren den Herzrhythmus.
- Sie können das Herzinfarktrisiko halbieren.

Die mit Abstand höchste Konzentration von Omega-3-Fettsäuren hat der Kaviar. Bereits 15 Gramm täglich reichen zum Schutz vor einem tödlichen Herzereignis aus. Vom Bückling braucht es nur 50 Gramm, von der Makrele 60 Gramm.

Zum Schluss noch ein raffinierter Coup der Lebensmittelindustrie: Ein großer Produzent bewirbt seit langem mit dem Slogan „Du darfst" seine angeblich fettarmen Produkte. Weil wir das Kleingedruckte nicht mehr lesen, fällt niemandem auf, dass der einzige Unterschied zu den anderen Nahrungsmit-

Mit so viel Gramm Fisch täglich schützen Sie Ihr Herz

Kaviar	15
Lachskaviar	40
Bückling	50
Hering	60
Makrele	60
Forelle	90
Karpfen	300
Seeteufel	360
Zander	500

teln darin besteht, dass die Buchstaben „i. Tr." fehlen. Das bedeutet nichts anderes als dass der Fettgehalt, der sich üblicherweise auf die Trockensubstanz bezieht, hier für die Gesamtmasse angegeben wird. Also ist die Zahl für Fett auf dem Etikett der Konkurrenten wesentlich höher.

Mineralstoffe, Spurenelemente und Vitamine

Mineralstoffe und Spurenelemente sind normalerweise in einer wie oben beschriebenen Ernährung in ausreichendem Maße vorhanden. Sicher gibt es Ausnahmen wie das Selen oder das Jod, an denen es in den Alpenländern und in Deutschland mangelt. Weil *Jod* der wichtigste Baustein für die Schilddrüsenhormone ist, reagiert diese Drüse mit einer Vermehrung der Hormon produzierenden Zellen und damit mit einer Vergrößerung der Schilddrüse. Darin können sich mit der Zeit Knoten bilden.

Als die Schweiz als erstes europäisches Land nur noch mit Jod angereichertes Kochsalz in den Handel brachte, war das Problem mit den massenhaften Kröpfen und Missbildungen gelöst. Auch die große Bedeutung des *Selens* für das Immunsystem ist inzwischen gut belegt.

Kalzium wird vor allem für den Knochenaufbau gebraucht. Es kann der Osteoporose vorbeugen und ist Basis-Medikament für deren Behandlung. Die

Milch und ihre Produkte sind die wichtigsten natürlichen Lieferanten. Weil man pro Tag etwa ein Gramm braucht, lohnt es sich auch, sich sein Mineralwasser nach dem Kalziumgehalt anzusehen. Mehr als 0,1 Gramm pro Flasche sollte es schon enthalten. Ebenso wie *Kalium, Natrium* und *Magnesium* steuert es außerdem auch den Informationsfluss zwischen den Zellen, indem es bioelektrische Ströme ermöglicht.

Mineralien und Spurenelemente

Element	Wirkung auf	Max. Tagesbedarf	Quellen
Eisen	Blut-/Muskelbildung, Immunsystem	20 mg	Fleisch, Brot, Erbsen
Jod*	Schilddrüse	300 µg	Fisch, Jodsalz, Milch
Natriumchlorid	Wasserhaushalt	6 g	Kochsalz
Kalzium	Knochen	1 g	Milch, Grünkohl, Broccoli
Kalium	Muskeltätigkeit	2 g	Bananen, Pilze, Kartoffeln
Magnesium	Muskeln, Enzyme	350 mg	Brot, Milch, Fleisch
Selen*	Immunsystem	150 µg	Fleisch, Eier, Milch
Zink*	Immunsystem, Hormone	10 mg	Fleisch, Eier, Milch
Mangan*	Immunsystem, Enzyme	5 mg	Reis, Salat, Nüsse
Kupfer*	Immunsystem	2 mg	Getreide, Innereien, Nüsse
Chrom	Immunsystem, Stoffwechsel	100 µg	Ei, Leber, Tomaten
Phosphor	Knochen, Zellstrukturen	700 mg	Brot, Fleisch, Milch
Fluorid	Knochen, Zähne	4 mg	Tee, Nüsse, Innereien

* antioxidative Eigenschaften

Die an sich richtige Empfehlung, auch im Alter reichlich zu trinken, erweist sich nicht immer als vernünftig. Manche Mineralwässer, besonders kostengünstige französische, ähneln eher destilliertem Wasser und spülen wertvolle Mineralien aus dem Körper. Natrium-Mangel ist inzwischen ziemlich verbreitet und Ursache schlechten Befindens und mangelnder Leistung besonders Älterer.

Eisen ist Bestandteil des roten Blutfarbstoffs. In gleicher Funktion wie der grüne Farbstoff der Blätter, das Chlorophyll, bindet es Sauerstoff für den Transport in die Zellen. Auch die Muskeln haben davon die rote Farbe. Ein Eisenmangel macht sich deshalb als allgemeine Leistungsminderung durch Blutarmut oder Muskelschwäche bemerkbar. Eisen ist vor allem im Fleisch enthalten, nicht im Spinat, wie auf Grund eines früheren fatalen Druckfehlers noch immer viele glauben.

Die Rolle des *Zinks* ist erst spät erkannt worden. Eine Zinkunterversorgung kann unter anderem Störungen der Wundheilung nach sich ziehen und das Immunsystem schwächen mit allen Folgen. Fast alle Diabetiker haben zu wenig davon.

Es hat außerdem auch wie Selen und die Vitamine A, C und E eine antioxidative Wirkung (*vgl. Seite 60*), es ist Bestandteil vieler Hormone und Enzyme und es ist essentiell für ein gut funktionierendes Immunsystem. Zink und Selen sind in Fleisch, Eiern und Milch ausreichend vorhanden.

In einer englischen Studie erhielten 947 Männer viereinhalb Jahre lang täglich 200 µg Selen. In den darauf folgenden sechs Jahren sank die Prostata-Krebs-Rate um 63 Prozent gegenüber denen, die ein Scheinmedikament genommen hatten.

Vitamine

Vitamine sind Wirkstoffe ganz unterschiedlicher Struktur, die der Stoffwechsel braucht und die überwiegend mit der Nahrung aufgenommen werden müssen. Wir kennen davon bisher nur einige, wahrscheinlich gibt es unendlich viele. Neben den Vitaminen enthalten Pflanzen noch eine Unzahl verschiedener Substanzen, genannt sekundäre Pflanzeninhaltsstoffe, die vitamin- und hormonähnliche Wirkungen haben und deren Erforschung noch am Anfang steht.

Die bekannten Vitamine sind in einer vielseitigen Mischkost in ausreichender Menge vorhanden. Es scheint aber so zu sein, dass ein Mehr an bestimmten Vitaminen unter Umständen zusätzlichen Nutzen bringen kann. Diese vorsichtige Formulierung soll zeigen, dass es eindeutige Beweise dafür noch nicht gibt, aber Hinweise. Beispielsweise haben einige Langzeitstudien eine Verminderung der Herzinfarkt-, Infekt- und Krebshäufigkeit nach hohen Dosen Vitamin C und E gezeigt, andere dagegen nicht oder sogar das Gegenteil.

Wie wirken welche Vitamine?

Vitamin	Wichtigste Wirkungen	Tagesbedarf*	Quelle z. B.
A**	Sehprozess	5000 IU***	Gemüse, Leber
B1	Zellstoffwechsel	1,5 mg	Fisch, Geflügel, Getreide
B2**	Zellstoffwechsel	1,7 mg	Milch, Pilze, Ei, Fleisch
B3/Niacin	Zellstoffwechsel	20 mg	Fisch, Pilze, Brot
B5/Pantothensäure	Stoffwechsel	10 mg	Milch, Vollkorn, Innereien
B6	Blutbildung	2 mg	Getreide, Fisch, Fleisch
B12	Blutbildung	6 µg	Fleisch, Fisch, Käse
Folsäure	Blutbildung/Zellteilung	400 µg	Leber, Gemüse, Getreide
C**	Immunsystem, Zellstoffwechsel	60 mg	Gemüse, Obst
D	Knochenaufbau	400 IU***	Fisch, Leber, Ei
E**	Zellstoffwechsel	30 IU***	Öle, Nüsse, Vollkorn
H/Biotin	Zellstoffwechsel	0,1 mg	Soja, Leber
K	Blutgerinnung	0,08 mg	Gemüse, Getreide, Ei

* Empfehlung der American Dietetic Association (*New Engl. J. Med. 2001; 345; 1819*)
** antioxidative Wirkung
*** Abkürzung für „Internationale Einheiten“

Gegenwärtig zeichnet sich ab, dass die Vitamine E und C in höherer Dosierung, also mehr als 300 mg Vitamin C und mehr als 200 IU Vitamin E, eher schädigende Wirkungen haben, unabhängig davon, ob sie natürlichen oder synthetischen Ursprungs sind.

Es ist anzunehmen, dass Vitamin E den Verlauf chronischer Gelenkentzündungen mildert. Jedenfalls wird gegenwärtig intensiv geforscht.

Die Hauptwirkung der schon mehrfach genannten und bekanntesten *Vitamine C* und *E* ist eine antioxidative. Das heißt, sie binden im Körper befindliche *freie Radikale* (→ Glossar). Diese entstehen natürlicherweise als Zwischenprodukte des Stoffwechsels. Sie sind wegen freier Elektronen der Sauerstoff- oder Wasserstoff-Atome sehr aggressiv. Beispiele sind Ozon und Wasserstoff-Peroxid. Ihre natürliche Konzentration kann durch äußere und innere Einflüsse steigen. Dazu zählen Gifte, vor allem Nikotin, Strahlung, zum Beispiel ultraviolette und kosmische sowie Stress und einige Krankheiten wie Diabetes.

Freie Radikale werden beschuldigt, unter anderem das LDL-Cholesterin durch Oxidation in die Form zu bringen, die ein Eindringen in die Gefäßwand ermöglicht. Das ist der erste Schritt zur Atherosklerose. Tatsächlich konnten finnische Wissenschaftler mit der kombinierten Gabe von Vitamin C und E den Atheroskleroseverlauf verzögern. Neuere Ergebnisse bestätigen eher das Gegenteil. Noch ist alles offen.

Freie Radikale sind maßgeblich an Mutationen beteiligt. Außerdem greifen sie das Immunsystem an und sie erhöhen die Klebrigkeit der Blutplättchen. Mit diesen negativen Wirkungen können sie krebserregend sein, Durchblutungsstörungen fördern und die Infektabwehr stören.

Freie Radikale sind maßgeblich an Mutationen beteiligt. Außerdem greifen sie das Immunsystem an und sie erhöhen die Klebrigkeit der Blutplättchen.

Von der präventiven Wirkung der Vitamine C und E könnten also Diabetiker und vor allem stressgeplagte Raucher profitieren. Die Tagesdosis sollte aber die oben genannten Werte nicht überschreiten.

Rauchern wird empfohlen, vorläufig die Finger von Beta-Carotin, dem *Vitamin A*, zu lassen. Diesem werden zwar auch antioxidative Wirkungen nachgesagt, bei Rauchern bewirken sie offenbar das Gegenteil und erhöhen das Lungenkrebsrisiko. Warum, ist noch unklar. Wahrscheinlich, weil *Antioxidantien* (→ Glossar) selbst zu freien Radikalen werden, wenn sie diese durch Elektronenbindung neutralisieren.

Natürlich sind die freien Radikale nicht nur die bösen Buben des Organismus, sie sind für viele Prozesse erforderlich, unter anderem zum Training des Immunsystems. Es ist aber doch so, wie *Paracelsus* vor einem halben Jahrtausend formulierte: *Die Dosis macht das Gift.*

> „Die Dosis macht das Gift."
> PARACELSUS

Die *Vitamine B1, B6, B12* und *Folsäure*, besonders Letztere, scheinen auch eine antioxidative und damit eine gegen Krebs und *Atherosklerose* (→ Glossar) vorbeugende Wirkung zu haben. Sie sind unentbehrlich, um das Stoffwechselprodukt Homozystein abzubauen, das als eigenständiger Risikofaktor der Atherosklerose identifiziert wurde. Jedenfalls spielen sie im Zellstoffwechsel eine wichtige Rolle und sie sind für die Blutbildung unentbehrlich.

Als Fazit ergibt sich, dass ein gesunder Mensch, der eine vielseitige Mischkost zu sich nimmt, keine zusätzlichen Vitamine braucht. Anders ist die Situation bei chronischen Krankheiten, bei Rauchern, bei Dauerstress, bei Diabetes, bei Infektanfälligkeit und Fehlernährung. Dann können Nahrungsergänzungsmittel mit Vitaminen, Mineralien und Spurenelementen durchaus ihren Platz haben.

Wie gesund ist vegetarische Kost?

Zunächst zur Definition: Als *vegetarisch* wird eine fleischlose Kost bezeichnet, die eigentlich laktovegetarisch heißen müsste, weil Milchprodukte dazugehören. Verzichtet man auf alle tierischen Lebensmittel, ernährt man sich *vegan* oder *makrobiotisch.*

Während man durch vielseitige vegetarische Kost alle notwendigen Nährstoffe bis auf Eisen aufnehmen kann, kommt es bei veganer Kost zu schwer wiegenden Mangelerscheinungen, die besonders im Kindesalter fatale Folgen haben können. Ursache ist die Unterversorgung mit Eiweiß, den Vitaminen D und B12, den Mineralstoffen Eisen und Kalzium oder Spurenelementen, vor allem Jod. Diese Kinder haben ein gestörtes Wachstum, eine verminderte Intelligenz, Blutarmut und manchmal sogar Rachitis.

Eine nahezu vegetarische Kost ist nach allem, was man bisher weiß, die ideale Ernährungsform für Erwachsene. Bekannte langlebige Vegetarier waren der amerikanische Arzt *Dr. Sylvester Graham*, der Schöpfer des gleichnamigen Brotes, der 1891 im Alter von 97 Jahren starb, und die Erfinder der Cornflakes, der Arzt *Dr. John Harvey Kellog* und sein Bruder *Will Keith Kellog*, die es beide auf 91 Jahre brachten. Dr. Kellog übrigens als immer noch aktiver Arzt und Manager.

Das Original-Müsli*

Weichen Sie drei Esslöffel Haferflocken über Nacht ein, fügen Sie dann einen Esslöffel gezuckerter Kondensmilch, den Saft einer Zitrone sowie einen oder zwei mit Schalen und Kerngehäuse geriebene Äpfel hinzu und überstreuen Sie das Ganze mit einem Esslöffel zerkleinerter Nüsse oder Mandeln.

** nach Dr. Maximilian Oskar Bircher, Zürich 1895*

Was ist Functional Food?

Aus dem allgemein großen Interesse an gesundheitsfördernder Kost entwickelte sich ein neuer Zweig in der Nahrungsmittelindustrie: Die Rede ist von angereicherten Lebensmitteln oder Functional Food. Herkömmlichen Produkten werden mehr oder weniger große Mengen an Vitaminen, Mineralien, Spurenelementen, Mikroorganismen oder anderen Zusätzen hinzugefügt. Ein nützlicher Vorreiter war das Jodsalz. Inzwischen gibt es Hunderte angereicherter Tees, Joghurts, Säfte, Brote, Müslis usw., die hohe Dosen verschiedener Vitamine, Mineralien, Spurenelemente oder viele nützliche Bakterien enthalten.

Ein ebenfalls neuer Ansatz ist die Kombination von Nahrungsaufnahme und Impfung. So ist es beispielsweise schon gelungen, Pflanzen mit gentechnischen Methoden dazu zu bringen, Eiweiße von Krankheitserregern herzustellen. Isst man die Pflanzen, zum Beispiel Kartoffeln, regen die darin enthaltenen Fremdeiweiße das Immunsystem in der Darmwand an, spezifische Antikörper zu bilden. Die Versuche, auf diese Weise gegen Malaria, Karies, Cholera und Hepatitis B zu impfen, sind schon ziemlich weit fortgeschritten. Das ist doch eine gute Entwicklung, oder?

Ich empfehle meinen Patienten, die Verdauungsprobleme haben, mit Milchsäurebakterien angereicherten Joghurt zu essen, um die natürliche Darmbesiedlung zu fördern.

Welche Nahrungsbestandteile sind besonders gesund?

Vielen Nahrungsinhaltsstoffen werden besonders gute und gesunde Eigenschaften nachgesagt. Einiges davon ist bewiesen:

- Mit der zusätzlichen Fütterung von *Blaubeeren, Erdbeeren* und *Spinat* – wirksam in dieser Reihenfolge – konnten amerikanische Wissenschaftler 19 Monate alte Ratten – das Alter entspricht 70-jährigen Menschen – messbar verjüngen. Vermutlich infolge Antioxidation.
- *Brunnenkresse* wirkt mit ihren Glukosinolaten antimikrobiell vor allem bei Harnwegsinfekten.
- Omega-3-Fettsäuren schützen vor der Atherosklerose. Sie sind im *Fisch*, besonders in Makrele, Hering, Lachs und Thunfisch sowie im *Kaviar* und in *Nüssen* enthalten.
- Ein *Ei* hat nur 92 kcal, enthält hochwertiges Eiweiß und deckt den Tagesbedarf von Vitamin D zu 35 Prozent, von Vitamin B12 zu 38 Prozent, von Biotin bis zu 50 Prozent, von Selen zu 20 Prozent und von Eisen zu 12 Prozent. Eier verändern den Cholesterinspiegel im Blut nicht.
- *Fisch* ist eine der wichtigsten Jodquellen. 150 Gramm Fisch decken den Tagesbedarf.
- Beta-Glukane aus den *Haferflocken* senken das Cholesterin im Blut.
- Der blaue Farbstoff Anthocyan aus der *Heidelbeere* kann die Augenhintergrund-Veränderungen bei Diabetes, eine gefürchtete Komplikation mit Einschränkung bis Verlust der Sehkraft, verzögern.
- *Honig* ist reich an Vitaminen C, K und der B-Gruppe, er ist entzündungshemmend und antioxidativ.

- *Hülsenfrüchte* und *Sojabohnen* sind reich an Eiweiß und die in ihnen und in *Nüssen* enthaltene Aminosäure L-Arginin erweitert die Blutgefäße.
- Sulfide aus *Knoblauch, Lauch* und *Zwiebeln* wirken antibakteriell und blutdrucksenkend.
- *Milch* und Milchprodukte sind der Hauptlieferant für Kalzium.
- Aus *Nüssen* entstehen wie aus Eiern neue Organismen. Deshalb sind in ihnen alle lebensnotwendigen Substanzen konzentriert. Für uns interessant sind die Vitamine E und Folsäure, die Mineralien Magnesium und Kalium, das Spurenelement Kupfer und ungesättigte Fettsäuren, besonders die Alpha-Linolsäure, aus der die Omega-3-Fettsäuren entstehen. Damit haben Nüsse einen guten Einfluss auf den Cholesterinspiegel, auf den Herzrhythmus, auf Entzündungsprozesse und auf die Fließfähigkeit des Blutes. Eine Langzeitstudie an Frauen hat bewiesen: Wer pro Woche 150 Gramm Erd- oder Walnüsse isst, senkt sein Herzinfarkt-Risiko um ein Drittel.
- *Preiselbeersaft* kann das gefäßschützende HDL-Cholesterin um bis zu zehn Prozent erhöhen.
- Auch *Rotwein, Lauch, Zwiebeln, Zitronen* und *Äpfel* enthalten Antioxidantien. Aus dem Apfelsaft werden sie besonders gut aufgenommen.
- Die Ferula-Säure des *Rettichs* fördert den Gallefluss.
- Die Geschmacksstoffe im *Rettich, Kohl* und *Senf* sind antimikrobiell, krebshemmend und cholesterinsenkend.
- *Schokolade*, vor allem dunkle, enthält bis viermal mehr antioxidative Flavonoide als grüner Tee. Sie schützt damit nicht nur das Herz, nach neueren Untersuchungen wirkt sie auch gegen Bakterien und gegen Zahnbeläge.
- *Soja* und *Leinsamen* enthalten Isoflavone, das sind Stoffe mit östrogenartiger Wirkung. Sie sind präventiv wirksam gegen Osteoporose, Brustkrebs der Frau, Prostatakrebs des Mannes, und vor allem senken sie die Blutfette und beugen so der Atherosklerose und damit dem Herzinfarkt vor.
- Lutein und Zeaxanthin, das sind Farbstoffe im *Spinat*, hemmen Altersveränderungen der Augennetzhaut.
- *Tee*, egal ob grün, braun oder schwarz, enthält Flavonoide, die die Atherosklerose aufhalten können. Flavonoide sind Substanzen mit antioxidativen Wirkungen. Polyphenole im grünen Tee können außerdem noch die Krebsentstehung und -ausbreitung hemmen.
- Die Substanz Lycopin aus der *Tomate* stärkt Herz und Kreislauf und schützt vor Krebs, besonders nach Erhitzen des Gemüses.

- Terpene aus *Zitrusfrüchten* verbessern die Stimmung, beugen Krebs vor und hemmen Pilzwachstum.
- *Zwiebeln*, auch zusammen mit *Dill, Petersilie, Knoblauch, Gurke* und *Salat*, helfen gegen Osteoporose.

Gewürze können mehr als das Essen verfeinern

Ist es Ihnen bei Reisen in das Ausland auch schon aufgefallen, je heißer das Klima, desto schärfer das Essen? Warum ist die ayurvedische Speise so stark gewürzt? Das hat mehrere Gründe: Die Heimat der ayurvedischen Philosophie und Lebensweise ist das schwül-heiße Indien. Mit steigenden Temperaturen ist auch die Gefahr von Lebensmittelvergiftungen größer, weil sich Bakterien besser vermehren können. Außerdem sinkt der Energiebedarf bei Hitze, und der Körper tut sich schwerer bei der Fettverdauung.

Viele Gewürze enthalten Stoffe, die *antibakteriell* wirken, dazu gehören Gewürznelken, Knoblauch, Ingwer, Zwiebeln, Pfeffer, Senf, Rettich, Schnittlauch, Kardamom und Kukurma (Curry).

Einige von ihnen sind *verdauungsfördernd*, zum Teil über eine Anregung des Galleflusses wie Kukurma, Chili und Ingwer. Wieder andere wie Wacholderbeeren, Majoran, Sellerie, Petersilie oder Liebstöckel sind *harntreibend*. Und Liebstöckel, Muskat, Petersilie, Senf, Sellerie, Zwiebeln, Schnittlauch und Pfeffer wird eine *aphrodisierende Wirkung* nachgesagt.

Ein weiterer Vorteil der großzügigen Verwendung von Gewürzen: Man kann viel Kochsalz einsparen und das ist gut für den Blutdruck. Viele Gewürze wirken *antioxidativ*. An erster Stelle steht Oregano. Seine Potenz ist nahezu unübertroffen, zwölfmal stärker als die der Orangen und 42mal stärker als die der Äpfel. Auch Kräuter wie Dill, Thymian, Rosmarin und Pfefferminze enthalten viele Antioxidantien.

Anis kann die Bronchien erweitern und Entzündungen hemmen.

Inhaltsstoffe der Zimtrinde vermindern die Insulinresistenz und damit den Blutzucker, das LDL-Cholesterin und die Triglyzeride. Gleichzeitig haben sie eine antioxidative und eine antimikrobielle Wirkung. Man muss aber schon mehr als ein Gramm täglich verwenden.

Alkohol – ein Nahrungsmittel?

Ich ordne das Thema Alkohol dem Kapitel Ernährung zu, weil die Deutschen acht Prozent ihres Energiebedarfs mit Alkohol decken.

Die Deutschen decken acht Prozent ihres Energiebedarfs mit Alkohol.

Alkohol hat immerhin sieben Kilokalorien Energie pro Gramm. Allerdings ist diese Energiedichte keine Erklärung für den „Bierbauch“, denn Alkohol wird im Organismus obligatorisch verbrannt und nicht in Fett umgewandelt. Alkohol allein macht nicht dick, nur das zusätzliche Essen. Zumal Alkohol gleichzeitig den Stoffwechsel anregt und durch Erweiterung der Hautgefäße die Wärmeabgabe erhöht. Deshalb wird ein Großteil der im Alkohol steckenden Energie verschwendet.

Lange Zeit wurde der Alkohol nur als schlimmer Gesundheitsfeind angesehen. Stimmt auch – bei geschätzten zehn Millionen Abhängigen und drei Millionen Kranken in Deutschland. Und doch wurde schon immer vermutet – und in den letzten Jahren häufen sich die Beweise –, dass Alkohol auch eine gesundheitsfördernde Seite hat. Der Heilige Benedikt von Nursia empfahl schon vor 1500 Jahren seinen Patienten, täglich 0,4 Liter Wein zu trinken. Eine erstaunliche Übereinstimmung mit unserem heutigen Wissen. Und ein *puritanisches Sprichwort* aus dem 16. Jahrhundert sagt: *Der Wein ist von Gott, doch die Trunkenheit ist des Teufels.*

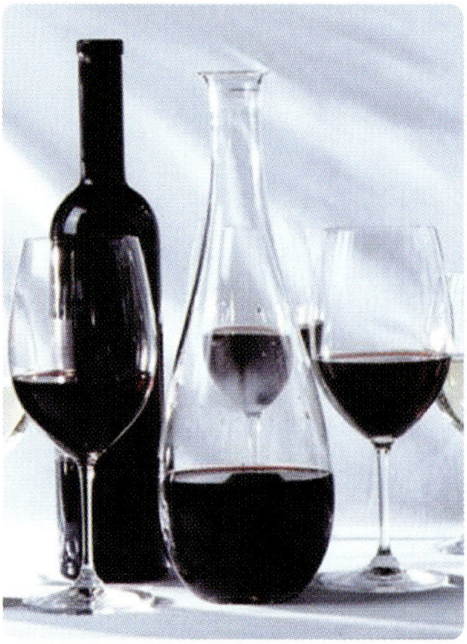

Vor allem Rotwein hat viele gesundheitsfördernde Eigenschaften.
Die richtige Dosis ist entscheidend.

Auch in diesem Zusammenhang möchte ich wieder auf das Paracelsus-Zitat von der Dosis und dem Gift verweisen (*vgl. Seite 61*).

> Wein stärkt den kranken Magen, erfrischt die ermatteten Kräfte, heilt die Wunden an Leib und Seele, verscheucht Trübsal und Traurigkeit, verjagt die Müdigkeit der Seele, bringt Freude und entfacht unter Freunden die Lust am Gespräch.
>
> AUGUSTINUS (345–430)

Geradezu euphorisch reagierten die Winzer auf Studien, die das so genannte französische Paradoxon entschlüsselten: mehr Zigaretten, gleicher Fettkonsum und weniger Herzinfarkte im Vergleich zu den Deutschen. Diese Untersuchungen belegen, dass sich die Atherosklerose vor allem durch Rotwein verzögern lässt. Und sie liefern auch gleich die Gründe: Einige Bestandteile des Weines, die Flavonoide, wirken als *Antioxidantien* (→ Glossar). Der Wein erhöht das gefäßschützende HDL-Cholesterin, er verbessert die Fließeigenschaften des Blutes und er wirkt stressabbauend. Deshalb haben mäßige Trinker eine höhere Lebenserwartung als Abstinenzler.

Nahezu alle Fachleute sind sich einig, dass Rotwein den vorteilhaftesten Einfluss hat, aber auch Alkohol in jeder anderen Form hat, selbstverständlich dosisabhängig, ebenfalls die beschriebenen Auswirkungen. Die richtige Dosis ist entscheidend, das sind für die Frau maximal 20 Gramm Reinalkohol (250 ml oder ein Viertele Wein beziehungsweise eine Flasche Bier). Für den Mann das Doppelte.

Hintergrund dieser Differenz sind die geschlechtsbedingt verschiedenen Mengen des den Alkohol in der Leber abbauenden Enzyms Alkoholdehydrogenase. Außerdem ist der Wassergehalt des Frauenkörpers geringer und damit der Blutalkoholspiegel höher. Über die genannte Dosis hinaus überwiegen wieder negative Wirkungen (*vgl. Seite 200ff.*).

Hat die Gentechnik Einfluss auf unsere Ernährung?

Was geht bei der Gentechnik vor sich? Eigentlich nichts anderes als während der natürlichen Evolution oder bei der gezielten Züchtung, nur in atemberaubendem Zeitraffer-Tempo. Das verlangt Erklärung.

Sämtliche Erbanlagen eines Organismus sind in einer Struktur im Zellkern gespeichert, der Desoxyribonukleinsäure (DNA). Jede Eigenschaft, zum Beispiel die Augenfarbe, ist in einem bestimmten Abschnitt der DNA, den Genen, festgelegt. Bei der Zellteilung spaltet sich die DNA in voller Länge. Für die beiden neuen Zellen wird die jeweils fehlende Hälfte ergänzt. So entstehen zwei völlig identische Zellen.

Durch äußere oder innere Einflüsse, zum Beispiel durch chemische Substanzen oder durch Strahlung entstandene freie Radikale beziehungsweise Oxidantien, kann es geschehen, dass an einem bestimmten Abschnitt der DNA spontane Veränderungen entstehen, Mutationen. Dieser Vorgang spielt auch bei der Krebsentstehung eine Rolle. Das ist ein normaler Vorgang und geschieht ständig. Ein leistungsfähiges Reparatursystem beseitigt diese Schäden in der Regel sofort. Sie können aber auch unentdeckt bleiben und die Eigenschaft der Zelle oder des Organismus verändern.

Führt das zu einer besseren Anpassung an die Umwelt, kann sie sich bewähren und wird weiter vererbt. So gibt es auf kleinen Pazifik-Inseln nur Insekten mit Stummelflügeln. Diese eigentlichen Missbildungen erwiesen sich aber wegen ständiger Winde als äußerst nützlich. *Charles Darwin* prägte den Begriff von der natürlichen Auslese. Ohne diese Veränderungen gäbe es keine Entwicklung.

Derartige Prozesse dauern normalerweise Jahrtausende. Etwas schneller geht es beim Züchten, weil hier von vornherein bestimmte Eigenschaften gewollt sind. Wer sieht einem Yorkshire oder einem Mops schon an, dass sein Urahn ein Wolf war?

Die moderne Wissenschaft hat es inzwischen geschafft, derartig langwierige Züchtungsprozeduren zu vermeiden, indem am Erbmaterial gezielte Veränderungen vorgenommen werden. Haben zwei Pflanzen zum Beispiel verschiedene Ertragseigenschaften und sind unterschiedlich widerstandsfähig gegenüber Krankheitserregern, brauchte man früher Jahrzehnte, um aus beiden eine neue zu züchten, die die Vorzüge von beiden hat. Heute identifiziert man das zur Eigenschaft gehörende Gen der einen Pflanze, isoliert und überträgt es auf die DNA der anderen. Der gleiche Vorgang, nur unglaublich viel schneller.

> Was sind Yorkshire und Möpse anderes als genmanipulierte Wölfe?

Wenn als Ergebnis beispielsweise auf Chemikalien zur Schädlingsbekämpfung verzichtet werden kann oder Gemüse beziehungsweise Obst uns vor Infektionen schützt beziehungsweise weniger schnell verdirbt und so künstliche Konservierungsmittel eingespart werden können, was spricht dagegen? Ich kann jedenfalls nicht erkennen, wo für den Menschen daraus eine Gefahr erwachsen könnte. Man spricht von Allergiegefahr oder von Verdrängung anderer Pflanzen. Aber: Werden zum Beispiel in der Kosmetikindustrie nicht ständig neue Allergene kreiert und sind Verdrängungen in der Natur nicht allgegenwärtig?

Etwas anders sieht es bei theoretisch möglichen Manipulationen am menschlichen Erbgut aus. Inzwischen sind fast alle der etwa 25.000 Gene und damit die gesamte „genetische Landkarte" entschlüsselt.

Ein Segen ist die Gentechnik jedenfalls heute schon für Lebensdauer und Lebensqualität von Millionen Diabetikern. Bis vor kurzem musste in aufwändigen Verfahren aus Rinder- oder Schweine-Bauchspeicheldrüsen das Insulin gewonnen werden. Unvermeidliche Anteile von Fremdeiweißen führten bei vielen zu Antikörperbildung. Die Wirkung ließ drastisch nach, die Dosis musste immer höher werden. Auch allergische Reaktionen kamen vor. Heute produzieren Bakterien, die dafür programmiert werden, für uns menschliches Insulin in Reinstform ohne jegliche Nebenwirkungen. Das ist die Zukunft.

Warum ist Trinken so wichtig?

Wenn wir über Ernährung reden, müssen wir auch an die Flüssigkeit denken, die wir aufnehmen. Trinken ist wie Essen Modeströmungen unterworfen. Jetzt ist glücklicherweise mehr Flüssigkeit modern geworden. Kaum ein Kinderzimmer ohne Wasserflasche am Bett, die Flasche unter der Schulbank ist ebenso normal wie beim Spaziergang in der Hand. Eine Flaschengeneration wächst heran. Ein wenig sollten die Älteren von der Jugend lernen.

Austrocknung führt unter anderem zu Verstopfung, zur Verschlechterung der Fließfähigkeit des Blutes mit allen Konsequenzen einschließlich erhöhten

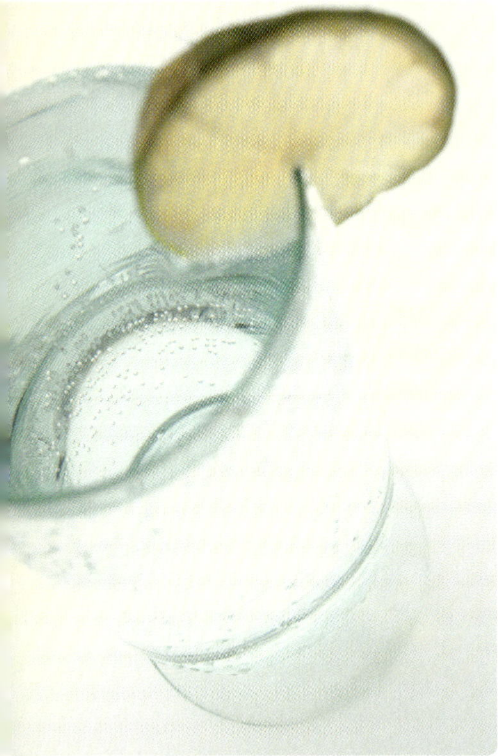

Schlaganfallrisikos im Alter, sie fördert Harnwegsinfekte und belastet die Nieren.

Die Gesamt-Flüssigkeitsmenge schwankt je nach Umgebungstemperatur und körperlicher Aktivität, sollte aber im Mittel zwischen zwei und drei Litern am Tag liegen. Und was? Möglichst viel Verschiedenes, weil es nicht nur um die Flüssigkeit geht. Wasser enthält je nach Ursprung verschiedene Mineralien, Tees und Säfte Pflanzeninhaltsstoffe und Vitamine, Milch viel Kalzium, Kaffee ist ein angenehmer Anreger wie auch alkoholische Getränke. Allerdings regen sowohl Kaffee als auch Alkohol die Harnproduktion an, so dass etwas Flüssigkeit verloren geht.

Trinken ist lebenswichtig.
Zwei bis drei Liter pro Tag sollten es sein.

Diäten – eine kritische Bewertung

Alle Diäten haben den nicht zu unterschätzenden Vorteil, dass sich die Menschen wesentlich mehr Gedanken um eine bewusste und natürliche Ernährung machen als früher. Dass sie dabei allen möglichen Moden folgen, ist nur normal, zumal es noch genug wissenschaftlichen Streit um das Optimum gibt.

Die älteste Diät ist das *Fasten* oder die *Null-Diät*, früher durch natürliche Umstände erzwungen, später in religiöse Rituale eingebunden und heute manchmal freiwillig praktiziert. Weil Essen zu den ziemlich starken Belohnungsfaktoren gehört, empfinden wir Nahrungsentzug zunächst als äußerst unangenehm, weil zu wenig der Wohlfühlhormone Serotonin und Dopamin gebildet wird. Aber der Körper passt sich an. In mehrfacher Hinsicht. Er reduziert allmählich die Serotonin-Rezeptoren, so dass schließlich ein relativer Überschuss des Hormons ab dem dritten Fastentag zu einem sehr angenehmen, leichten Gefühl führt, manchmal als überhöht und schwebend empfunden. Das ist die gute Seite der Anpassung. Die anderen sind es weniger. Zum einen senkt der zwangsläufige Abbau von Muskelmasse und anderer Organeiweiße den Grundumsatz nachhaltig, die schnellere Gewichtszunahme nach dem Fasten ist damit gesetzmäßig. Zum anderen passt sich die Stoffwechselaktivität nach unten an. Auf diesen Jo-Jo-Effekt gehe ich im Zusammenhang mit Übergewicht noch ein (*vgl. Seite 136ff.*).

Es gibt experimentelle Belege dafür, dass die beim Fasten freigesetzten Fette nicht nur den Blutspiegel erhöhen, sondern sich auch vermehrt in den Gefäßwänden ablagern.

Außerdem gibt es experimentelle Belege dafür, dass die beim Fasten freigesetzten Fette nicht nur den Blutspiegel erhöhen, sondern sich auch vermehrt in den Gefäßwänden ablagern.

Unter der an sich richtigen Vorstellung, dass beim Fasten allzu wenig lebensnotwendige Substanzen aufgenommen werden, entwickelte man die *Formula-Diäten.* Sie enthalten bei stark reduzierten Kalorien die minimal erforderliche Menge an Nährstoffen, Spurenelementen und Vitaminen. Diese Diäten müssen wir sehr differenziert betrachten. Diejenigen, die auf Eiweißbasis aufgebaut sind, erfüllen am ehesten ihren Zweck, weil der Jo-Jo-Effekt unterbleibt. Nicht aber bei denen auf Kohlenhydratbasis wie „Slim fast". Mit dieser „Diät" züchtet man wegen des immer wieder kehrenden Jo-Jo-Effektes Abhängige.

Mit der Drohung *„Der Tod sitzt im Darm!"* versuchte der österreichische Arzt *Franz Xaver Mayr* seine Patienten zu einer Umstellung der Ernährung zu motivieren. Er war damit einer der Protagonisten der im 19. Jahrhundert herrschenden Lehrmeinung über die Selbstvergiftung durch den Darm. Sein Credo: kranker Darm – krankes Blut – kranker Mensch. Der Grundgedanke ist nachvollziehbar: Falsche Ernährung und zivilisatorische Belastungen stören die Verdauung. Es entstehen Gifte. Sie gelangen in das Blut und verteilen sich im gesamten Körper. Die Folge sind vielerlei Gesundheitsstörungen auch außerhalb des Verdauungsapparates, angefangen von Müdigkeit, Energie- und Leistungsmangel über Nervosität, Kopf- und Gelenkschmerzen bis zur Immun- und Hormonschwäche. Davon ausgehend entwickelte Mayr ein Behandlungskonzept, das über eine Darmreinigung auch eine Reinigung des Blutes und aller Körpergewebe erreichen sollte. Und zwar mit den Schritten entschlacken, entgiften und entsäuern. Praktisch sieht das so aus, dass am Anfang eine so genannte Ableitungsdiät aus Tees, Gemüsebrühen und altbackenen Semmeln gereicht wird, später zusätzlich Gemüse, Kartoffeln und weiche Eier. Parallel dazu erfolgt die Darmbehandlung mit einer speziellen Bauchmassage und abführendem Glaubersalz.

Alle Heilfasten-Methoden haben den durch nichts zu kompensierenden Nachteil des Jo-Jo-Effektes.

Die Mayr-Kur hat unter anderem deshalb viele Anhänger, weil sie in angenehmer Atmosphäre und sehr zuwendungsintensiv betrieben wird. Einen besonderen Vorteil gegenüber einer normalen Kur mit kalorienreduzierter gesunder Mischkost und all den möglichen Zusatzbehandlungen einschließlich Bauchmassagen, Entspannung und Kolon-Hydrotherapie kann ich nicht erkennen. Wohl aber die Gefahr, dass der anfängliche Energie- und Eiweißmangel den Jo-Jo-Effekt verstärkt, wenn die Mayr-Diät dem Abnehmen dienen soll.

Etwas natürlicher und den heutigen Vorstellungen einer gesunden Kost, wie sie beispielsweise die *Brigitte-Diät* darstellt, besser entsprechend ist die *Buchinger-Kur*. Auch sie soll der „Entschlackung" dienen. Wie bei dem Mayr-Fasten wird zunächst die Energiezufuhr drastisch reduziert, aber nach dem ersten Tag mit Obst, Tees und Gemüsebrühen wird eine vielseitige gesunde Mischkost aufgebaut. Das alles wird kombiniert mit Kolon-Hydrotherapie, Leberpackungen, Massagen, Bädern und körperlicher Aktivität.

Der *Trennkost* des amerikanischen Arztes *Dr. Howard Hay* liegen zwei Gedanken zu Grunde. Der erste, die Nahrung weitgehend natürlich zu belassen, ist sehr vernünftig. Gemeint hat er Vollkorn statt Weißbrot, weitgehenden Verzicht auf Zucker, Konservennahrung und geschälten Reis, dafür viel Gemüse, Salat, Rohkost und Naturreis. Darauf beruht die zweifellos angenehme Wirkung dieser Diätform.

Der zweite Grundsatz, nämlich eiweiß- und kohlenhydrathaltige Nahrung nicht gleichzeitig während einer Mahlzeit zu verzehren, muss schon etwas kritischer angesehen werden. Nach Hays Meinung würde sonst eine Übersäuerung des Organismus eintreten. Unser Stoffwechsel hat aber so viele Ausgleichsmechanismen, dass der pH-Wert, das Maß der Säure, beim gesunden Menschen sehr stabil ist. Außerdem wird die Produktion von allen unseren Verdauungssäften zunächst unabhängig von der Nahrungszusammensetzung durch das Essen selbst angeregt. Was Dr. Hay, der zwar Eiweiß und Kohlenhydrate gemeinsam verbot, aber Fett und Kohlenhydrate zusammen erlaubte, noch nicht wissen konnte, ist, dass die Insulinproduktion vor allem durch Glukose, also Zucker, angeregt wird. Insulin fördert aber, wie wir später beim Diabetes (*vgl. Seite 164ff.*) sehen werden, den Fettaufbau. Wenn überhaupt trennen, dann Kohlenhydrate und Fette, oder noch einfacher, sich generell fettarm zu ernähren.

Die Trennkost verbindet den sehr vernünftigen Gedanken, die Nahrung weitgehend natürlich zu belassen, mit der unbegründeten Einschränkung, eiweiß- und kohlenhydrathaltige Nahrung nicht gleichzeitig während einer Mahlzeit zu verzehren.

In den letzten Jahren hat die so genannte *Blutgruppen-Diät* des amerikanischen *Heilers d'Adamo* vorübergehend eine gewisse Verbreitung gefunden. Er ist davon überzeugt, dass die zum Zeitpunkt der Blutgruppen-Entstehung vorhandenen Lebens- und Ernährungsbedingungen auch heute noch einen Einfluss auf die Träger der jeweiligen Blutgruppe haben. Beispielsweise entstand die Blutgruppe 0 (1) in der Periode der Sammler und Jäger. Also sollte in der Ernährung der Träger dieser Blutgruppe die Fleischkost überwiegen. Die Blutgruppe A (2) entwickelte sich, als der Mensch begann, Ackerbau und Viehzucht zu betreiben. Logischerweise hat bei diesen Menschen der Schwerpunkt des Essens auf Getreide- und Milchprodukten zu liegen.

Der Grundgedanke von d'Adamo ist formal richtig und scheinbar brillant logisch. Leider aber wissenschaftlich nicht haltbar. Der Schöpfer der Theorie ignoriert die Tatsache, dass sich die Zehntausende von Genen in jeder Generation neu vermischen. Eine starre Verbindung zwischen den unterschiedlichen Genen wie denen des Verdauungssystems und denen der Blutgruppen widerspricht völlig den natürlichen Entwicklungsprinzipien.

Insbesondere im Zusammenhang mit Reduktionsdiäten gibt es Streit darüber, ob eine kohlenhydratreiche und fettarme oder eine fettreiche und kohlenhydratarme Kost, letztere als *Atkins-Diät* bekannt, langfristig bessere Erfolge bringt. „Iss fett, bleib schlank" verkünden der amerikanische Arzt *Dr. Robert Atkins* und jetzt seine Nachfolger seit 1972.

Eigentlich war seine These von den Ernährungswissenschaftlern und insbesondere durch die erdrückenden Beweise für die fatale Wirkung der Fette auf die Arterien schon längst widerlegt. Aber vor einigen Jahren erschien eine Publikation, in der der Gewichtsverlust bei der Atkins-Diät im Vergleich zur kohlenhydratreichen anfänglich höher war. Das wurde laut gefeiert. Dass sich das Gewicht beider Gruppen nach sechs Monaten wieder angeglichen hatte, erschien nur noch im Kleingedruckten. Die Atkins-Diät aber zu verteufeln, ist noch zu früh. Sie hat neben der anfänglich erfolgreicheren und damit motivationsfördernden Gewichtsreduktion den weiteren Vorteil, dass das gefäßschützende HDL-Cholesterin im Gegensatz zur kohlenhydratreichen Reduktionskost ansteigt und nicht abfällt und sich umgekehrt die Triglyzeride weniger stark erhöhen. Das kann vorteilhaft sein, wie Sie im Kapitel Diabetes (*vgl. Seite 163f.*) sehen werden. Die Atkins-Diät ist sicher nützlich, wenn die Gesamtkalorienzahl den individuellen Grundumsatz nicht übersteigt, die Fette überwiegend aus ungesättigten Fettsäuren bestehen, und wenn sie reichlich Eiweiß, Gemüse und Salate enthält. Das gilt für alle Diäten.

Alle Diäten sind nützlich, wenn die Gesamtkalorienzahl den individuellen Grundumsatz nicht übersteigt, wenn sie reichlich Eiweiß, Gemüse und Salate enthalten, die Fette überwiegend aus ungesättigten Fettsäuren bestehen und die Kohlenhydrate eine niedrige glykämische Last haben.

Eine weitere Kostform macht von sich reden, die *Glyx-Diät*. Glyx ist ein Kunstwort aus *Gly*kämischer Inde*x*. Der Begriff allein suggeriert etwas Angenehmes, doch was steckt dahinter? Der Index ist ein Maß für den Blutzuckeranstieg nach Verzehr einer bestimmten Menge Kohlenhydrate im Vergleich zu reinem Traubenzucker (*vgl. Seite 48f.*). Das Ziel der Diät ist es, möglichst Lebensmittel mit niedrigem glykämischen Index zu verzehren, um Blutzucker und damit Insulin niedrig zu halten, Gewicht abzubauen und dem Diabetes vorzubeugen.

Aber: Die Glyx-Diät berücksichtigt zu wenig die Tatsache, dass Nahrungsmittel mit relativ geringem Index allein auf Grund der Menge zu einer hohen Zuckerbelastung führen und andererseits wertvolle Dinge ausgeschlossen werden. So müsste man von Möhren, die einen sehr hohen Index haben, 1,6 kg verzehren, um einen messbaren Blutzuckeranstieg zu erreichen.

Diesen Mangel versucht ein weiterer Index zu beheben, die *glykämische Last* (*vgl. Seite 49*). Die nach diesem Konzept erreichten Erfolge bei der Gewichtsreduktion ohne Hungern sind größer als bei der kohlenhydratreichen fettreduzierten Ernährung. Diese Kost wird auch *LOGI* (low glycemic index)-*Methode* genannt.

Fazit:

- Wer lange leben will, sollte keine Verbote akzeptieren.
- Wer lange leben will, darf sich beim Essen nicht auf seine Triebe verlassen.
- Wer lange leben will, sollte seine Ernährungsweise derjenigen der Steinzeitmenschen, der Mittelmeeranwohner oder der Okinawa-Bewohner annähern.
- Wer lange leben will, sollte seinen Speiseplan so vielseitig wie möglich gestalten.
- Wer lange leben will, sollte wenig essen.
- Wer lange leben will, darf nicht hungern.
- Wer lange leben will, sollte täglich ein wenig Alkohol trinken, am besten Rotwein.
- Wer lange leben will, braucht nicht unbedingt zusätzlich Vitamine einzunehmen.

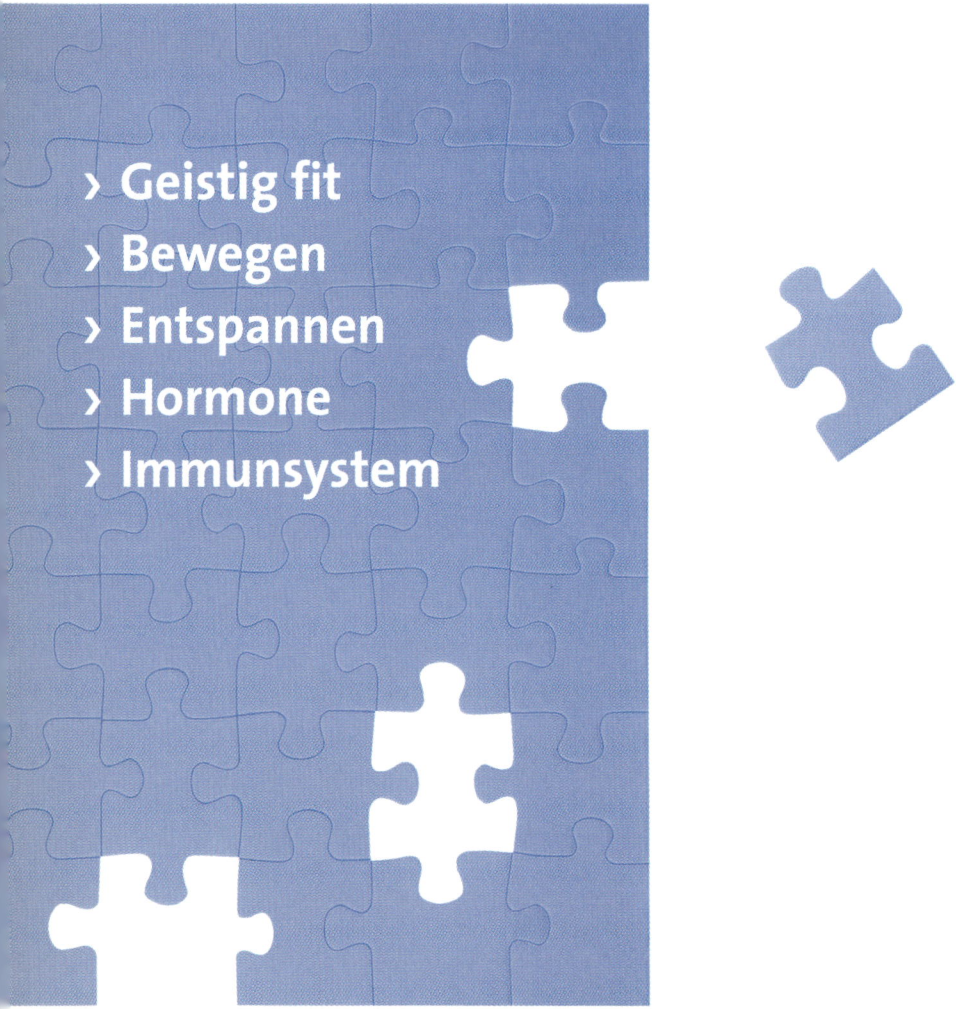
› Geistig fit
› Bewegen
› Entspannen
› Hormone
› Immunsystem

Erhalten Sie Ihre geistige und körperliche Aktivität

Das lesen Sie in diesem Kapitel:

- Warum es sich lohnt, unser Gehirn mit einem Computer zu vergleichen.
- Warum nicht jede Vergesslichkeit gleich ein „Alzheimer“ ist.
- Wie Sie Ihre geistige Fitness steigern können.
- Warum Leben und Bewegung eine untrennbare Einheit sind.
- Welche Bewegungsform und -dauer ideal für Sie sind.
- Welche Tricks Ihnen helfen, Trägheit zu überwinden.
- Warum tägliche Entspannung so wichtig ist und welche praktikablen Varianten es gibt.
- Warum jede Verjüngungskampagne, die zu einseitig auf Hormone setzt, zum Scheitern verurteilt ist.
- Welch große Rolle das Immunsystem spielt und wie Sie es fit halten.

Denken Sie sich fit

Vor allem geistig rege Menschen werden sehr alt. Das ist durch Tatsachen belegt. Aber auch, dass mit zunehmendem Alter die Zahl der demenzkranken Menschen steigt. Lassen Sie mich Ihnen erklären, wie man diesem Schicksal entgehen kann.

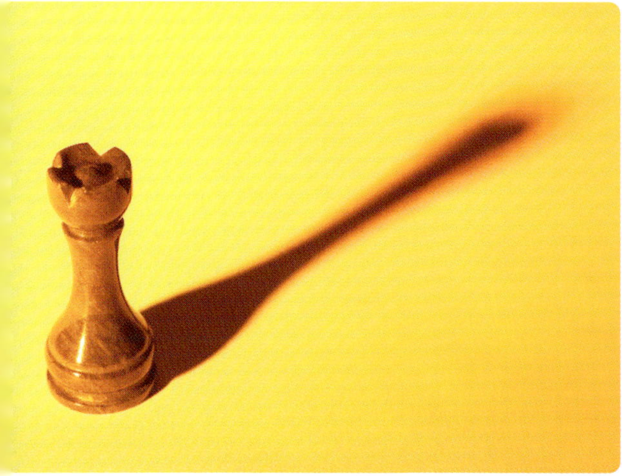

Trainieren Sie Ihr Gehirn.
Vor allem geistig rege Menschen werden sehr alt.

Vergleicht man Aufbau und Funktion des Gehirns mit dem eines Computers, ergeben sich interessante Parallelen:

Die „Festplatte" des Gehirns mit Rückenmark besteht aus etwa 100 Milliarden Nervenzellen. Sie sind in einem beeindruckenden Nerven-Netzwerk miteinander verbunden. In den Ausläufern der Zellen, den Nervensträngen, verbreiten sich die Informationen als elektrische Impulse. Wie im Computer. Die Kontaktstellen zur nächsten Zelle, die Synapsen, werden mittels chemischer Substanzen, den *Neuro-Transmittern* (→ Glossar), überbrückt.

In der Festplatte permanent eingespeicherte Informationen beziehungsweise Programme entsprechen beim Menschen dem Teil der Intelligenz, den man auch kristallin nennt. Das ist das Wissen, das sich der Mensch in den ersten 18 Lebensjahren erwirbt und das später um wichtige Erfahrungen ergänzt wird. Es bleibt bis in das hohe Alter ziemlich stabil. Fixiert ist es in den entwicklungsgeschichtlich älteren Bereichen unterhalb der Großhirnrinde, im so genannten limbischen System.

Für das alltägliche Leben und das Lernen ist die fluide Intelligenz wichtiger. Sie entspricht dem Arbeitsspeicher des Computers, ist dem Bewusstsein vergleichbar und in der Großhirnrinde beheimatet. Die fluide Intelligenz beschreibt die aktuelle Leistungsfähigkeit des Gehirns.

Im Gegensatz zur kristallinen Intelligenz nimmt die fluide mit zunehmendem Alter allmählich ab. Das ist anhand von Veränderungen an Rezeptoren und Enzymen objektiv nachweisbar.

Es ist aber auch denkbar, dass der Arbeitsspeicher mit vielen unnötigen Informationen zugemüllt wird und allmählich keine freie Kapazität mehr hat. So mancher Computer stürzt nur deshalb ab, weil sein Arbeitsspeicher nicht regelmäßig gereinigt wird.

Auf uns Menschen übertragen bedeutet das, Unnützes sofort zu vergessen. Das Gehirn tut es. Automatisch. Es verdrängt. Als wichtig und in die Festplatte beziehungsweise Erfahrung aufnehmenswert sieht das Gehirn nur die Informationen an, die es entweder stark beeindrucken oder die ihm wiederholt und lange angeboten werden. Das ist das Geheimnis des Lernens. Die Grundlage der geistigen Manipulation. Oder der Werbung.

Der wesentliche Unterschied zwischen dem menschlichen und einem Computer-Arbeitsspeicher liegt in der Trainierbarkeit. Wie leistungsfähig die Nervenzellen im Gehirn sind und wie schnell Alternsvorgänge den Arbeitsspeicher einschränken, hängt von seiner Inanspruchnahme, also seinem Trainingszustand ab.

„Wer rastet, rostet." Dieses uralte Sprichwort ist ebenso weise wie die *chinesische Weisheit: „Lernen ist wie Schwimmen gegen den Strom. Lässt man nach, wird man zurückgetrieben."* Was bisher reine Lebenserfahrung war, haben wissenschaftliche Untersuchungen belegt: Mäuse, die zur regelmäßigen Bewegung im Laufrad gezwungen werden, haben mehr als doppelt so viele Nervenzellen in bestimmten Hirnbereichen, nicht aber, wenn sie schwimmen mussten. Laufen tun sie gern, Schwimmen dient nur dem Überleben und ist Stress. Rattenweibchen mit Jungen sind wesentlich intelligenter als ohne. Sie werden mehr gefordert, deshalb lernen sie schneller.

> „Lernen ist wie Schwimmen gegen den Strom. Lässt man nach, wird man zurückgetrieben."
> CHINESISCHES SPRICHWORT

Und noch mehr: Denken verbraucht Energie, dabei wird der Stoffwechsel im Gehirn angeregt und die Durchblutung verbessert. „Der Kopf raucht", sagt man bei höchster Konzentration. Und andersherum: Beim Gehen denkt und spricht es sich leichter, weil der Kreislauf in Schwung ist und damit die Durchblutung.

Mit zunehmendem Alter erledigt man immer mehr Alltagsaufgaben automatisch und ohne nachzudenken. Das ist normal, aber mit diesen Routinehandlungen ist unser Gehirn unterfordert, wir nutzen immer weniger von unserer geistigen Kapazität. Dabei gilt ein Naturgesetz: Organe, die nicht gebraucht werden, bilden sich zurück. Im Gehirn nimmt die Zahl der Nervenzellen bei Inaktivität messbar ab. Die Folgen sind Merk- und Gedächtnisstörungen sowie Konzentrationsmangel. Reaktionsvermögen und Denkgeschwindigkeit verlangsamen sich.

Es gilt ein Naturgesetz: Organe, die nicht gebraucht werden, bilden sich zurück.

Kennen Sie nicht auch die Erfahrung, dass man nach längerem faul verbrachten Urlaub einige Zeit braucht, um in einer fordernden Tätigkeit wieder voll leistungsfähig zu sein? Logische Schlussfolgerung: Das Gehirn muss immer aktiv bleiben, besonders nach der Berufszeit. Aber wie?

Zunächst durchleuchten Sie Ihren Alltag: Welche Tätigkeiten erledigen Sie routinemäßig, ohne darüber nachzudenken? Was könnten Sie auf andere, auf neue Art machen, was können Sie Neues unternehmen? Erinnern Sie sich an den Inhalt eines Gesprächs oder an die Speisefolge einer Mahlzeit vom Vortag oder an die Telefonnummer eines Freundes oder lernen Sie Japanisch oder, oder, oder ...

Bleiben Sie immer neugierig, auch auf neue Technik. Warum sollen technische Neuheiten wie nur scheinbar komplizierte Computerspiele oder Internet nur Jüngeren vorbehalten sein?

Einer meiner Patientinnen, einer Lehrerin, wurde es nach ihrer Pensionierung zu langweilig. Sie begann Archäologie zu studieren. Zunächst nur so, zum Zeitvertreib. Nach erfolgreichem Abschluss war es noch nicht genug. Unmittelbar vor ihrem siebzigsten Geburtstag verteidigte sie erfolgreich ihre Doktorarbeit. Noch kenne ich ihre weiteren Pläne nicht.

Neue Eindrücke kann man sich auf angenehme Weise beim Reisen holen. Ein älteres Ehepaar aus meiner Bekanntschaft hat das so geregelt, dass es ziemlich konsequent in jedem Monat eine Woche zu interessanten Zielen unterwegs ist.

Möge ein gesunder Geist in einem gesunden Körper sein, war der ironisch gemeinte Wunsch des römischen Satirikers *Juvenal* als Reaktion auf einen einseitigen Körperkult der damaligen Gesellschaft.

Recht hat er, geistige und körperliche Fitness gehören zusammen, und sie stehen tatsächlich in enger Wechselwirkung miteinander.

Wer seine eigene geistige Fitness prüfen will, kann es am Computer tun unter www.tebonin.de/kopfsache-interactiv.

Und wie ist die Situation heute? Gerade lese ich, dass nicht einmal vierzig Prozent der über 55–64-jährigen Deutschen berufstätig sind. Das gibt zu denken.

Bewegung – warum, welche, wie oft?

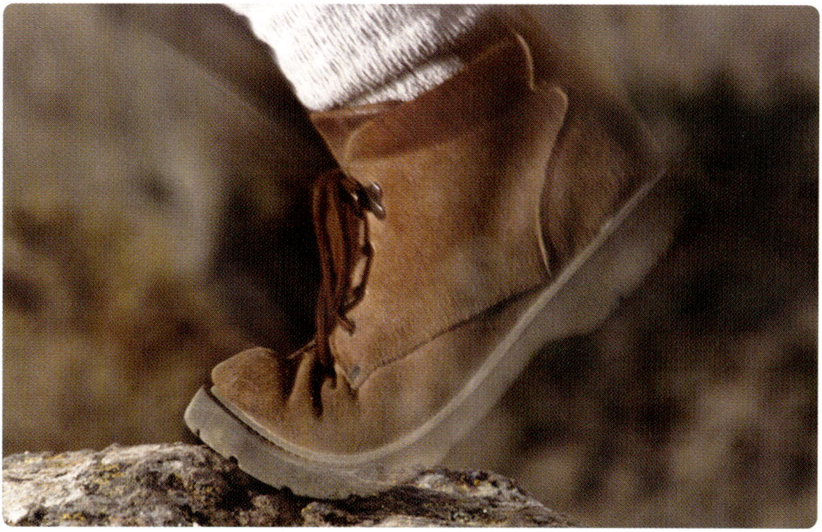

Wer gesund bleiben oder werden will, muss sich regelmäßig bewegen.

Warum betone ich immer wieder den Nutzen der Bewegung?

- Weil sie der natürlichste Ausdruck des Lebens ist.
- Weil sie Wohlbefinden, allgemeine Leistungsfähigkeit und Körpergefühl rasch verbessert und aufrechterhält.
- Weil sie die geistige Leistungsfähigkeit erhöht und als wichtiges Anti-Demenz-Mittel wirkt.
- Weil sie das entscheidende Mittel ist, das Gewicht zu halten oder zu reduzieren, indem sie Stoffwechselprozesse anregt und die Muskelmasse erhält.
- Weil sie die Durchblutung in allen Organen verbessert.
- Weil sie den Fettstoffwechsel günstig beeinflusst.
- Weil sie den Blutdruck senkt.
- Weil sie Herz und Kreislauf stärkt und dem Herzinfarkt vorbeugt.
- Weil sie inzwischen als ernsthafte Konkurrenz für Stent und Bypass gilt.
- Weil sie den Ausbruch eines Diabetes verhindern oder aufhalten kann.
- Weil sie das Immunsystem stimuliert.
- Weil sie Krebs vorbeugen hilft.
- Weil sie die Lungenfunktion verbessert.
- Weil sie die Darmtätigkeit anregt.
- Weil sie den Stressabbau unterstützt.
- Weil sie antidepressiv wirkt.
- Weil sie den vorzeitigen Verschleiß von Gelenken verhindert.
- Weil sie der Osteoporose vorbeugt.
- Weil mit ihr seltener Gallensteine entstehen.
- Weil sie soziale Kontakte knüpfen hilft.
- Weil sie die Bewegungskoordination trainiert und deshalb seltener Unfälle auftreten.
- Weil sie die Potenz erhält oder erhöht.
- Weil sie die Zahl von Migräneattacken halbieren kann.
- Weil, weil, weil ...

Mit welcher der vielen positiven Wirkungen soll ich beginnen? Zunächst mit der psychisch wichtigsten, dem *Wohlbefinden*. Das persönliche Befinden wird von Hormonen im Gehirn, den *Neuro-Transmittern* (→ Glossar) bestimmt. Sie wissen, das sind die Botenstoffe, die die Kommunikation zwischen den Nervenzellen steuern *(vgl. Seite 24f.)*. Durch Ausdauertraining erhöht sich die Konzentration dieser Stoffe messbar, besonders die der Endorphine, die

Stimmung bessert sich. „*Sich laufend wohl fühlen ...*“ las ich treffend als Überschrift einer wissenschaftlichen Arbeit über dieses Thema. Außerdem hat man nach einer „Trainingseinheit“ ein Erfolgserlebnis, ganz besonders nach der ersten.

> Es ginge vieles besser, wenn man mehr ginge!
>
> JOHANN GOTTFRIED SEUME – SPAZIERGANG NACH SYRAKUS IM JAHRE 1802

Angenehmer Nebeneffekt für Übergewichtige: Weil das Training an sich schon das Belohnungssystem aktiviert, braucht man es nicht zusätzlich zu tun. Mit anderen Worten, hier wirkt ein natürlicher Appetitzügler.

Zum Übergewicht folgt im Zusammenhang mit der Atherosklerose ein eigener Abschnitt (*vgl. Seite 136ff.*). Für betroffene Leser jetzt nur so viel: Sport allein lässt die Pfunde nicht purzeln, aber ohne Sport geht auf Dauer fast gar nichts.

Energieverbrauch pro Stunde*

Zügiges Gehen	5 km/h	330 kcal
Joggen	8 km/h	600 kcal
	10 km/h	850 kcal
	12 km/h	1000 kcal
Rad fahren	15 km/h	450 kcal
	20 km/h	600 kcal

** nach M. Ziegler et al. (MMW-Fortschr. Med. 2004; 8)*

Ausdauertraining führt sehr rasch zu einer ökonomischeren Arbeit des *Herz-Kreislauf-Systems*. Das sieht man an einem abnehmenden Ruhepuls und einem niedrigeren Blutdruck.

Im Ruhezustand liegt die Herzfrequenz normalerweise zwischen 60 und 80 pro Minute, bei Trainierten darf sie auch niedriger sein. Spitzensportler kommen mit 40 oder noch weniger aus. Ein Ruhe-Puls über 80 pro Minute ist ein ungünstiges Zeichen und bedarf der Klärung. Übrigens lässt sich der Puls am besten an der Hals-Schlagader fühlen. Fünfzehn Sekunden zählen, mal vier nehmen und man hat die Herzfrequenz. Oder man kauft sich eine Pulsuhr.

Die richtige Trainings-Intensität ist erreicht, wenn sich der Puls während der Belastung unterhalb 180 minus Alter einpendelt, man sich dabei noch ruhig unterhalten kann und am Ende glaubt, zu wenig getan zu haben.

Wie wichtig aktive körperliche Bewegung allein für das Herz-Kreislauf-System ist, werden Sie später noch lesen (*vgl. Seite 135f.*). So kann Sport sogar Stents und Bypässe ersetzen. Vorab nur zwei wissenschaftliche Untersuchungen. Die eine der Arbeitsgruppe um *Dr. J. Manson*, die den Zusammenhang zwischen Sport und Herzinfarkt-Risiko an 72.000 Frauen objektivierte, indem sie herausfand, dass nur 30 Minuten täglich das Risiko um 30 bis 40 Prozent senkt (*N. Engl. J. Med. 1999; 341; 650*).

Die andere stammt von *Prof. M. Halle* aus München, der experimentell bei Mäusen schon nach sechs Wochen speziellen Trainings eine Rückbildung der *Atherosklerose* (→ Glossar) beobachtet hat. Diese Gefäßkrankheit ist die Ursache von Herzinfarkt und Schlaganfall (*Circulation 2004; 109; 386*).

Bewegung löst Verspannungen, erhöht den Muskeltonus, strafft die Bänder und Sehnen, verbessert die Durchblutung der Gelenke und verzögert den altersbedingten Knochenabbau.

Ausdauertraining tut dem gesamten *Bewegungsapparat* gut. Schließlich sind fast alle Muskelgruppen und damit die Sehnen, Bänder und Gelenke einschließlich diejenigen der Wirbelsäule an der Bewegung beteiligt. Das löst Verspannungen, erhöht den Muskeltonus, strafft die Bänder und Sehnen, verbessert die Durchblutung der Gelenke und verzögert den altersbedingten Knochenabbau. So wird unter anderem das Fortschreiten einer Arthrose und der Osteoporose gehemmt.

Bei richtiger Dosierung können Knie- und Hüftgelenkschmerzen durch Laufen verschwinden, wie unter anderem die Arbeitsgruppe um *Dr. Roddy* aus Nottingham auf dem Europäischen Rheumatologenkongress in Berlin 2004 berichtete. Weil außerdem das Koordinationsvermögen erhöht und das Gleichgewichtsorgan trainiert wird, sinken Sturzrisiko und Knochenbruch-Gefahr.

Dass sich die *Lunge* über größere Aktivität und mehr Sauerstoff freut, dankt sie mit einer Verbesserung aller Funktionen, vor allem mit einer Zunahme der Elastizität und des Volumens.

Der *Stoffwechsel* reagiert auf Training in vielfältiger Weise: Zunächst werden die Zuckerreserven aus Muskeln und Leber verbrannt, nach zwanzig bis dreißig Minuten ist dann das Fett an der Reihe. Das kommt nicht nur dem *Gewicht* zugute, sondern senkt auch das „schlechte" Cholesterin LDL und erhöht das „gute" HDL (→ Glossar). Die Anregung des Zucker- und des Fettstoffwechsels ist für Diabetiker und Gefäßkranke eine ideale Behandlungsform und spart viele Medikamente.

Welche körperliche Aktivität ist ideal?

Um festzustellen, welche Art der Bewegung für den Menschen am vorteilhaftesten ist, betrachtet man am besten unsere biologische Frühzeit, in der unsere Vorfahren als Sammler und Jäger unterwegs waren. Diese Zeit hat uns geprägt und das damalige Leben entspricht unseren körperlichen Bedürfnissen am besten. Also brauchen wir eine ausdauernde Bewegung von relativ geringer Intensität. Diese Kriterien erfüllen die natürlichsten Bewegungsformen Gehen und Laufen am ehesten, ansatzweise auch Rad fahren und Schwimmen.

Es gibt kaum eine natürlichere und einfachere Möglichkeit, dem Körper etwas Gutes zu tun als freudbetontes, lockeres Ausdauertraining.

Laufen oder *Traben* (Joggen) kann man in jedem Alter. Es lässt sich bestens in den Tagesablauf einbauen. Ich meine nicht das selbstquälend verbissene Rennen unter Leistungszwang. Das ist zusätzlicher Stress und missachtet körperliche Warnsignale.

Als ideale Bewegungsform besonders im fortgeschrittenen Alter erweist sich das sportliche *Gehen*, auch *Walking* genannt oder *Nordic Walking*, wenn man es mit Stöcken tut. Die übrigens Wirbelsäule und Gelenke erheblich entlasten. Wie effektiv das sein kann, zeigen viele Untersuchungen. Zwei Beispiele:

Eine Arbeitsgruppe um *Dr. Hakim* hat in Honolulu 707 Rentner im Alter von 61 bis 81 Jahre in zwei Gruppen geteilt. Die eine spazierte täglich nur kurze Strecken, maximal eine Meile, die andere mehr als zwei Meilen. Nach zwölf Jahren waren in der aktiveren Gruppe nur halb so viele gestorben, was einer statistischen Lebensverlängerung von sieben Jahren entspricht. Die alleraktivsten drittelten sogar die Sterblichkeit, sowohl an Krebs als auch an Herz-Kreislauf-Krankheiten (*N. Engl. J. Med. 1998; 338; 94*).

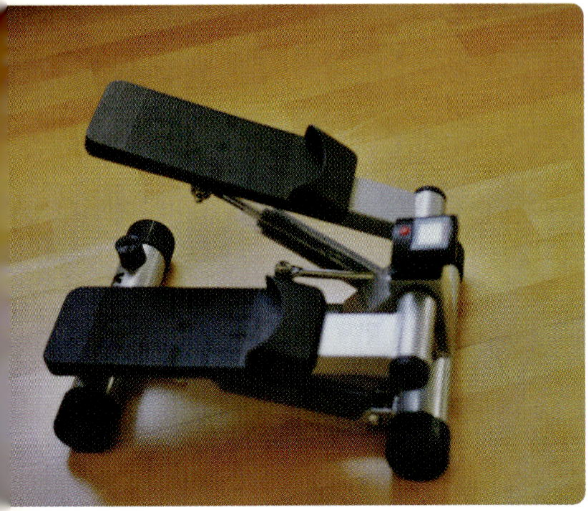

Abb. 1: Mini-Stepper

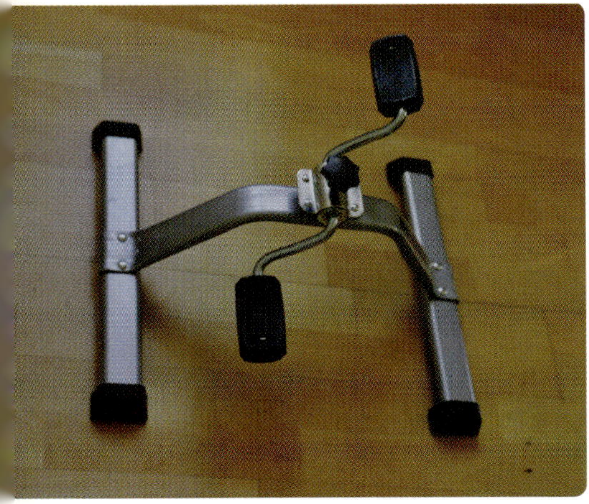

Abb. 2: Mini-Trimmer

Aus einer anderen Untersuchung geht hervor, dass sich auch ein relativ geringer Aufwand lohnt: Walker, die nur zwei Mal in der Woche 45 Minuten absolvierten, hatten innerhalb von zehn Wochen eine um 20 Prozent höhere Leistung.

Aber nicht jeder mag joggen oder walken, deshalb kann man alles Mögliche tun. Die Hauptsache, ausdauernd und im Rahmen der optimalen Herzfrequenz. Leider setzt das Standfahrrad, beliebtes Geburtstagsgeschenk für Ältere, viel zu viel Disziplin voraus und vereinsamt deshalb meist im Keller. *Mini-Stepper* (Abb. 1) und *Mini-Trimmer* (Abb. 2) passen dagegen vor jeden Sessel und können zum abendlichen Fernsehprogramm betrieben werden. Während der Trimmer im Sitzen die Beinbewegungen des Radfahrens imitiert, erfolgt das Steppen im Stehen. Vorteil: Es werden auch die zur Balance notwendigen Rücken- und Schultermuskeln aktiviert und die *Koordination* trainiert. Nachteil: Es ist unbequemer und anstrengender. Beides im Wechsel wäre ideal. Wer genug Platz hat, sollte sich statt des Standfahrrades einen *Crosstrainer* oder *Walker* (Abb. 3) aufstellen, der wie kein anderes Gerät natürliche Bewegungen, wie sie für Gehen oder Skilaufen typisch sind, nachahmt. Die Vorteile: Fließende Bewegungen, viele Muskelgruppen sind aktiv und Gelenke werden zwar bewegt, aber kaum überlastet.

Der Phantasie sind keine Grenzen gesetzt. Jeder sollte das tun, was ihm Freude macht. Sich vielleicht einen Hund zulegen, er zwingt zur Bewegung.

Krafttraining in der zweiten Lebenshälfte galt lange alles andere als der Gesundheit dienlich. Heute fordern die Ärzte dazu auf. Nahezu alle oben genannten Vorteile gelten auch hier, besonders profitieren Menschen, die an Osteoporose leiden.

Ideal ist ein Sportartenmix für Ausdauer, für Kraft und für Koordination.

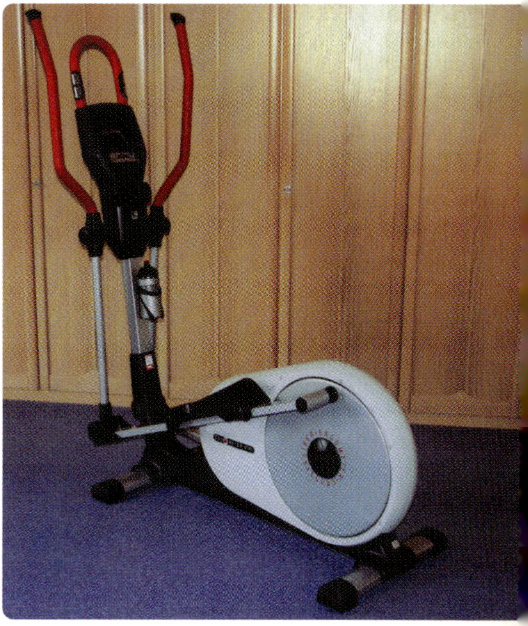

Abb. 3: Crosstrainer

Wie oft und wie lange trainieren?

Es gibt keine Vorschriften und keine Grenzen. Aber welchen Sinn würden nur zehn Minuten machen? Die Umstellung von der Glukose- auf die meist gewünschte Fettsäureverbrennung setzt je nach Trainingszustand nach etwa 20 Minuten ein.

Nicht umsonst empfiehlt die Weltgesundheitsorganisation 30 Minuten pro Tag. Nach meiner Erfahrung und den Empfehlungen der medizinischen Fachgesellschaften sollte das Training mit fünfzehn Minuten jeden zweiten Tag beginnen und allmählich 30 Minuten wenigstens dreimal pro Woche erreichen. Täglich wäre tatsächlich ideal.

Altern ist überwiegend Trainingsmangel.

Übrigens, entgegen früheren Ansichten ist der Körper in jedem Alter trainierbar, denken Sie an den mit 94 Jahren bisher ältesten Marathon-Läufer (*vgl. Seite 14*). Sie haben mit der körperlichen Aktivität eine einfache, überall praktikable und bei richtiger Intensität nebenwirkungsfreie Möglichkeit, Alterungsprozesse aufzuhalten.

Wie kann man sich zu täglicher Aktivität motivieren?

Jeder weiß, Gewohnheiten zu verändern, ist fast unmöglich. Also nutzen wir aus, was nicht jedem geläufig ist: Sich etwas Neues anzugewöhnen, ist leicht.

Man kann sich beispielsweise angewöhnen, jeden Morgen eine halbe Stunde früher aufzustehen und den Tag mit lockerem Sport zu beginnen. Das erste Mal ist es sehr schwer, spätestens nach zwei Wochen möchte man den frühen Sport nicht mehr missen. Und es ist vorteilhaft: Unser Biorhythmus sorgt dafür, dass sich der Organismus etwa ab vier Uhr morgens auf die Tagesaktivitäten vorbereitet. Die Produktion der Stresshormone steigt. Deshalb erhöhen sich Blutdruck, Puls und Blutzucker. Nicht umsonst ist die Anzahl der Herzinfarkte früh am höchsten. Mit der sportlichen Aktivität, ob Joggen, Walken, Steppen, Radfahren, ob auf dem Crosstrainer oder dem Trampolin, werden die Stresshormone abgebaut, man hat ein angenehmes, entspanntes Gefühl und der Tag beginnt mit dem Bewusstsein, etwas Gutes getan zu haben.

Man kann sich angewöhnen, jeden Morgen eine halbe Stunde früher aufzustehen und den Tag mit lockerem Sport zu beginnen.

Natürlich hat auch der Abendsport seine Vorteile. Hier kann man die Belastungen, den Stress und den Ärger des Tages hinter sich lassen. Der Nachteil: Zu später Sport schadet dem ungestörten Schlaf und wie oft gibt es abends wichtige andere Dinge zu tun. Dann verschiebt man seinen Sport und kämpft mit dem schlechten Gewissen. Die Gefahr, dass man irgendwann aufgibt, ist groß.

Neben einer möglichst täglichen sportlichen Hauptaktivität ist es reizvoll, nach anderen Möglichkeiten zu suchen. Wege von einem oder zwei Kilometern sind zu Fuß oft schneller zu erreichen als mit dem Auto. Ein Mini-Stepper neben dem Schreibtisch lädt zu aktiven Kurzpausen ein. Ein Pedaltretgerät vor dem Fernseher stört niemanden. Kleine Hanteln im Bücherregal rufen nach Bewegung zwischendurch. Und, und, und ...

Das Befinden steigt nach Beginn körperlicher Aktivitäten anfangs sehr rasch. Allmählich, über Jahre, entwickelt sich ein ganz neues, angenehmes Körpergefühl, ein allumfassendes Wohlbefinden, das nur der kennt, der konsequent bleibt.

Vor hundert Jahren bezeichnete der russische Physiologe *Iwan Pawlow* dieses Gefühl mit einem Begriff, dessen wörtliche Übersetzung „Muskelfreude" nur eine blasse Vorstellung seiner eigentlichen Bedeutung erlaubt. Warum gibt es in der deutschen Sprache dafür noch kein passendes Wort? Vielleicht, weil Nichtstun und Ruhestand für viele Deutsche immer noch erstrebenswerte Zustände sind?

Entspannen Sie sich regelmäßig

Unser Nervensystem befindet sich normalerweise wie eine Waage im Gleichgewicht. In einer Schale befinden sich die erregenden, in der anderen die entspannenden Faktoren. Dieses Gleichgewicht ist sehr labil, aber man kann es steuern. Ohne Spannung gibt es keine Leistung, Dauerspannung führt zur Erschöpfung, Überspannung zu Kurzschlüssen. Würden Sie Ihrem Auto zumuten, stundenlang mit Vollgas im ersten Gang zu fahren?

Ähnliches läuft bei andauernden körperlichen und geistigen Höchstleistungen im Körper ab. Unsere in hunderttausenden von Jahren entstandenen Anpassungsmechanismen sind damit überfordert. Eine einseitige und andauernde Anspannung des Organismus wie beim Dauer-Stress setzt eine ganze Kaskade von ungünstigen Folgewirkungen in Gang. Im Zusammenhang mit den Auswirkungen auf das Herz-Kreislauf-System gehe ich später darauf noch ein (*vgl. Seite 124f.*).

Ohne Spannung gibt es keine Leistung, Dauerspannung führt zur Erschöpfung, Überspannung zu Kurzschlüssen.

Die Folgen sind oft „nur“ allgemeine Erschöpfung, innere Unruhe, Angstgefühle oder Leistungsminderung, aber auch Kopf-, Herz-, Rücken- und Bauchschmerzen, Schlaf-, Verdauungs- und sexuelle Probleme. Das Besondere dieser Störungen: Sie werden wesentlich quälender empfunden als Symptome von Krankheiten mit organischer Ursache.

Dauer- und Fehlbelastungen oder Stress sind keine Erfindung der modernen Zivilisation. Das gab es schon immer. Und die Menschheit hat sehr früh Auswege gesucht und gefunden. Was sind religiöse Rituale anderes als in den Alltag eingestreute Inseln der Ruhe und Entspannung?

Viele scheinbare Krankheiten sind nichts anderes als auf Dauerspannung beruhende funktionelle beziehungsweise nervöse Störungen.

Statistiken belegen dann auch: Die Selbstmordrate bei Nichtgläubigen ist höher als bei religiösen Menschen. Aber die Religionen verlieren ihre Anhänger und Funktionsstörungen der Nerven und Organe sind heute schon häufiger als körperliche Schäden. Entspannungsverfahren haben also Hochkonjunktur.

Was bewirkt Entspannung?

Ein Experiment:
Nehmen Sie sich etwas Zeit und setzen Sie sich bequem in einen Sessel. Zählen Sie Ihren Puls. Wenn Sie ein Blutdruck-Messgerät haben, umso besser, dann haben Sie schon zwei Werte. Legen Sie nun die Hände auf die Oberschenkel, lassen Sie die Schultern und Arme entspannt herabhängen und schließen Sie die Augen.

Wenn Sie lieber liegen wollen, legen Sie sich auf den Rücken, die Beine leicht auseinander, die Zehen zeigen nach außen und die Arme liegen flach neben dem Körper. Denken Sie in aller Ruhe an ein zurückliegendes schönes Ereignis, sagen wir einen gelungenen Urlaub, und lassen es langsam Revue passieren. Die Gedanken dürfen ruhig schweifen. Nach etwa zehn oder fünfzehn Minuten öffnen Sie die Augen.

Wiederholen Sie die Pulszählung beziehungsweise die Blutdruck-Messung. Dann räkeln und strecken Sie sich. Sie spüren einen deutlichen Erholungs- und Beruhigungseffekt und die mit Sicherheit niedrigeren Kreislauf-Werte werden Sie vielleicht überraschen.

Diese einfache Übung können Sie an nahezu jedem Ort in den Tagesablauf einbauen. Oder sie zum Einschlafen nutzen.

So wirken Entspannungsübungen

- Die Stimmung bessert sich, man wird ruhiger und gelassener.
- Depressionen vergehen, Ängste werden geringer.
- Der Schlaf wird erholsamer.
- Die Leistungsfähigkeit steigt.
- Der Umgang mit anderen Menschen wird freier.
- Das Herz-Kreislauf-System arbeitet ökonomischer.
- Muskelverspannungen lösen sich oder treten nicht so oft auf.
- Kopf-, Rücken- und Bauchschmerzen sind seltener.
- Das Immunsystem wird stabiler.

Die Hauptwirkung der Entspannung ist der Abbau von Erregungshormonen. Subjektiv empfindet man Schwere und Wärme. Regelmäßig angewendet, idealerweise zweimal täglich, haben Entspannungsverfahren viele Vorteile. Am wirksamsten ist die Entspannung dann, wenn sie prophylaktisch erfolgt, bevor die Ermüdung einsetzt. Arbeitswissenschaftler haben schon längst herausgefunden, dass stündliche Kurzpausen von wenigen Minuten die objektive Leistung erhöhen bei geringerer Ermüdung.

Welche Entspannungsmethode ist die beste?

Alle bekannten Verfahren haben Stressabbau und Befindensverbesserungen zum Ziel. Diejenigen, die leicht zu erlernen und überall anzuwenden sind, versprechen den besten Erfolg. Stellvertretend für viele Entspannungsmethoden stelle ich einige dieser Verfahren vor.

Progressive Muskelentspannung

Das sehr einfache Prinzip der progressiven Muskelentspannung oder *Muskelrelaxation* nach *Edmund Jacobson* besteht darin, dass nach einer länge-

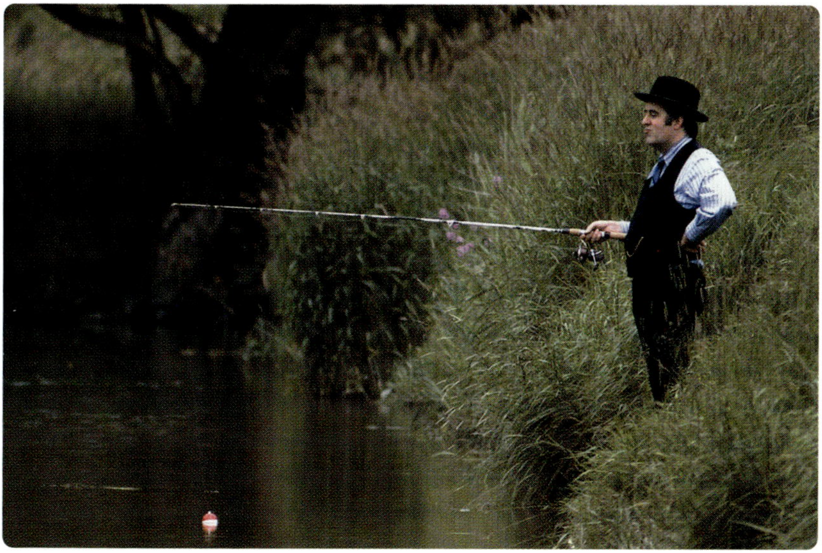

Dauerstress macht krank. Suchen Sie sich Ihre persönlichen Inseln der Entspannung.

ren Muskel-Anspannung automatisch die Entspannung folgt. In bequemer Lage werden nacheinander verschiedene Muskelgruppen für einige Zeit angespannt und dann entspannt. So lange, bis der ganze Körper im Zustand angenehmer Schwere ist.

Autogenes Training

Das *autogene Training* nach *Johannes Heinrich Schultz* macht sich die Tatsache zu Nutze, dass Entspannung mit dem Gefühl von Schwere und Wärme verbunden ist. Also suggeriert man seinem Körper durch beständiges Wiederholen diese Gefühle. „Mein linker Arm wird schwer, mein linker Fuß wird warm ..." usw. Das ist gar nicht so einfach, wenn Hände oder Füße kalt sind. Bis der Körper glaubt, was man ihm einredet, vergehen manchmal trotz eisernen Trainings mehrere Wochen. Das ist bei dieser Methode ebenso nachteilig wie die Notwendigkeit der vollen Konzentration. Abschweifen ist nicht erlaubt. Darin liegt ein Widerspruch: Wie kann ich mich entspannen, wenn ich mich konzentrieren muss?

Neurolinguistisches Programmieren (NLP)

Das *NLP* nach *Milton Erickson* ist eine moderne Weiterentwicklung der Hypnose. Zur Erinnerung: Unser Gehirn besteht aus mehreren, entwicklungsgeschichtlich unterschiedlich alten Schichten. Die graue Substanz der Hirnrinde ist für das Bewusstsein und all das zuständig, was uns von Tieren unterscheidet: Vernunft, Intelligenz, abstraktes Denken. In der weißen Substanz der tiefer liegenden Bereiche hat das Unbewusste seinen Sitz, dort laufen die Prozesse ab, die wir normalerweise mit unserem Willen nicht beeinflussen können, zum Beispiel die Steuerung der inneren Organe oder des Stoffwechsels. Moderner gesagt, hier ist die Software zu Hause, die mit unserem Supercomputer Gehirn den Körper steuert. Stimmungen und Gefühle haben hier ebenfalls ihren Sitz. Also sind sie auch Tieren nicht fremd.

Es ist Ericksons Verdienst, einen direkten Zugang zum Unbewussten gefunden zu haben, und das nur mit Worten.

Es ist Ericksons Verdienst, einen direkten Zugang zum Unbewussten gefunden zu haben, und das nur mit Worten. Das NLP verwendet Elemente der Hypnose, der Selbsthypnose und des Autogenen Trainings. Eine Sitzung läuft in entspannter Körperlage in drei Etappen ab.

Die erste Phase ist die der zunehmenden Entspannung, die zu einem Zustand verminderter Wahrnehmung äußerer Reize und erhöhter innerer Konzentration führt. Einem Stadium, das der Situation unmittelbar vor dem Einschlafen entspricht, in der uns die Geräusche der Umwelt kaum noch erreichen, wir uns unserer Gedanken aber gerade noch bewusst sind. Das ist die zweite Phase, die auch Trance genannt wird und in der durch Suggestion oder Autosuggestion der unmittelbare Kontakt zum Unbewussten hergestellt wird. Während der Lernphase bestimmt der Therapeut den Inhalt, später man selbst. Die von mir am liebsten verwendete Suggestion ist die einer tiefen inneren Ruhe und heiteren Gelassenheit, weil das Gegenteil davon eine weit verbreitete Angewohnheit ist.

Die dritte Phase beendet das NLP, ähnlich dem Zurücknehmen beim Autogenen Training. Zum Erlernen haben sich zehn Sitzungen als optimal erwiesen. Mehr würde die Ablösung vom Therapeuten erschweren und in weniger als fünf Sitzungen ist es nicht zu bewältigen.

Mit dem NLP haben Sie eine wirksame Methode zur Selbsthilfe in der Hand, Spannungen aufzulösen und Funktionsstörungen des Organismus unmittelbar zu behandeln oder ihnen vorzubeugen.

Konfliktlösung mit NLP – ein Beispiel

Was die NLP-Methode alles leisten kann, möchte ich am Beispiel einer älteren Witwe zeigen: Sie hatte ihren Mann einige Jahre zuvor verloren und wohnte allein in ihrem Haus. Mit einem nur wenig entfernt wohnenden Witwer, ebenfalls ohne Anhang, hatte sich allmählich eine engere Beziehung entwickelt. Er bedrängte sie, zu ihm zu ziehen und ihr Anwesen zu verkaufen, was sie in einen Konflikt brachte zwischen Zuneigung und Angst. Mit Vernunft konnte sie ihn nicht lösen. Sie hatte früher schon die Technik des NLP erlernt und so riet ich ihr, an Stelle ihrer gewohnten Entspannungs-Suggestion in der Trance-Phase Varianten zur Konfliktlösung zu wählen.

Später erzählte sie mir, der dabei gefundene Weg sei goldrichtig gewesen: Im Wechsel lebte jeder vier Wochen im Hause des anderen, bis sie sich eingestehen mussten, für ein dauerhaftes Zusammenleben nicht geschaffen zu sein. Wie viel Unannehmlichkeiten haben die beiden vermieden!

Transzendentale Meditation (TM)
Stellvertretend für die vielen aus Fernost übernommenen Verfahren habe ich einen Teil des Ayurveda, die TM nach *Maharishi Yogi* ausgewählt. Vor allem, weil sie leicht zu erlernen und zu praktizieren ist. Darüber hinaus zeigen seriöse wissenschaftliche Untersuchungen, dass man damit, neben den bereits angeführten allgemeinen Wirkungen, sogar Suchtverhalten, zum Beispiel nach Alkohol oder Nikotin, erfolgreich zurückdrängen kann. Und dass die TM eine medikamentösen Verfahren ebenbürtige Schutzwirkung auf das Gefäßsystem hat.

Ziel der TM ist ebenfalls die vollkommene Entspannung. Erreicht wird sie, indem man mit geschlossenen Augen in bequemer sitzender Stellung ein Mantra ständig wiederholt. Das ist ein scheinbar bedeutungsloses Wort aus Silben der indischen Ur-Sprache Sanskrit. Dieses immer individuelle Mantra erhält der Lernende in einer Einführungszeremonie durch einen TM-Lehrer.

Ein Vorteil dieser Methode ist, dass gedankliches Abschweifen während der Meditation möglich ist. Irgendwann kommt man zum Mantra zurück. Auch diese Entspannungsform ist am effektivsten, wenn man zweimal täglich zwanzig Minuten meditiert.

Halten Sie Ihre Hormone im Gleichgewicht

Was sind Hormone? Sie wirken wie auch die Nervenzellen im komplizierten menschlichen Regulationssystem mit und sind sozusagen Teil der Software des Computers Mensch. Hormone sind Botenstoffe, die Signale übertragen. Sie veranlassen Organe zu bestimmten Handlungen.

Weil die Hormone nur Botenstoffe im Regulationssystem sind, kann man von ihnen keine Wunderdinge erwarten. Was nutzt die beste Steuerung, die beste Software, wenn die Organe, die Hardware, defekt sind?

Was nutzt noch so viel Follikel stimulierendes Hormon FSH, wenn die Hoden kein Testosteron mehr produzieren können? Was hilft noch so viel Ersatz-Testosteron, wenn eine schlechte Durchblutung das Hormon nicht in sein

Zielgebiet bringt? Und wenn es dahin gelangt, kann nur ein halbwegs intaktes Organ reagieren. Aus diesen biologischen Gründen ist jede Verjüngungskampagne, die sich zu einseitig auf Hormone stützt, zum Scheitern verurteilt.

Wenn man sich im Zusammenhang mit dem Älterwerden mit Hormonen beschäftigt, denkt man völlig zu Recht zuerst an die Geschlechtshormone. Frauen haben bis zur Menopause deutlich seltener Herzinfarkte als Männer. Das ist der lebendige Beweis für die Schutzwirkung der natürlichen Hormone. Vermindert sich mit dem Ausbleiben der Regelblutung deren Produktion, vor allem die des *Östrogens* und des *Progesterons*, steigt das Risiko steil an, und nach dem 65. Lebensjahr haben die Frauen die Männer auf diesem Gebiet überholt. Der Grund ist, die Östrogene erhöhen das „gute" *HDL-Cholesterin* (→ Glossar), sie vermindern das „schlechte" *LDL-Cholesterin* (→ Glossar) und bewahren es außerdem vor der

Jede Verjüngungskampagne, die sich zu einseitig auf Hormone stützt, ist zum Scheitern verurteilt.

Was können die weiblichen Hormone Östrogen und Progesteron noch?

- Sie vermeiden klimakterische Beschwerden wie Hitzewallungen, Depressionen, Stimmungsschwankungen und Schlafstörungen.
- Sie erhalten die geistige Leistung und schützen vor Vergesslichkeit.
- Sie helfen, jugendlicher auszusehen, weil sie die Haut glätten und den allgemeinen Lebenstonus erhöhen.
- Sie verzögern eine Gewichtszunahme.
- Sie stärken das Bindegewebe und wirken so gegen Senkungen der Brüste, der Blase und der Gebärmutter.
- Sie sorgen für ein saures Milieu im Harnblasen-Vagina-Bereich und beugen so Infekten vor.

Oxidation. HDL schützt die Gefäßwände vor der *Atherosklerose* (→ Glossar), LDL in seiner oxidierten Form lagert sich dagegen in den Gefäßwänden ab (*vgl. Seite 114*). Die Östrogene verbessern die Fließfähigkeit des Blutes, indem sie den Klebstoff Fibrin vermindern. Und sie erweitern die Blutgefäße. Ist es dann ein Wunder, dass Frauen, die zusätzlich Hormone einnehmen, im Alter wesentlich seltener an einer Demenz erkranken?

Der Nutzen des Hormonersatzes nach der Menopause ist theoretisch demnach offenbar groß. Das Risiko, Thrombosen zu fördern oder Krebswachstum im Uterus und den Brüsten anzuregen, ist gering, schon gar im Vergleich zum Nutzen.

Die immer wieder diskutierte Zunahme der Brustkrebshäufigkeit muss im Zusammenhang mit der gleichzeitigen Verminderung der Sterblichkeit daran gesehen werden. Das legt den Schluss nahe, dass die mit der Hormongabe verbundene durchschnittlich deutlich bessere ärztliche Überwachung zwar mehr Krebsfälle zu Tage fördert, dies aber früher geschieht, oft in einem noch heilbaren Zustand.

Die Hormonersatztherapie wird in der Öffentlichkeit kritisch gesehen, nachdem Interpretationen zweier großer Studien für Unruhe sorgten, der WHI (*Woman's Health Initiative*) und der *MWS* (*Million Women Study*).

In der WHI wurden 161.809 Frauen im mittleren Alter von 62,5 Jahren 1993-1998 erfasst und bis Ende 2002 hinsichtlich des relativen Risikos für verschiedene Komplikationen beobachtet mit dem Ergebnis:

Relatives Risiko* unter Hormonersatztherapie bei Frauen in der WHI

› Koronare Herzkrankheit	1,29
› Schlaganfall	1,31
› Thromboembolie	2,11
› Invasiver Brustkrebs	1,26
› Wirbelkörper-/Schenkelhalsbruch	0,66
› Darmkrebs	0,63
› Endometriumkrebs	0,83

* *Frauen ohne Hormontherapie = 1,0*

Die Laienpresse nannte ausschließlich die ersten vier negativen Relativzahlen. Sowohl die verschwindend geringen Absolutzahlen als auch die immensen positiven Wirkungen wie die Verminderung der Darmkrebshäufigkeit oder der Schenkelhalsbrüche mit oft tödlichem Ausgang blieben unerwähnt. Auch die Tatsache, dass Hormone keinen Krebs auslösen können, sondern nur das Wachstum beschleunigen.

Nachdem bereits die Autoren der Studie davor gewarnt hatten, die Ergebnisse als Argument gegen die Hormonersatztherapie zu missbrauchen, wurden alle Daten der Studie anhand eines Lebensqualitätsindex neu analysiert (*Medical Tribune 2004; 39; 14; 41*). Das für viele überraschende Resultat: Unter Berücksichtigung *aller* negativen und positiven Folgen der Hormontherapie ergibt sich aus der WHI kein Schaden, sondern ein zunehmender Nutzen bezüglich der symptombedingten Lebensqualität.

Ähnlich verhält es sich mit der MWS, der Million Woman Study, die 830.000 Frauen zwischen 50 und 64 Jahren in der Zeit von 1996 bis 2001 umfasst. Diese Studie endete ebenfalls am 31.12. 2002. Im Ergebnis lag das relative Risiko der Hormonersatztherapie für Brustkrebs bei 1,3, wenn nur Östrogene gegeben wurden, und bei Kombination mit Progesteron betrug es 1,66. Auch scheinbar viel. Aber was bedeutet das in absoluten Zahlen?

Unter Berücksichtigung aller negativen und positiven Folgen der Hormontherapie ergibt sich kein Schaden, sondern ein zunehmender Nutzen bezüglich der symptombedingten Lebensqualität.

An Brustkrebs erkranken jährlich 32 von 1000 Frauen im Alter von 50–64 Jahren ohne Hormontherapie. Bei Hormonersatztherapie mit Östrogenen kommen 0,5 Fälle hinzu, nach Kombination mit Progesteron 0,9 Fälle. Für Herzinfarkte gelten 0,7 zusätzliche, für Thrombo-Embolien und Schlaganfälle je 0,8 Erkrankungen pro 1000 Frauen im Jahr. Diese geringen Zahlen liegen innerhalb der natürlichen Schwankungsbreite.

Beide Studien haben zwei wesentliche Nachteile. Erstens wurden ältere Hormonpräparate aus Stutenharn verwendet, deren Zusammensetzung nicht bis ins Letzte geklärt ist. Zweitens wurden die unten genannten Gegenanzeigen unzureichend beachtet.

Wann sollten Frauen keine Hormonersatztherapie erhalten?

- Wenn sie zu Thrombosen neigen.
- Wenn ein familiäres Risiko für Brustkrebs vorliegt.
- Wenn Risikofaktoren der Atherosklerose wie Rauchen, Bluthochdruck und Fettstoffwechselstörung vorliegen.
- Wenn die Leberfunktion gestört ist.
- Wenn bestimmte andere Medikamente (z.B. Johanniskraut) eingenommen werden.

Für einige Indikationen treten an die Stelle von Östrogenen zunehmend Phyto-Östrogene, das sind Pflanzenextrakte aus der Traubensilberkerze, aus dem Rotklee oder aus Soja, die bei leichteren Beschwerden durchaus ausreichen. Inzwischen gibt es auch neue Substanzen, die „nur" die Östrogen-Rezeptoren der Organe verändern. Damit wird die gleiche Wirkung erreicht, aber ohne die Östrogen-Nebenwirkungen.

Eine individuelle Hormonersatztherapie erfordert viel Fingerspitzengefühl des behandelnden Arztes und sie setzt eine genaue Erfassung des Hormonstatus voraus. Doch der Einsatz lohnt sich. Nahezu sofort verbessert sich das Befinden, die Fitness steigt, depressive Verstimmungen verschwinden, Beschwerden des Bewegungsapparates lassen nach, sogar der Cholesterinspiegel fällt ab und das Alzheimer-Risiko sinkt um 30 Prozent. Inzwischen scheint auch geklärt, wie Östrogene und Stimmung zusammenhängen, nämlich über das Serotonin. Sie erinnern sich, das ist ein Wohlfühl-Hormon im Gehirn (*vgl. Seite 25*). Östrogene fördern die Bildung des Serotonins. Sein Mangel bedeutet Depression, reichliches Vorkommen ist gut für das Belohnungszentrum.

Sehr interessante neue Untersuchungen belegen die vielfältigen günstigen Wirkungen des zweiten wichtigen weiblichen Geschlechtshormons, des bereits genannten Progesterons. Es schützt das Bindegewebe vor dem Alterungsprozess, wichtig in der Haut, wichtig aber auch im Beckenboden, denkt man nur an Inkontinenz oder Vorfälle. Außerdem kann es geschädigte Nervenscheiden regenerieren.

Jeder Mensch bildet auch gegengeschlechtliche Hormone, Frauen also männliche, die *Androgene.* Zu ihren Aufgaben gehört, Muskeleiweiß auf- und Fettgewebe abzubauen, und sie sind auch verantwortlich für den sexuellen Appetit. Lässt ihre Produktion nach, sind die Folgen absehbar.

So kann es durchaus sein, dass im Rahmen der individuellen Hormonersatztherapie eine Frau auch männliche Geschlechtshormone erhält, ohne dass gleich ein Bart wächst.

Männer und Klimakterium?

Sicher ist, Männer müssen keinen so abrupten Hormonabfall wie Frauen verkraften. Die Produktion des männlichen Geschlechtshormons *Testosteron* sinkt zwischen dem 40. und 70. Lebensjahr kontinuierlich um durchschnittlich 1,2 Prozent im Jahr. Mit Folgen: Die Muskelmasse und damit die Kraft nehmen ab, ebenso die Knochendichte, die Blutbildung und die sexuelle Aktivität. Die Spannung der Haut lässt nach. Dafür erhöhen sich Fettmasse und Blutfette. Allgemeine funktionelle Störungen mit Antriebseinbußen beeinträchtigen das Befinden. Sind diese Veränderungen stark ausgeprägt, können sie die Lebensqualität durchaus erheblich verschlechtern. Wenn ein Hormonmangel erwiesen ist, hat die Ersatztherapie wie bei Frauen eine angenehme Sofortwirkung. Moderne Darreichungsformen wie Gel oder Spritzen mit Langzeitwirkung über mehrere Monate haben die Therapie vereinfacht.

Es ist aber auch bei Männern Vorsicht geboten, weil die wichtigste negative Nebenwirkung das beschleunigte Wachstum eines möglicherweise ruhenden Prostatakrebses ist. Also wenn Hormontherapie, dann nur unter ärztlicher Kontrolle.

Viel diskutiert wird über das Hormon *DHEA (Dehydroepiandrosteron).* Dieses Hormon wird in der Nebennierenrinde gebildet und ist die Muttersubstanz für die männlichen und weiblichen Geschlechtshormone wie Androsteron und Östrogen. Man schreibt ihm Fähigkeiten zu wie Verzögerung der Altersvorgänge, Verminderung der Fettmasse, Stärkung der Muskulatur und generelle Verbesserung des Befindens und der Leistung. Bewiesen ist das bisher zwar nicht, es gibt aber schon erste gute Erfahrungen, zumindest wenn bei älteren Männern ein Mangel nachgewiesen ist (*JAMA 2004; 292; 2243*).

Das soll DHEA bewirken

- Stabilisierung des Immunsystems
- Anregung der Serotoninausschüttung
- Förderung der Eiweißproduktion
- Aktivierung von Neuronen und Ganglienzellen im Gehirn (Verbesserung des Gedächtnisses)
- Verminderung des Risikos für Diabetes und Atherosklerose durch optimierte Insulinwirkung und verstärkten Fettabbau.

Und eben lese ich noch eine Publikation der Arbeitsgruppe um *Dr. P. Schmidt*, der das Hormon Frauen und Männern mittleren Alters gab, die an Depressionen litten. Ergebnis: Sowohl Laune als auch die sexuelle Lust nahmen zu (*Arch. Gen. Psych. 2005; 62; 154*).

Wachstumshormon – der Stoff gegen das Altern?

Neben den Geschlechts- oder Sexualhormonen vermindern auch andere Hormonsysteme im Laufe des Alterns ihre Aktivitäten.

Das jugendlichste aller Hormone ist das Wachstumshormon Somatotropin. Es baut Muskeln auf und Fett ab. Es regt den Eiweißaufbau an, erhöht den Grundumsatz, den Wassergehalt des Körpers und die Knochendichte und es wirkt gegen die Atherosklerose, indem es LDL vermindert und HDL erhöht. Fallen diese Wirkungen weg, passiert genau das Gegenteil und man sieht die klassischen Altersveränderungen. Also einfach ständig Wachstumshormone einnehmen?

> Hormone sind keine Wundermittel, sie können aber bei richtiger und individueller Anpassung die Lebensqualität beträchtlich erhöhen und den Alterungsprozess verlangsamen.

Zwar kommt es nach dem 20. Lebensjahr zu einer kontinuierlichen Abnahme des Somatotropins, aber leider haben Versuche, das Defizit zu ersetzen, zu keiner nennenswerten Leistungssteigerung geführt, wohl aber zu einer deutlichen Stimmungs- und Befindensverbesserung. Noch ein Wermutstropfen: Wachstumshormone können Krebswachstum fördern und Diabetes auslösen.

Melatonin

Melatonin ist ein Hormon der Zirbeldrüse, beeinflusst die Bildung verschiedener Hormone, unter anderem des Somatotropins. Es ist unter anderem verantwortlich für den Tag-Nacht-Rhythmus. Ist dieser gestört, Beispiel Transatlantikflug von West nach Ost, kommt es zur Schlaf- und Befindensverschlechterung. Mit Melatonin geschieht dies wesentlich weniger. Weil die Melatoninproduktion ab dem 40. Lebensjahr sinkt, wird unterstellt, dass ein Ersatz eine verjüngende, allgemein die Stimmung aufhellende und die Leistung fördernde Wirkung haben würde. Auch eine antioxidative Wirkung wird dem Melatonin nachgesagt. Leider ist bisher außer einer verbesserten Schlafqualität kein weiterer Vorteil objektivierbar.

Trainieren Sie Ihr Immunsystem

Was ist das eigentlich, dieses Immunsystem? Bildlich gesprochen funktioniert es wie die Polizei oder Armee eines Staates, in diesem Fall unseres Zell-Staates. Und der hat nicht nur Freunde, sondern ist von inneren Feinden durchsetzt und von äußeren umgeben. Unsere Abwehr ist äußerst kompliziert aufgebaut und der Organismus hat ausgefeilte Techniken entwickelt, um sich zu verteidigen.

> Am Immunsystem beteiligte Organe sind zum Beispiel die Haut, die Nasen-, Rachen- und Darmschleimhaut, die Thymusdrüse, das lymphatische System mit Milz, Mandeln und Lymphknoten, die Leber, das Knochenmark und das Blut.

Man kann die Funktionsweise dieses Systems besser verstehen, wenn man das Schicksal von Krankheitserregern verfolgt: Angenommen, es gelingt ihnen, die erste Barriere, die Haut oder Schleimhaut mit ihren Abwehrmechanismen zu überwinden und in den Körper einzudringen. Dort werden sie von der so genannten unspezifischen Abwehr empfangen. Das ist ein Erkennungssystem, das die Feinde identifiziert. Bisher sind elf Rezeptoren bekannt, die auf Bakteriengifte, Pilz- und Virusstrukturen spezialisiert sind. Diese Rezeptoren heißen übrigens ganz offiziell *Toll-System*, benannt nach dem gleichlautenden Begeisterungsausruf einer der wenigen deutschen Nobelpreisträgerinnen, Frau Professor *Christiane Nüsslein-Volhard*, als sie mit diesem System bekannt wurde (*Ärzte Zeitung 2004; 210; 14*).

Neben dem unspezifischen haben es die Erreger noch mit dem spezifischen System zu tun. Sie werden schon im Blut mit verschiedenen weißen Blutkörperchen und bestimmten Eiweißen, Immunglobulinen und Interferonen, konfrontiert. Dort und im Körpergewebe warten die natürlichen Killerzellen und andere Zellen, die die Erreger einfach auffressen. Natürlich bekommt ihnen diese Mahlzeit nicht, sie gehen zu Grunde und zerfallen. Andere weiße Blutkörperchen, die T-Lymphozyten, nehmen diese Bruchstücke auf und beginnen die Eindringlinge zu identifizieren, vor allem aber die Antikörperbildung gegen sie zu anzustoßen. Das dauert mehrere Tage. Ein Teil dieser Zellen speichert die Erinnerung an die Erreger und wenn die gleiche Art wiederkommt, läuft die Antikörperproduktion sofort auf Hochtouren.

Ein gut funktionierendes Immunsystem ist neben der allgemeinen Krankheitsvorbeugung der beste Schutz vor Krebs.

Das ist auch das Prinzip der Schutzimpfungen: Meist werden abgetötete Viren oder Bakterien oder Teile davon dem Immunsystem angeboten in der Hoffnung, dass sich dieses mit der Bildung spezifischer Antikörper für alle Fälle wappnet.

Viren sind wesentlich kleiner als Bakterien und mogeln sich leichter in die Zellen. Sie zwingen sie, die Viruspartikel zu vermehren. Hat die Zelle alles Baumaterial verbraucht, stirbt sie ab und zerfällt. Eine Unzahl neuer Viren breitet sich aus. Aber auch dann wieder produzieren weiße Blutkörperchen und andere angeregte Zellen Antikörper. Nach dem gleichen Prinzip kämpft das Immunsystem gegen fremde Zellen und gegen fremdes Eiweiß bei Organtransplantationen.

Das Immunsystem ist auch gegen innere Feinde gewappnet. Entartet eine Körperzelle bösartig, ändern sich ihre Eigenschaften so weit, dass sie vom Immunsystem ebenfalls als feindlicher Fremdkörper angesehen und angegriffen wird. Daraus folgt: Ein gut funktionierendes Immunsystem ist neben der allgemeinen Krankheitsvorbeugung der beste Schutz vor Krebs. Weil die Aktivität des Immunsystems im Alterungsprozess abnimmt, häufen sich schwere Infektionen und Krebse entwickeln sich leichter.

Das Immunsystem hat so viele Komponenten, dass fehlerfreies Arbeiten eine Illusion bleibt. Beispiel: Unter den Milliarden von verschiedenen Bakterien, Viren und anderen Erregern gibt es immer einige, deren Oberfläche der mancher Zellen menschlicher Organe ähnlich ist. Dann richtet sich die Armee gegen körpereigene Zellen. Es kommt zu einem „Bürgerkrieg", den wir als Autoimmunkrankheit bezeichnen. Hierher gehören die Erkrankungen des rheumatischen Formenkreises oder eine ziemlich häufige Form von Schilddrüsenentzündung.

Wenn Sie sich am Computer über den Aufbau und die Arbeit des Immunsystems weiter informieren wollen, klicken Sie www.immunschutz.de an.

Wie können Sie Ihr Immunsystem unterstützen und trainieren?

Unterlassen Sie, so weit es geht, alles, was Ihr Immunsystem schwächt: Rauchen, Hektik, Stress und Überforderung, regelmäßigen Alkohol-Überkonsum und Trägheit.

Viele Medikamente unterdrücken das Immunsystem. Dazu gehören vor allem die Mittel, die für die Chemotherapie bei Krebs eingesetzt werden. Dann das Kortison, einige Antibiotika und die häufig verordneten Schmerz- und Rheumamittel, sogar das Aspirin ab einer Dosis von einem Gramm pro Tag, das sind zwei Tabletten. Diese Wirkung ist manchmal gewollt, beispielsweise bei der Behandlung von rheumatischen Erkrankungen.

Das Zweitwichtigste ist, alles zu tun, was das Immunsystem stärkt. Eine ganz wichtige Methode habe ich schon genannt, die *Impfung*. Die jährliche Grippe-Schutzimpfung wirkt nicht nur spezifisch gegen die jeweils aktuellen Grippe-Erreger, sondern trainiert das Immunsystem auch unspezifisch. Angenehmer Nebeneffekt ist eine deutliche Reduktion des Herzinfarktrisikos. Wieso? Weil Entzündungsvorgänge eine wichtige Rolle spielen. Dazu später mehr (*vgl. Seite 119ff.*).

Gegen häufige Erkrankungen der oberen Luftwege gibt es Medikamente, die wie eine Art Schluckimpfung wirken. Extrakte aus vielen verschiedenen Bakterien werden über einen längeren Zeitraum eingenommen und ermöglichen dem Immunsystem, spezifische Antikörper zu bilden.

Aber auch mit einfachen Mitteln kann man das System stabilisieren, messbar an der Zunahme von Immunzellen: *Kaltwasser-Anwendungen*, wie sie die Pioniere *Sebastian Kneipp* und *Vinzenz Prießnitz* erfolgreich einführten, gehören ebenso dazu wie *Sauna, Wandern* und andere *körperliche Aktivität*, außerdem *Lachen, Zärtlichkeit* und *Sex*.

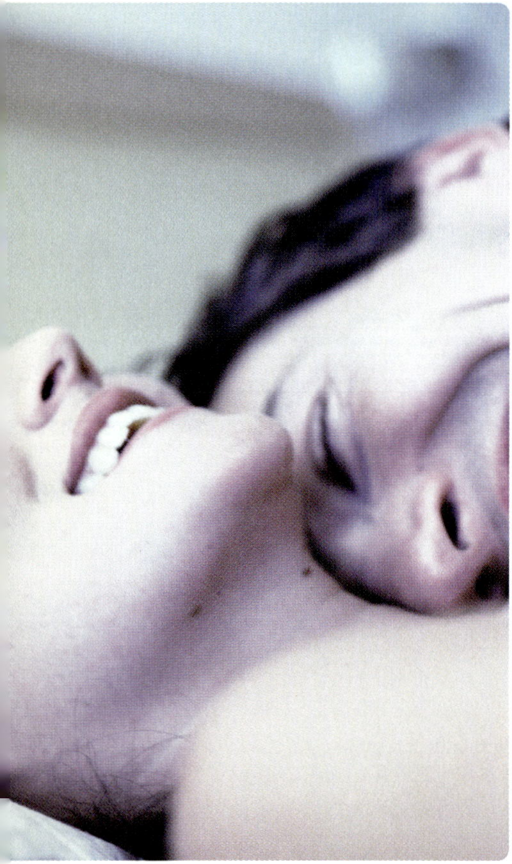

Regelmäßiger Sex schützt vor grippalen Infekten.

Wieso Sex? Es ist eindeutig belegt, wer ein- bis zweimal in der Woche Sex hat, erkrankt wesentlich seltener an grippalen Infekten.

Es muss wohl etwas mit der Verbindung von Psyche und Immunsystem zu tun haben. Die neueren Erkenntnisse über den Zusammenhang zwischen Psyche und Immunsystem haben zu einer neuen Wissenschaft, der Psychoimmunologie geführt. Dass viele *Entspannungsverfahren* das Immunsystem stärken, ist eine objektive Tatsache, messbar an der Zunahme natürlicher Killerzellen. Das Gleiche gilt für jede positive Emotion, sogar für das Lachen. Jetzt ist erklärbar, warum jede antidepressive Behandlung eine Doppelwirkung hat.

Die Beobachtung, dass Infekte der oberen Luftwege in mit Öfen beheizten Wohnungen deutlich seltener als in zentral geheizten auftreten, belegt, dass *häufige Temperaturdifferenzen* ebenfalls einen Trainingseffekt haben. Außerdem erschwert trockene Raumluft den Schleimhäuten die Abwehrarbeit. Häufiger Aufenthalt im Freien ist ein Ausgleich.

Wem das nicht reicht oder wen eine morgendliche kalte Dusche zu viel Überwindung kostet, kann auch auf die Hilfe einiger *Pflanzen* zurückgreifen (*vgl. Seite 258ff.*). Sie haben in kritischen Situationen wie bei gehäuften Infekten oder in Grippezeiten oder nach einer Krebsbehandlung durchaus ihre Berechtigung. Purpursonnenhut (Echinacea), Mistel, Thuja und Wilder Indigo sind die bekanntesten Lieferanten immunstärkender Medikamente.

Eine Gewürznelke im Mund hat so manchen Eingeweihten auch schwerste Grippe-Epidemien schadlos überstehen lassen.

So stärken Sie Ihr Immunsystem

- Vermeiden Sie Schädigendes wie Rauchen, Stress, Hektik, Überforderung und Überdosen Alkohol.
- Seien Sie körperlich aktiv.
- Leben Sie bewusst freudvoll.
- Nutzen Sie die Erfahrungen von Pfarrer Kneipp.
- In frischem Gemüse und Obst findet Ihr Immunsystem Vitamine und Spurenelemente.
- Verzehren Sie in kritischen Perioden probiotische Kulturen, zum Beispiel im Joghurt.
- Besuchen Sie regelmäßig die Sauna.
- Sorgen Sie dafür, dass Ihr Impfpass immer aktuell ist.
- Genießen Sie guten Sex.

Außerdem kann man sein Immunsystem mit *Spurenelementen* wie Zink und Selen unterstützen oder mit *Thymusextrakten* oder mit Injektionen mit *Eigenblut* als unspezifische Maßnahmen.

Manche schwören auf die *Ozontherapie*, bei der das Blut mit diesem Sauerstoffradikal angereichert wird. Aber: Freie Radikale spielen nicht nur eine gute Rolle in unserem Organismus, wie in mehreren Kapiteln dieses Buches zu lesen ist. Nicht umsonst werden *Antioxidantien* (→ Glossar) empfohlen.

Darm und Immunsystem

Der Hauptort für die Produktion von Antikörpern ist der Darm. Wir tragen mit ihm und seinem Inhalt eine einzigartige gentechnische Anlage in uns und wir leben mit mehr Mikroorganismen zusammen, als unser Körper Zellen hat. Insgesamt sind es Billionen.

Einige Stämme davon arbeiten für uns. Die einen produzieren Vitamine der B-Gruppe, andere helfen bei der Antikörperproduktion. Ist die Verdauung intakt, tut das dem Immunsystem gut. Überwiegen die „schlechten“ Bakterien, kommt es neben den Bauchbeschwerden auch zu Störungen des Immunsystems. Es gibt enge Zusammenhänge zwischen dem Zustand des Darms, des Immunsystems, der Gelenke und der Haut.

Natürlich sind wir auch Gastgeber von Bakterien und Pilzen, die uns weniger gefallen. Das sind die Erreger, die Fäulnis und Gärung bewirken mit den Folgen vermehrter Gasbildung. Mit einer so genannten *probiotischen Therapie*, das ist die Gabe von nützlichen Bakterien, kann man das Immunsystem sehr gut unterstützen, besonders wenn man sie mit einer sanften Darmreinigung wie mit der Kolon-Hydrotherapie (*vgl. Seite 237*) kombiniert.

Einige Nahrungsmittelkonzerne haben die Bedeutung der Probiose erkannt und mit „guten" Bakterien angereicherte Lebensmittel auf den Markt gebracht, die Milchsäure-Bakterien in ausreichender Anzahl enthalten. Warum soll man alle diese einfachen, nebenwirkungsfreien Möglichkeiten nicht noch mehr und bewusst nutzen?

Eine Bemerkung zur *Frischzellentherapie*. Bei ihr werden Zellen junger Tiere in den menschlichen Organismus injiziert mit dem Ziel, das Immunsystem zu stärken und den Körper quasi zu verjüngen. Was geschieht dabei wirklich? Zunächst wird einfach ein Fremdeiweiß eingebracht, das Immunsystem wird provoziert und aktiviert. Es reagiert wie bei einer Impfung. Leider kann das Immunsystem auf Fremdeiweiße auch überschießend reagieren, mit Allergie oder gar tödlichem Schock. Und ist man außerdem sicher, dass die Tiere völlig gesund sind? Warum soll man sich einer Gefahr aussetzen, wenn es doch wesentlich harmlosere Methoden mit gleicher Wirkung gibt? Die modernere Form der Frischzellentherapie ist die *unspezifische Stammzellentherapie*.

Fazit:

- Wer lange leben will, muss geistig fit bleiben.
- Wer lange leben will, muss körperlich aktiv sein.
- Wer lange leben will, muss lernen, sich täglich zu entspannen.
- Wer lange leben will, muss nicht unbedingt Hormone zuführen.
- Wer lange leben will, muss alles unterlassen, was sein Immunsystem schwächt, und er muss es trainieren.

- › Bypass, Stent und Co.
- › Statine
- › Diabetes
- › Rauchstopp
- › Body Mass Index
- › Sonnenschutz

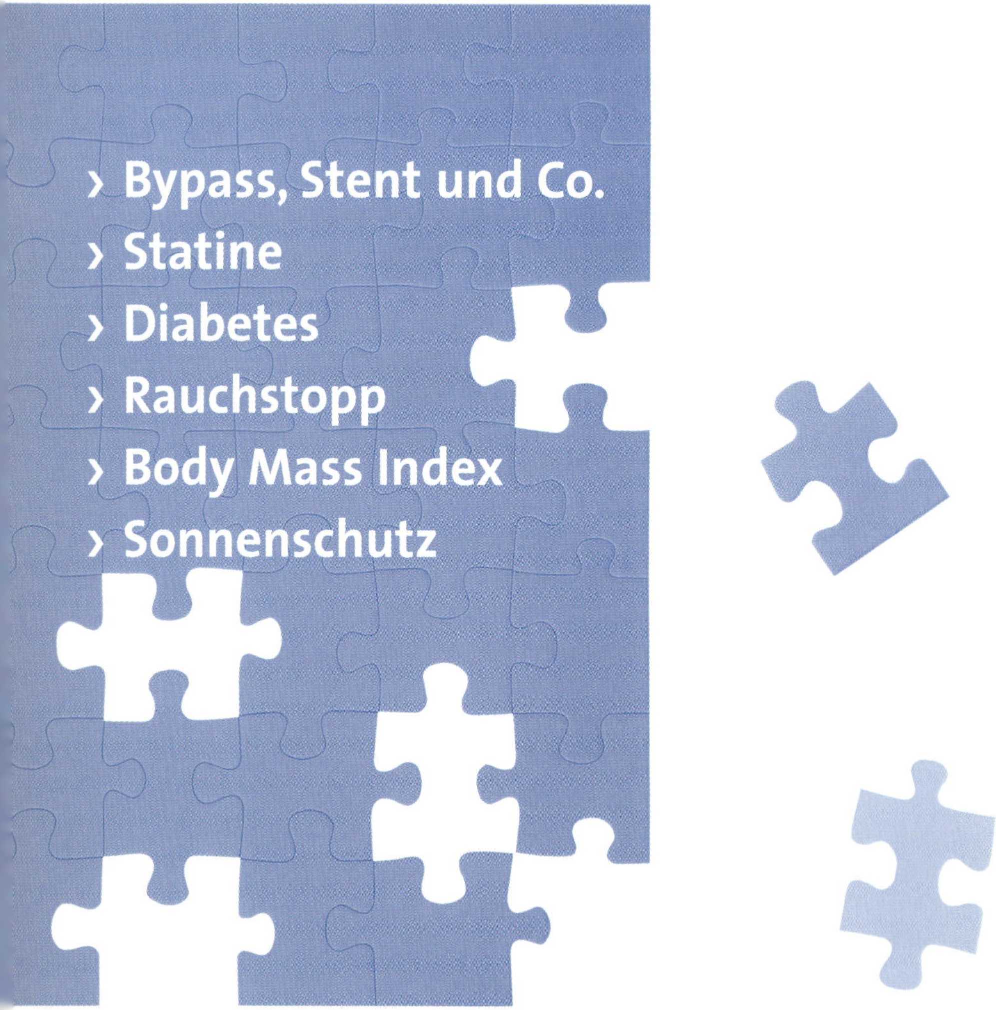

Profitieren Sie von den neuen Möglichkeiten der Medizin

Das lesen Sie in diesem Kapitel:

- Wie Sie Ihre individuellen Gesundheitsrisiken erkennen.
- Warum man auch mit hohem Cholesterin alt werden kann.
- Wie Sie sich langfristig von Übergewicht befreien können.
- Warum Eier völlig zu Unrecht verteufelt werden.
- Warum Bypass, Stent und Co. Auslaufmodelle sind.
- Warum „ein wenig Alterszucker" eine sträfliche Verniedlichung ist.
- Warum Margarine und Diabetikerprodukte eher schaden als nutzen.
- Wie Sie sich vor Krebs schützen können.
- Warum Sonnenschutzcremes Hautkrebs fördern.
- Was Sie über chronische Lungenkrankheiten wissen sollten.
- Warum Alkohol das Leben verlängern und verkürzen kann.

Bypass adé

Was sehen wir beim Blick in die Statistik der Todesursachen? Mehr als 80 Prozent aller Todesfälle werden durch Herz-Kreislauf-Krankheiten, Krebs, Diabetes, Lungenerkrankungen und die Alkoholkrankheit hervorgerufen. Nach dem 60. Lebensjahr steigt diese relative Zahl noch an.

Weil wir diesen Krankheitsgruppen eben nicht mehr hilflos gegenüberstehen, lohnt es sich, sie frühzeitig zu erkennen, ihnen vorzubeugen und sie zu behandeln. Gerade die letzten Jahren haben viel neues Wissen, ein besseres Verständnis und damit hoffnungsvolle Ansätze gebracht.

Auch in der Medizin finden Revolutionen statt. Viele sind spektakulär wie die erste Herzverpflanzung. Andere werden von der Öffentlichkeit kaum wahrgenommen, haben aber weitaus größere Konsequenzen. Denken Sie an die kleine Mikrobe Helicobacter pylori als Auslöser des Magengeschwürs und des Magenkrebses. Die Behandlung dieser Infektion lässt beide Krankheiten bald eine Rarität werden. Magengeschwür und Magenkrebs eine Infektionskrankheit, wer hätte vor wenigen Jahren daran gedacht?

Die Atherosklerose ist die Hauptursache für Herzinfarkt, Schlaganfall, Demenz und mit Abstand häufigste Ursache von vorzeitigem Tod. Sie ist die Zivilisationskrankheit Nummer eins.

Etwas Ähnliches ist theoretisch schon real für die Atherosklerose, die „Arterienverkalkung". Neue Einblicke in das Wesen dieser Krankheit stimmen für die Zukunft optimistisch:

Zum Ersten: Die *Atherosklerose* (→ Glossar), und besonders ihre gut beeinflussbaren Frühformen, lässt sich wesentlich leichter vorhersagen und diagnostizieren als noch vor einigen Jahren.

Es gibt bereits mehrere mathematische Modelle, mit deren Hilfe man sein eigenes Risiko errechnen lassen und vor allem Gefährdete aus der Gesamtbevölkerung herausfiltern kann.

Zum Zweiten: Mit ihren Haupt-Risikofaktoren Fettstoffwechselstörungen, Bluthochdruck, Rauchen und Diabetes ist die Atherosklerose eine Erkrankung des gesamten arteriellen Gefäßsystems. Das wusste man eigentlich schon immer. Neu sind die Ergebnisse einiger Arbeitsgruppen, die belegen, dass die Veränderungen der für die Diagnostik leicht zugänglichen Halsschlagadern zu mehr als 95 Prozent mit denen in den Herzkranzgefäßen übereinstimmen. Dort können wir uns mit geringem Aufwand wie in einem Schaufenster ansehen, was sich in den Arterien des Körpers abspielt.

Das mathematische Modell PROCAM-Score, mit dem Sie Ihr eigenes Risiko für Atherosklerose berechnen können, finden Sie im Internet unter www.chd-taskforce.de.

Andere Arterien, zum Beispiel die der Beine, zu untersuchen, ist nicht ganz so ergiebig, weil deren Zustand auch von der Lebensweise und der Tätigkeit abhängt. So ist bei Menschen, die im Beruf überwiegend sitzen wie Kraftfahrer oder Büroangestellte, ohne entsprechende Freizeitaktivitäten die Atherosklerose in den Beinarterien stärker ausgeprägt und umgekehrt bei Geistesarbeitern im Gehirn geringer.

Moderne Ultraschallgeräte machen die Struktur der Gefäßwände mit einem Auflösungsvermögen von 0,1 mm sichtbar. Die Untersuchung ist frei von Nebenwirkungen, beliebig oft wiederholbar und relativ preiswert. Das bietet keine andere Methode.

Zum Dritten und noch Erfreulicherem: Eine Medikamentengruppe, die Statine, ursprünglich entwickelt zur Senkung erhöhten Cholesterins, erweist sich als noch potenter wie erwartet. Große Studien belegen eine deutliche Verminderung bis Halbierung von Herzinfarkten und Schlaganfällen. Warum das so ist, zeigen eindrucksvolle Bilder von der Rückbildung der Atherosklerose, wenn man nur energisch genug in den Cholesterinstoffwechsel eingreift (*vgl. Seiten 129, 143ff.*).

Wenn alle Beteiligten, Gesunde und Kranke, Politiker und Ärzte, alles gegenwärtig Bekannte in die Tat umsetzen würden, dann wären Herzinfarkte oder Schlaganfälle nicht häufiger als die heute eher seltene Tuberkulose.

Die Entdeckung und Bedeutung der Statine können durchaus mit denen des Penizillins und der Gruppe der Antibiotika überhaupt verglichen werden.

Es ist eine faszinierende Vorstellung, der vielleicht wichtigsten Krankheit der Gegenwart in den Industrienationen, der Atherosklerose, die nahezu jeden betrifft und die im Wesentlichen unsere Lebenserwartung bestimmt, mit einigen einfachen Schritten Paroli bieten zu können.

Atherosklerose – Entstehung, Behandlung, Vorbeugung

Die Lebensprozesse in unseren Zellen und Organen laufen bewunderungswürdig störungsfrei ab, aber nur, wenn ständig genügend Energieträger und Sauerstoff zugeführt und Stoffwechselprodukte entsorgt werden. Dafür ist der Blutkreislauf zuständig.

> „Der Mensch ist so alt wie seine Gefäße."
> Max Bürger

Der Blutkreislauf besteht aus der zentralen Pumpe, dem Herzen, und aus dem Gefäßsystem. Dieses wiederum aus den Arterien beziehungsweise Schlagadern, den Venen und den Kapillaren beziehungsweise Haargefäßen. Daneben gibt es noch ein eigenständiges Lymphsystem. Die *Arterien* transportieren das Blut zu den Organen, in den *Kapillaren* findet der Stoffaustausch statt, und die *Venen* bringen das Blut zum Herzen zurück. Das erklärt die entscheidende Rolle der Arterien für die Blutversorgung der Organe. Ihr Zustand entscheidet über die Funktion des gesamten Organismus.

Die Arterienwand hat drei Schichten: Die feste äußere besteht aus Bindegewebe, die mittlere, *Media* genannt, aus Muskeln. Die innere auskleidende Schicht, die *Intima* (→ Glossar), ist dünn und glatt, um dem durchströmenden Blut keinen Widerstand entgegenzusetzen. Sonst besteht die Gefahr, dass das Blut verwirbelt und sich Gerinnsel bilden.

Abb. 4: Schematischer Aufbau einer Arterie

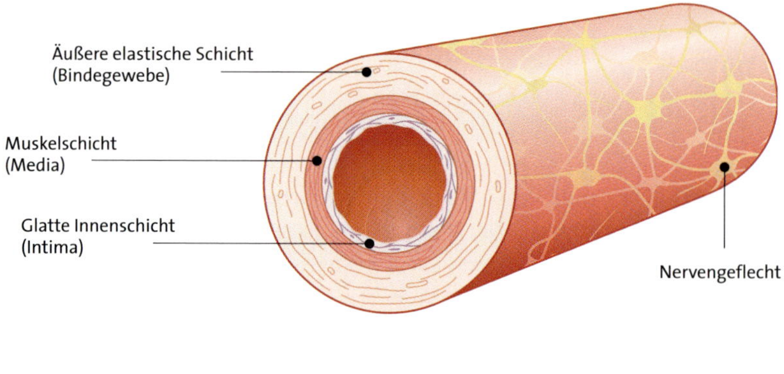

Umgeben wird die Arterie von einem feinen Nervengeflecht, das die Gefäßweite steuert, denn der Blutbedarf der Organe ist nicht immer gleich. Die Blutversorgung der Arterienwand, besonders deren Muskelschicht, erfolgt über kleinste Blutgefäße, die von außen kommen.

Der Zustand der Arterien entscheidet über die Blutversorgung der Organe und damit über die Funktion des gesamten Organismus.

Was geschieht bei der Atherosklerose in den Arterien?

Fragt man einen beliebigen Menschen, wie er sich die Ursache des Herzinfarktes oder des Schlaganfalles vorstelle, kommt einhellig die richtige Antwort, nämlich dass ein Gefäß verstopft sei.

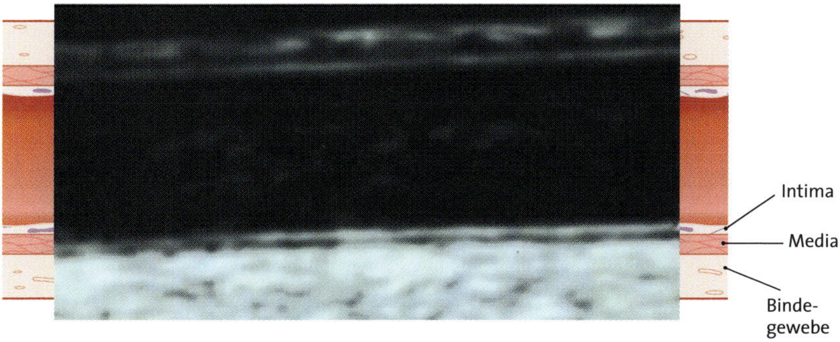

Abb. 5: Ultraschallaufnahme einer Arterie eines gesunden 24-jährigen Marathonläufers. Sehr gut erkennbar der dreischichtige Aufbau mit Bindegewebe, Media und Intima.

Will man genauer wissen, wie das geschieht, hört man ebenso übereinstimmend, dass sich „irgendwelche" Ablagerungen und Verkalkungen so lange anhäufen, bis die Ader verschlossen ist. Man denkt dabei wohl an das verkalkte Wasserrohr zu Hause. In Wirklichkeit ist alles ganz anders.

Man kann sich die Arterie zwar als ein Rohr vorstellen, aber als ein höchst lebendiges, kompliziertes und komplexes, das auf feinste Reize sensibel reagiert. Und auch das darin fließende Blut ist nicht eine dem Wasser vergleichbare Flüssigkeit, sondern ein aus unzähligen Substanzen bestehendes Organ.

Für unsere Fragestellung ist besonders der Teil des Blutes, der für die Fließfähigkeit beziehungsweise die Gerinnung zuständig ist, wichtig.

Am Anfang der Erkrankung stehen Defekte der glatten Innenschicht, der Intima, durch unterschiedliche Einflüsse wie Rauchen, Infekte, Bluthochdruck oder Diabetes (*s. Abb. 6*). Die unmittelbare Schädigung erfolgt über die freien Radikale. Unter diesen scheint besonders das körpereigene Ozon bedeutsam zu sein, denn in atherosklerotischen Ablagerungen wurden vermehrt Verbindungen aus Ozon und Cholesterin gefunden. Noch ein Grund mehr, vor der leider noch verbreiteten Ozontherapie gegen Durchblutungsstörungen zu warnen.

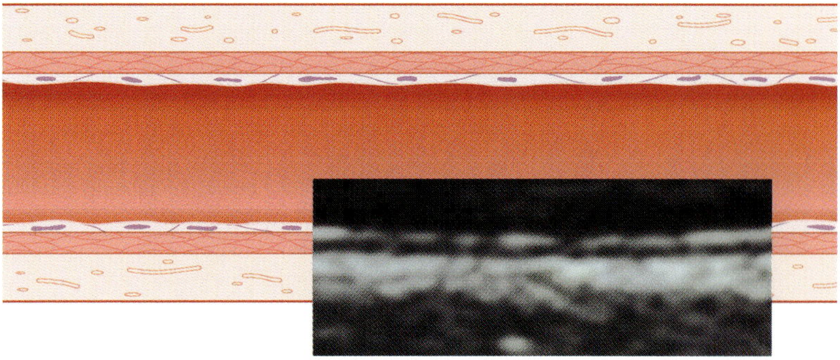

Abb. 6: Verdickte und unterbrochene Innenschicht (Intima).

Die Schäden in der Gefäßinnenschicht bahnen den Blutfetten, hier dem *LDL-Cholesterin* (→ Glossar), den Weg. Sie dringen ein und lagern sich ab. Die Wand reagiert darauf mit einer Abwehr, indem die Fette zunächst von einwandernden Zellen aufgenommen werden. Diese Entzündungsreaktion führt zur Bildung von so genannten Beeten, auch Plaques genannt (*s. Abb. 7 und 8*). Nehmen die Ablagerungen zu, verstärkt sich die Entzündung, es kommt zu geschwürähnlichen Aufbrüchen der Intima mit sehr rauer Oberfläche (*s. Abb. 9 und 10*).

Die Entzündung heilt unter Narbenbildung mit Kalkeinlagerungen ab (*s. Abb. 11*). Die Atherosklerose ist also auch eine Entzündungskrankheit.

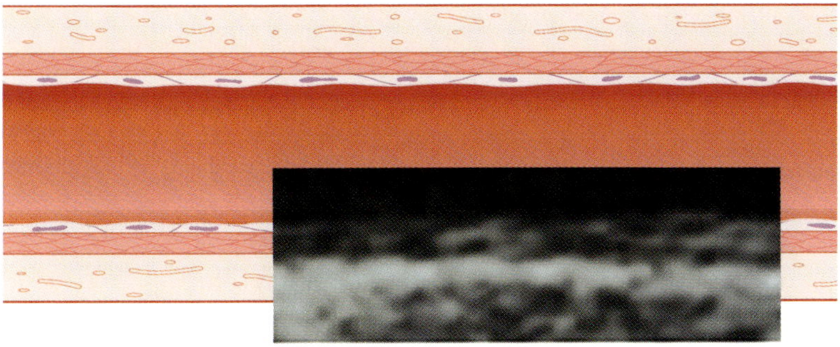

Abb. 7: Deutliche Verdickung der Innenschicht durch Cholesterinablagerungen.

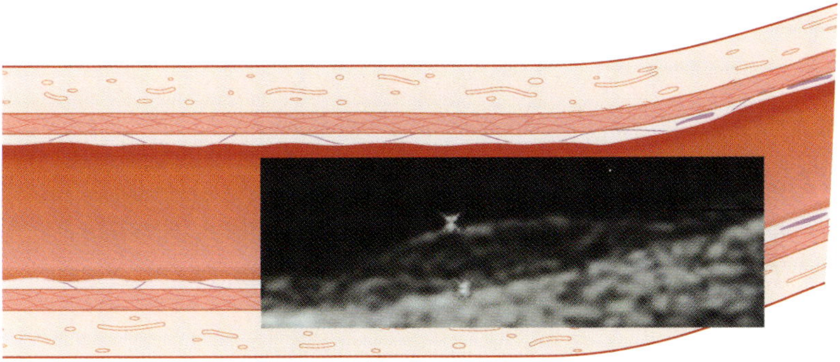

Abb. 8: Atherosklerotische Plaque.

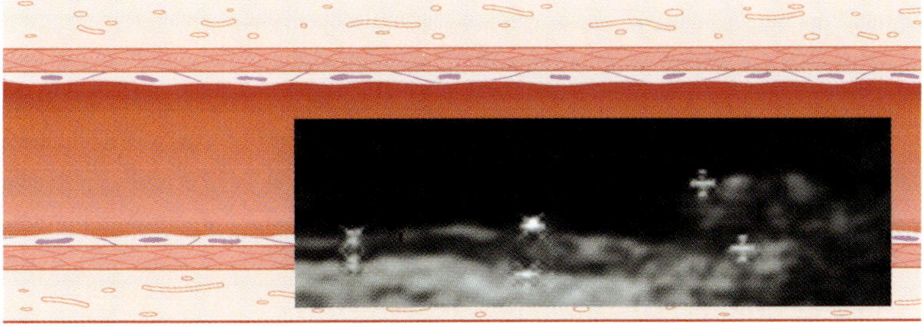

Abb. 9: Atherosklerotische Plaque im fortgeschrittenen Stadium.

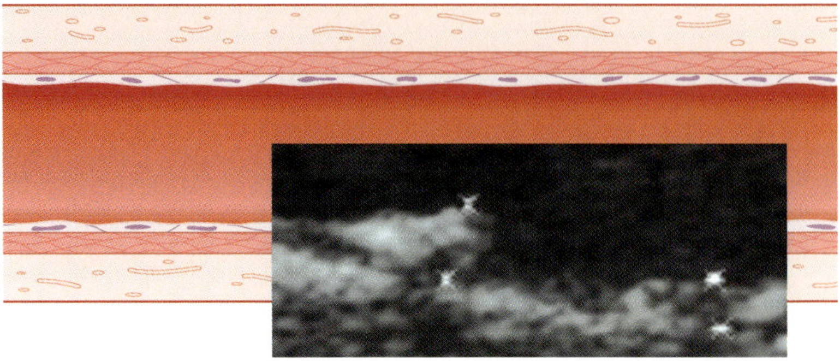

Abb. 10: Atherosklerotische Plaque mit geschwürig aufgerauter Oberfläche.

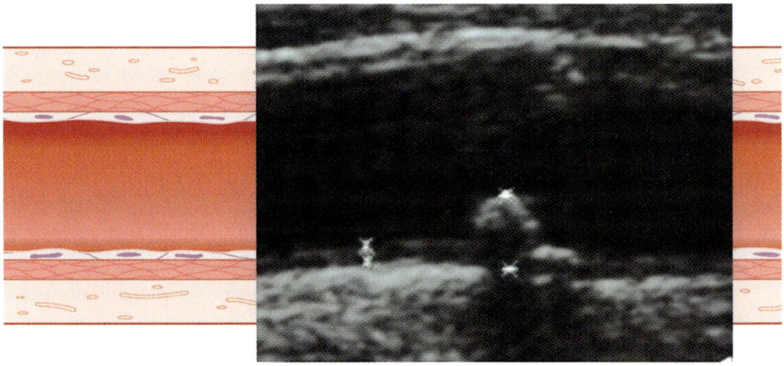

Abb. 11: Atherosklerotische Plaque mit Kalk.

In der Abbildung 11 ist gut zu sehen, wie sich das Gefäß um die Plaque herum erweitert. Das ist der Grund, warum Röntgenaufnahmen wie die *Koronarangiografie* (→ Glossar) eine begrenzte Aussagekraft haben, weil sie die Blutsäule fotografieren und damit nur ausgeprägte Veränderungen der Gefäßwand erfassen.

Die Störung der Durchblutung kann auf mehrere Weisen erfolgen. Bisher dachte man, dass das Gefäß allmählich vollständig durch die Ablagerungen verschlossen wird. Die Abbildungen 12 und 12 a zeigen anschaulich, wie eine Plaque das Gefäß nahezu vollständig ausfüllt und kaum noch Blut hindurch

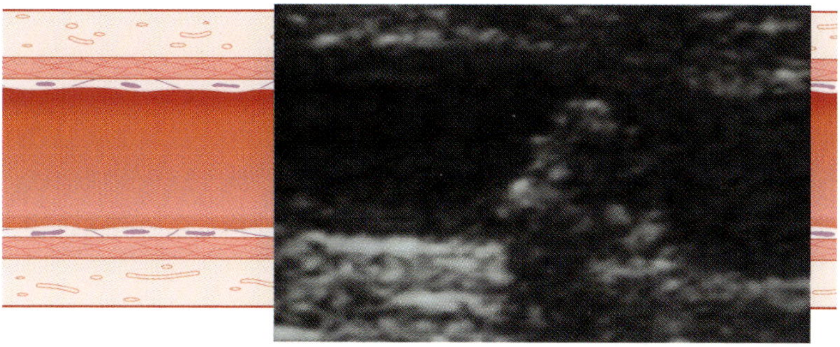

Abb. 12 a: Atherosklerotische Plaque mit Kalk und Beinahe-Verschluss.

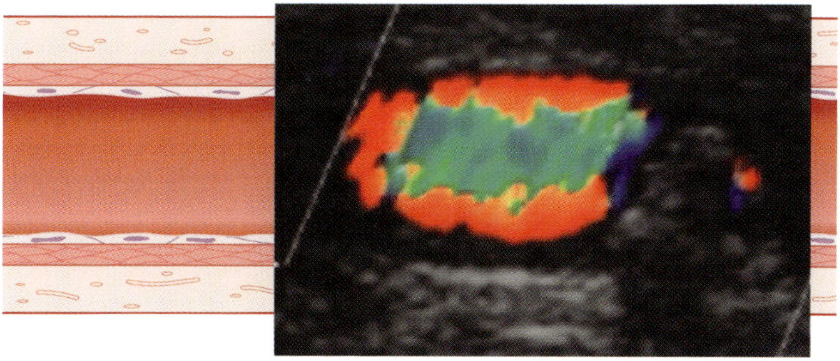

Abb. 12 b: wie 12 a, nur mit dargestelltem Blutfluss.

fließen kann. Die unterschiedlichen Farben in Abbildung 12 b dokumentieren Verwirbelungen vor dem Hindernis. Eigentlich müsste die Betroffene davon etwas spüren, aber die alte Dame, von der diese Aufnahmen stammen, ist putzmunter.

Heute weiß man, dass zwei Drittel der Infarkte durch Blutgerinnsel hervorgerufen werden, die sich an der Oberfläche frischer Geschwüre bilden (*s. Abb. 10*), etwa 30 Prozent auf rauen Ablagerungen (*s. Abb. 9*) und der Rest an bizarren Kalknarben (*s. Abb. 11*). Diese Gerinnsel verschließen das Gefäß als *Thrombose* (→ Glossar) entweder an Ort und Stelle, oder sie werden durch den Blutstrom abgerissen und tun es an einem anderen Gefäß. Das ist dann eine *Embolie* (→ Glossar). Hinter dem Gefäßverschluss stirbt das Gewebe ab.

Das ist ein *Infarkt*. Hier haben die Stenosen, das sind Verengungen, dadurch eine gewisse Bedeutung, dass sie die Gerinnsel schwerer oder nicht passieren lassen. Ohne Stenose entsteht der Infarkt dann eben etwas weiter entfernt, wenn die Arterien ohnehin enger werden.

Es sind nicht die Stenosen, die Verengungen, die gefährlich sind. Das Entscheidende ist die Qualität der Gefäßoberfläche.

Verschließt sich ein Gefäß allmählich, hat die Natur Kompensationsmechanismen parat, es bilden sich Umgehungsgefäße. Abbildung 13 zeigt, wie sich vor einem vollständigen Verschluss der inneren Halsschlagader ein Umge-

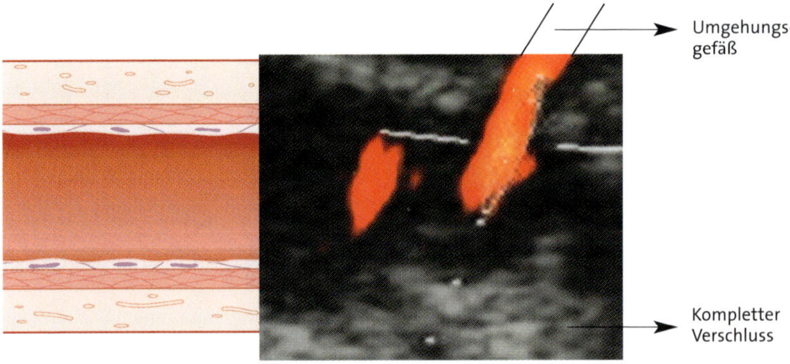

Abb. 13: Enges Umgehungsgefäß, Fließgeschwindigkeit größer 2 m/sec, normal ist kleiner 1 m/sec.

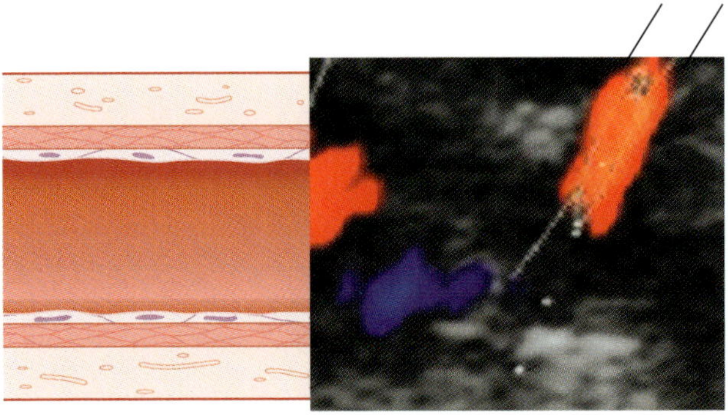

Abb. 14: Deutlich weitere Arterie ein Jahr später. Fließgeschwindigkeit nur noch 0,5 m/sec.

hungsgefäß gebildet hat. Es ist noch sehr eng, ablesbar an der mit 2,1 m/sec auf das Doppelte der Norm erhöhten Fließgeschwindigkeit. Ein Jahr später betrug die Geschwindigkeit nur noch 0,5 m/sec, die Ader war viel weiter geworden (s. *Abb. 14*). Die betroffene Patientin hat von all dem nichts bemerkt.

Warum entsteht Atherosklerose?

Wieso finden sich manchmal bei Achtzigjährigen keinerlei Gefäßveränderungen und warum sterben schon Dreißigjährige an einem Herzinfarkt? Warum gibt es in den entwickelten Industrieländern Europas ein deutliches Nord-Süd-Gefälle der Herz-Kreislauf-Sterblichkeit? Warum haben Grönländer, die viel fetten Fisch essen, wesentlich seltener Herzinfarkte als die Finnen mit ihrem hohen tierischen Fettkonsum?

Es muss Faktoren geben, die diese Krankheit begünstigen, und solche, die sie verzögern. Umfangreiche wissenschaftliche Untersuchungen lassen Schlüsse über mögliche Risiko- und Schutzfaktoren zu.

Zweifelsfreie Risikofaktoren sind *Fettstoffwechselstörungen, Rauchen, Bluthochdruck* und eine *genetische Belastung.* Auf die besondere Stellung des *Diabetes mellitus*, der Zuckerkrankheit, komme ich noch zurück (*vgl. Seite 163ff.*). Mit Sicherheit spielen *Stress, Bewegungsmangel, Übergewicht, Störungen im Eiweißstoffwechsel* und *Abweichungen im Gerinnungssystem* auch eine Rolle. Die Diskussion, welche weiteren Ursachen für Gefäßschäden verantwortlich gemacht werden müssen, ist noch nicht abgeschlossen. Nachgewiesen ist die Rolle von Gefäßentzündungen unterschiedlicher Art. Es gibt sogar Anhänger der These, Atherosklerose sei die Folge einer Infektionskrankheit. Jedenfalls ist schon bewiesen, dass entzündliche Prozesse, wie sie bei der Grippe auch in den Gefäßen ablaufen, unmittelbaren Einfluss auf die Herzinfarktentstehung haben. Anders ist nicht zu verstehen, dass eine Grippeschutzimpfung dieses Risiko um bis zu zwei Drittel vermindert.

Zu den *Schutzfaktoren* zählen unter anderem *Alkohol* in geringen Mengen, *grüner* und *schwarzer Tee, Zwiebeln, Knoblauch* mit ihren Pflanzeninhaltsstoffen wie Flavonoide oder Lycopine, *Oliven-* und *Fischöl*, einige *Entspannungsverfahren* sowie moderate *körperliche Aktivität.* Die Rolle der *Antioxidantien* (→ Glossar) wie Vitamin C, E und A wird zunehmend kritischer gesehen.

Wie wirken die Risikofaktoren?

Die Blutfette

Die Blutfette sind eine inhomogene Stoffgruppe mit unterschiedlicher Struktur und Wirkung. Interessant sind besonders die *Cholesterine* (→ Glossar) und die Neutralfette, die *Triglyzeride* (→ Glossar). Während Letztere unmittelbar aus der Nahrung stammen und damit aktuelle Ernährungsgewohnheiten widerspiegeln, werden Erstere in der Leber aus Fetten und Eiweißen zusammengesetzt. Ihre Menge ist überwiegend von der genetischen Veranlagung abhängig und diätetisch weniger zu beeinflussen. Dabei sind sie die wichtigste Voraussetzung für die Entstehung der Atherosklerose. Die Cholesterine dienen als Baustoff für verschiedenste körpereigene Substanzen, unter anderem für Hormone und Gallensäuren.

HDL- und LDL-Cholesterin

Für die Arterien sind die beiden Untergruppen *HDL-* und *LDL-Cholesterin* (→ Glossar) wichtig. Während Ersteres die *Intima* (→ Glossar), die Gefäßinnenwand, schützt, indem es das LDL-Cholesterin abtransportiert, dringt das LDL in seiner oxidierten Form in die Gefäßwand ein, lagert sich ab und ruft eine Entzündungsreaktion hervor. Je mehr LDL im Blut, desto besser kann es eindringen.

Es genügt also nicht, über seinen Cholesterinspiegel Bescheid zu wissen, man sollte auch über HDL und LDL informiert sein. Das ist insofern von großer praktischer Bedeutung, als inzwischen zweifelsfrei nachgewiesen ist, dass ein LDL-Spiegel von unter 100 mg/dl, besser von 70 – 80 mg/dl, zu einer Rückbildung bereits vorhandener Gefäßablagerungen führen kann. Die Normwerte sind in den letzten Jahren nicht nur immer weiter nach unten korrigiert worden, sondern können nur individuell festgelegt werden. So sind 150 mg/dl für die Triglyzeride und 160 mg/dl für das Gesamt-Cholesterin lediglich Richtwerte.

Es genügt nicht, über seinen Gesamt-Cholesterinspiegel Bescheid zu wissen, man sollte auch über HDL- und LDL-Cholesterin informiert sein.

Das Rauchen

Es wäre ungerecht, dem Rauchen nur Negatives zuzuordnen. Es gibt auch Gutes. Nikotin verbessert vorübergehend die Durchblutung durch Gefäßerweiterung, es erhöht Aufmerksamkeit und Stimmung. Raucher sind im Durchschnitt weniger depressiv, sie sind kontaktfreudiger und aktiver, sie erkranken (auch deshalb?) wahrscheinlich seltener an der *Alzheimerschen Krankheit* (→ Glossar) und am *Parkinson* (→ Glossar). Auch Morbus Crohn, das ist eine chronische entzündliche Darmkrankheit, kommt bei ihnen weniger oft vor.

Raucher sind im Durchschnitt weniger depressiv, sie sind kontaktfreudiger und aktiver und sie erkranken seltener an der Alzheimerschen Krankheit und am Parkinson.

Aber leider – und da gibt es nichts zu beschönigen – überwiegen die ungünstigen Einflüsse auf die Gesundheit. Beim Rauchen wird eine Vielzahl verschiedener Schadstoffe frei. Einer davon, das Kohlenmonoxid, bindet an den roten Blutfarbstoff Hämoglobin und schränkt dessen Fähigkeit ein, Sauerstoff zu transportieren. Wichtiger ist noch, dass das Rauchen die Bildung freier Radikale, der Oxidantien, im Blut stimuliert. Diese wiederum schädigen unter anderem unmittelbar die Innenschicht der Arterienwand und erleichtern dem LDL-Cholesterin einzudringen. Außerdem erhöht Rauchen die Klebrigkeit der Blutplättchen, so dass leichter Thromben entstehen können.

Raucher haben, offenbar als Folge des höheren Bedarfs, wesentlich geringere Blutspiegel von solch wichtigen *Antioxidantien* (→ Glossar) wie den Vitaminen C und E. So ist es kein Wunder, dass der erste Herzinfarkt bei Rauchern rund zehn Jahre früher kommt als bei Nichtrauchern.

So schadet Rauchen den Arterien

- Kohlenmonoxid schränkt die Sauerstoffbindung des roten Blutfarbstoffs ein.
- Freie Radikale werden verstärkt gebildet, sie schädigen die Innenwand der Arterien und oxidieren das LDL-Cholesterin.
- Die Klebrigkeit der Blutplättchen wird erhöht, es bilden sich leichter Gerinnsel.
- Erhöhte Infektanfälligkeit verstärkt Entzündungsprozesse in den Arterien.

Das bestätigen 35.000 britische Ärzte, deren Rauchgewohnheiten von 1951 bis 2001 erfasst wurden. Raucher starben im Mittel 10 Jahre früher. Wer von ihnen mit dreißig, vierzig, fünfzig oder sechzig Jahren das Rauchen aufgab, gewann wiederum zehn, neun, sechs oder drei Lebensjahre dazu.

Leider erhöht auch das Passivrauchen dosisabhängig das Risiko eines Herztodes bis auf das Doppelte, wie eine schottische Untersuchung an 3585 Nichtrauchern über 14 Jahre ergab.

Über die Auswirkungen des Rauchens auf das Atmungs- und Immunsystem und die Krebsentstehung können Sie sich auf den Seiten *103, 183* und *190ff.* informieren.

Der Bluthochdruck

Der Bluthochdruck ist der dritte große Feind der Arterien. Nicht nur, dass er sie unter Dauerspannung hält, die Blutzufuhr der Gefäßwand drosselt und damit allmählich die Wand starr werden lässt, weil das Bindegewebe auf Kosten der Muskeln zunimmt. Zusätzlich wird das *LDL-Cholesterin* (→ Glossar) mit noch höherem Druck in die Wand gepresst.

Der Druck wird mit zwei Werten angegeben. Der erste, höhere, gibt den Druck an, der in den Arterien entsteht, wenn das Herz das Blut in den Körper pumpt. Dieses Zusammenziehen der linken Herzkammer nennt man Systole, deshalb heißt der erste Wert auch *systolischer Blutdruck*. Er charakterisiert die Kraft, die das Herz aufbringen muss, um das Blut im Fluss zu halten. Der zweite, niedrigere Wert wird gemessen, wenn sich die linke Herzkammer wieder mit Blut füllt. Weil diese Periode Diastole heißt, ist der zweite Wert der *diastolische Blutdruck*. Er gibt den Widerstand der Arterien wieder.

Wie wird korrekt Blutdruck gemessen?

- Vor der Messung sollen drei bis fünf Minuten Ruhe eingehalten werden.
- Die Oberarmmanschette muss dem Armumfang entsprechen.
- Ein Handgelenkgerät muss in Herzhöhe gehalten werden.
- Kein Gespräch, keine Ablenkung, keine Bewegung während der Messung.
- Kein Nikotin und kein Alkohol eine Stunde vor der Messung (Kaffee erlaubt).
- Im Sitzen oder Liegen messen.
- Wiederholungsuntersuchung nach ein bis zwei Minuten.
- Erstmessung an beiden Armen.

Welcher Blutdruck ist normal?

Auch hier werden die Normwerte, wie beim Cholesterin, ständig nach unten korrigiert. Während man früher noch die Formel „Lebensalter plus 100" für den ersten Wert als Norm akzeptierte, ist man heute weit davon entfernt. Mittlerweile gilt als bewiesen: Die höchste Lebenserwartung hat man mit einem Blutdruck von 100/60 mmHg (Millimeter Quecksilbersäule). Mit jedem Millimeter mehr sinkt die mittlere Lebenserwartung.

Die Weltgesundheitsorganisation und die Deutsche Hochdruckliga geben folgende Definition für den Blutdruck:

Optimal:	<120/80 mmHg
Normal:	<130/85 mmHg
Hochnormal:	130/85 bis 139/89 mmHg
Hochdruck:	>140/90 mmHg

Der Blutdruck soll unabhängig vom Alter dauerhaft unter 135/85 mmHg liegen. Das ist auch das Behandlungsziel bei Bluthochdruck.

Die genetische Belastung

Die genetische Belastung ist der vierte große Risikofaktor. Er gibt eine familiäre Häufung von Herz-Kreislauf-Erkrankungen an. Sieht man sich das im Einzelfall genauer an, stellt man oft eine weitgehende Übereinstimmung von Risikofaktoren und Lebensführung fest. Darin liegt die Chance für rechtzeitiges Gegensteuern.

Weitere Risikofaktoren

Die Wirkung weiterer Risikofaktoren wie Stress, Bewegungsmangel oder Übergewicht sind umstritten, zumindest die unmittelbare. Trotzdem lohnt sich eine kurze Betrachtung.

> Nach der ursprünglichen Definition seines „Erfinders" Hans Selye ist Stress lediglich die hormonelle Reaktion des Körpers auf äußere Reize. Stress ist folglich eine völlig normale Angelegenheit.

Was ist *Stress*? Nach der ursprünglichen Definition seines „Erfinders" *Hans Selye* ist Stress lediglich die hormonelle Reaktion des Körpers auf äußere Reize. Weil nun aber der Mensch ein biosoziales Wesen ist – also in eine Umwelt eingebunden –, ist er ständig äußeren Reizen ausgesetzt. Stress ist folglich eine völlig normale Angelegenheit. Eine Reizüberflutung wird aber oft als unangenehm empfunden und dann als Dysstress bezeichnet, im Gegensatz zum normalen und guten aktivierenden Eustress. Wenn ich also von Stress rede, meine ich den Dysstress.

Wie wirkt Stress auf Blutgefäße und Kreislauf?
Die Stress-Reaktion in ihrer ausgeprägtesten Form basiert auf dem Überlebenstrieb und dem Fluchtreflex aus unserer biologischen Frühzeit. Es geht um höchstmögliche Leistung in kurzer Zeit. Dazu müssen Blutdruck, Puls- und Atemfrequenz, Muskeltonus sowie Blutzucker und Blutfette zur Energiebereitstellung ebenso erhöht werden wie die Klebrigkeit der Blutplättchen im Falle einer Verletzung. Die Blutversorgung der Muskeln wird verstärkt, die der inneren Organe gedrosselt, die Bronchien werden erweitert.

Dies alles bewirken die Erregungshormone nach wie vor, allen voran *Adrenalin* und *Kortisol*. Damals wurden sie durch die zwangsläufig hohe körperliche Aktivität – Kampf oder Flucht – abgebaut, heute wirken sie über den Anlass hinaus weiter. Der Abbau der Stresshormone fehlt und der Körper läuft bei Dauerstress immer auf Hochtouren.

Ein Dauer-Stress verstärkt die bekannten Risikofaktoren Bluthochdruck und Fettstoffwechselstörung und fördert über die Aktivierung der Blutplättchen die Gerinnselbildung. Aber: Nicht der Stress an sich, sondern seine möglichen Folgen haben einen Einfluss auf die Blutgefäße. Dasselbe gilt für den *Bewegungsmangel* (*vgl. Seite 135*), einem weiteren indirekten Risikofaktor für Atherosklerose. Seine Folgen sind das eigentliche Risiko. Bewegungsmangel begünstigt Fettstoffwechselstörungen, Bluthochdruck, Diabetes mellitus, Übergewicht, Depressionen und beschleunigt den Verschleiß des Bewegungsapparates.

Bisher glaubte man, dass auch *Übergewicht* (*vgl. Seite 136*) zu diesen indirekt wirkenden Risikofaktoren gehört. Neuere Untersuchungen zeigen aber, dass Übergewicht für sich allein ein unabhängiger Risikofaktor ist. So sinkt die mittlere Lebenserwartung bei dicken Menschen je nach Gewicht zwischen ein und vier Jahren.

Wie sehr wir bisher das Übergewicht unterschätzt haben, zeigt eine eindrucksvolle Untersuchung an 220.000 Chinesen. Selbst innerhalb der als normal geltenden Gewichtsspanne zwischen einem Body Mass Index – BMI – zwischen

19 und 25 (*vgl. Seite 137*) nimmt die Herzinfarkthäufigkeit je 2 BMI-Punkte um 11 Prozent ab. Unter einem BMI von 20, also Richtung Untergewicht, kehrt sich das Verhältnis wieder um. Vielleicht ist es doch kein Zufall, dass die meisten Menschen ihr Wohlfühlgewicht bei einem BMI zwischen 21 und 22 haben?

Den engen Zusammenhang von Übergewicht und Blutdruck belegt die Tatsache, dass die Vorstufe eines den Blutdruck steigernden Hormons, des *Angiotensins*, in den Fettzellen gebildet wird. Schon ab einem milden Übergewicht findet man fast immer eine Fettstoffwechselstörung und/oder einen erhöhten Blutdruck, und eine Insulinresistenz, das Frühstadium eines Diabetes.

Grundsätzlich gilt:
Je niedriger das Körpergewicht, desto länger die Lebenserwartung.

Es wundert also nicht, wenn das Risiko, an einer Herz-Kreislauf-Erkrankung zu sterben, bei Fettsüchtigen zwei- bis dreimal höher ist als bei Normalgewichtigen. Dies belegt eine neue Langzeitstudie, die an einer Million US-Amerikanern durchgeführt wurde. Bei geringer körperlicher Fitness ist sie sogar fünfmal höher. Herzrhythmusstörungen treten bei ihnen doppelt so häufig auf. Und wenn sie schon eine Durchblutungsstörung des Herzens haben, sterben sie durchschnittlich vier Jahre früher. Mit anderen Worten, Schlanke stecken einen Infarkt besser weg.

In höherem Alter scheint etwas Übergewicht eine lebensverlängernde Wirkung zu haben, wie jüngste Statistiken belegen. Das liegt bei genauerem Hinsehen aber nicht am Übergewicht selbst, sondern daran, dass im Alter durch gehäufte Krankheiten vielerlei Art Mangel- und Fehlernährung mit Untergewicht vorkommen. Die Übergewichtigen stellen lediglich eine relativ gesündere Auswahl dar. Ohne Übergewicht wären sie noch besser dran.

Es gibt noch weitere Einflüsse, die die Atherosklerose oder ihre Komplikationen begünstigen. Da ist zunächst die *Fließfähigkeit des Blutes*. Das Blut besteht aus festen Bestandteilen, den roten und weißen Blutkörperchen, und dem flüssigen Teil, dem Blutplasma. Verschiebt sich das Gleichgewicht zum Beispiel zu Ungunsten des flüssigen Teils, wird das Blut eingedickt und zähflüssiger, die Neigung zur Gerinnselbildung nimmt zu. Das Verhältnis von festen zu flüssigen Blutbestandteilen wird als Hämatokrit bezeichnet. Er sollte idealerweise zwischen 40 und 45 Prozent liegen. Zu weniges Trinken kann durchaus zu schlechter Durchblutung führen.

Die Gerinnselbildung oder *Thrombose* (→ Glossar) beginnt mit der Anlagerung einiger Blutplättchen an die Gefäßwand. Andere Blutplättchen kommen hinzu, ebenso ein zusätzlicher Klebstoff aus dem Plasma, das Fibrin. Der sorgt dann für die Festigkeit des Gerinnsels.

Über die Bedeutung einer glatten *Intima* (→ Glossar) und die Gefahren einer rauen haben Sie bereits gelesen, auch über die vermehrte Klebrigkeit der Blutplättchen bei Stress.

Ist im Blut zu viel der Vorstufe des Fibrins, das *Fibrinogen*, vorhanden, ist das durchaus ein zusätzliches Risiko. Das Gleiche gilt für weitere im Blut gelöste Stoffe, unter anderem das *Homozystein* und einige *Lipoproteine*. Letztere sind Verbindungen aus Fetten und Eiweißen und dem Cholesterin ähnlich.

Risikofaktoren = Atherosklerose?

Man sieht immer wieder hochbetagte Menschen, die mit einem hohen Cholesterinspiegel leben. Außerdem gibt es sehr alte Raucher. Stimmt sie also nicht, die Sache mit den Risikofaktoren?

Doch, sie stimmt, wenn man das Risiko nicht isoliert, sondern logarithmisch betrachtet. Ein Faktor erhöht das Risiko einer Herz-Kreislauf-Krankheit um den Faktor eins, also wenig. Zwei Faktoren vervierfachen, drei verneunfachen es usw. Der unbehandelte alte Raucher dürfte kaum zusätzlich einen Bluthochdruck und zu viel Cholesterin im Blut haben. Das ist ein interessanter Gesichtspunkt für eine effektive Vorbeugung und Behandlung.

Wie kann man die Atherosklerose feststellen?

Die Intima-Media-Dicke der Halsschlagadern ist ein zuverlässiger Marker für das Ausmaß der allgemeinen Atherosklerose und ihre Bestimmung die ideale Methode der Früherkennung.

Der Verdacht auf eine Atherosklerose stützt sich vor allem auf die Risikofaktoren. Will man sie objektivieren, gibt es direkte und indirekte Methoden. Fettablagerungen und ihre Folgen spielen sich parallel in nahezu allen Arterien ab. Diese bemerkenswerte Übereinstimmung nutzt man, indem man aus der Untersuchung der leicht zugänglichen Halsschlagadern auch auf den Zustand der Herzkranz- und anderer Arterien schließt. Mit leistungsfähigen Ultraschallgeräten kann man sich den Zustand der Arterienwände mit einer Auflösung von 0,1 mm ansehen. Damit sieht und misst man nicht nur die Einengungen, sondern auch beginnende Ablagerungen. So dürfen die innere und die mittlere Schicht, das ist die *Intima-Media-Dicke* (→ Glossar), in der Halsschlagader zusammen höchstens 0,6 mm dick sein. Mit jedem zusätzlichen Zehntel Millimeter steigt das Risiko einer Herz- oder Kreislaufkomplikation überproportional an. Nach neuesten Untersuchungen liegt dieses Risiko bei einer Intima-Media-Dicke von 1,0 mm schon sechsfach höher. Ist eine Atherosklerose vorhanden, nimmt die Intima-Media-Dicke im Durchschnitt pro Jahr um 0,03 mm zu, wenn nicht ausreichend behandelt wird.

Zu den indirekten Methoden zähle ich die röntgenologische Darstellung der Gefäße, die *Angiografie* (→ Glossar). Indirekt deshalb, weil nicht das Gefäß, sondern das mit Kontrastmittel angereicherte Blut fotografiert wird. Damit lassen sich grobe Konturunregelmäßigkeiten und Einengungen erkennen. Eine Aussage über die Gefäßwand selbst ist aber nur sehr eingeschränkt möglich. Selbst mehrere Millimeter dicke Ablagerungen sind nicht sichtbar, wenn sie relativ glatt sind, weil der Blutdruck die Arterie aufweitet und der Durchmesser noch lange normal bleibt (*vgl. Seite 116, Abb. 11*). Diesen Nachteil hat die *Magnetresonanzangiografie* nicht. Trotzdem erlaubt sie keine Aussage über die Qualität der Gefäßinnenwand. Sie ist aber entscheidendes Kriterium eventueller Komplikationen.

Ähnliches gilt für die ultraschnelle *Computertomografie* (→ Glossar). Sie erlaubt Verkalkungen der Herzkranzarterien von außen zu erfassen beziehungsweise die Herzkranzgefäße räumlich darzustellen. Verkalkungen sind Spätfolgen der Atherosklerose und als Auslöser von Komplikationen ziemlich unbedeutend. Mit diesen Untersuchungen erfasst man späte ausgeprägte Phasen der Erkrankung und läuft damit der Entwicklung hinterher.

Wie kann man der Atherosklerose vorbeugen und sie behandeln?

Das ist wirklich eine der ganz entscheidenden Fragen, wenn man leistungsfähig bis ins hohe Alter bleiben will. Folgt man der These, dass Altern mit der Geburt beginnt, darf es als normal angesehen werden, erste Fettablagerungen bereits in kindlichen und jugendlichen Gefäßwänden zu finden. Dies geschieht auch, leider mit stark zunehmender Tendenz.

> Die wichtigste vorbeugende Maßnahme gegen Atherosklerose ist die Vermeidung oder Behandlung aller genannten Risikofaktoren von Kindheit an.

Es ist sehr beunruhigend, dass viele Kinder und Jugendliche sich immer weniger bewegen, immer korpulenter werden und immer früher mit dem Rauchen beginnen. Inzwischen sind 15 Prozent der Zwölfjährigen fettsüchtig, Tendenz steigend.

Wie wirksam diese Strategie ist, zeigen Studien, in denen Lebensstil-Änderungen mit medikamentöser Behandlung verglichen wurden. Sie belegen, was die Herzinfarkthäufigkeit betrifft, eine Überlegenheit von Rauchstopp, Abnehmen, Sport treiben, Ernährungsumstellung und Entspannung.

Ich habe bisher gezeigt, dass man mit einem Risikofaktor durchaus alt werden kann. Je mehr davon allerdings auf die Gefäße einwirken, desto energischer muss man gegen sie vorgehen.

Blutfette normalisieren

Mit vernünftiger Ernährung und Gewichtsreduktion lassen sich die Neutralfette, die Triglyzeride, besonders schnell und gut senken. Auch, aber weniger die Cholesterine. Über die *gesundheitsfördernde Kost* haben Sie in einem früheren Kapitel einiges gelesen (*vgl. Seite 42ff.*). Inzwischen liegen Beweise dafür vor, dass eine kalorienreduzierte Kost zwischen 1100 und 1950 kcal nicht nur die Blutfette senken kann, so die Triglyzeride auf die Hälfte, sondern auch den Blutdruck, beides wichtige Risikofaktoren der Atherosklerose (*PNAS 2004; 1016; 659*).

Bitte befreien Sie sich von dem Mythos, dass Margarine besser sei als Butter. Eigentlich ist es schon länger bekannt, jetzt wurde es erneut experimentell bestätigt: Die gehärteten Fette der Margarine fördern die Atherosklerose. Das gilt auch für die mit Phytosterolzusätzen wie Becel pro aktiv, die das LDL-Cholesterin tatsächlich geringfügig senken können. Die Nachteile sind aber wesentlich größer. Also doch lieber Butter, auch hier macht es die Menge. Inzwischen häufen sich Berichte über die ungünstige Wirkung der Phytosterole derart, dass der Deutsche Internistenkongress 2005 diesem Thema ein ganzes Symposium widmete.

Die gehärteten Fette der Margarine fördern die Atherosklerose.

Ein weiteres effektives natürliches Mittel ist die *regelmäßige körperliche Aktivität*. Auch das ist nichts Neues.

Neu ist dagegen die Erkenntnis, dass es ebenso wichtig ist, das gefäßschützende HDL-Cholesterin zu erhöhen wie das schädigende LDL-Cholesterin zu vermindern. Und das geht am besten mit moderatem Ausdauersport. Oder mit Preiselbeersaft, wenn man einer amerikanischen Untersuchung glauben darf, in der dreimal ein viertel Liter des Saftes am Tag über drei Monate das HDL-Cholesterin um 10 Prozent erhöhte, was einer Herzinfarkt-Risikoverminderung um 40 Prozent entspräche.

Einer Reihe weiterer *pflanzlicher Wirkstoffe* wird eine fettsenkende Potenz zugesprochen, zum Beispiel den Artischocken und dem Knoblauch. Gesichert ist das bisher allerdings nicht.

Meist bleibt nur eine *medikamentöse Behandlung*, zumal wenn man die Werte erreichen will, in denen sich die Atherosklerose zurückbildet. Die medizinische Forschung hat in den letzten Jahren auf diesem Gebiet erhebliche Fortschritte gebracht. Während man vor 25 Jahren derartige Medikamente noch mit dem Esslöffel einnehmen musste, liegt die Dosis der Statine jetzt schon im Milligramm-Bereich mit höherer Wirksamkeit und bei korrekter Anwendung mit kaum noch unerwünschten Nebenwirkungen.

Was ist der optimale LDL-Cholesterin-Wert?

Unter 150 mg/dl bei keinen Risikofaktoren, unter 130 mg/dl bei mehreren und geringfügigen Gefäßveränderungen und unter 100 mg/dl, wenn solche nachzuweisen sind. Will man eine Rückbildung erreichen, muss man noch aggressiver senken auf Werte zwischen 70 und 80 mg/dl.
In der Medizin spricht man deshalb heute nicht mehr von Normwerten, sondern von individuellen Zielwerten.

Dass sich das durchaus lohnt, belegen inzwischen viele Studien. In einer wurde gezeigt, dass die Einnahme eines fettsenkenden Medikaments im Vergleich zu einer Kontrollgruppe die Häufigkeit von Todesfällen und Herzinfarkten bereits im ersten Jahr um 70 Prozent verminderte. Zur Erhöhung des HDL-Cholesterins setzt sich die Nikotinsäure allmählich durch.

Man hat sich daran gewöhnt, bei Medikamentennebenwirkungen immer nur an die negativen zu denken. Was die wichtigste Gruppe der Fettsenker, die *Statine* anbelangt, sind das vor allem die, wenn auch seltenen, Auswirkun-

Die Statine und ihre Nebenwirkungen

- Statine reduzieren das Risiko für die Alzheimer-Krankheit, für Knochenbrüche durch Osteoporose, für Venenthrombosen und sogar für Krebs, und das jeweils um etwa 50 Prozent.
- Statine verbessern die Fließfähigkeit des Blutes.
- Statine stabilisieren die Innenschicht der Blutgefäße.
- Statine wirken entzündungshemmend, besonders in den Gefäßwänden.
- Statine senken den Blutdruck.
- Statine behindern die AIDS-Ausbreitung über eine „Abdichtung" der Zellwände.

gen auf die Muskeln bis zu deren Zerfall mit Auswirkungen auf die Nieren. Diese Nebenwirkung kündigt sich früh durch einen Anstieg des Enzyms Kreatinkinase im Blut und ein wenig später durch Muskelschmerzen an. Deshalb ist besonders zu Beginn der Therapie eine engmaschige ärztliche Kontrolle notwendig. Es gibt außerdem erste Hinweise auf eine Verminderung der Potenz. Das ist insofern denkbar, als das Cholesterin ein wichtiger Baustein der Sexualhormone ist. Andererseits sind es ja gerade die Folgen erhöhten Cholesterins, dass sich die Durchblutung verschlechtert. Unzureichende Durchblutung ist der wichtigste Grund der Impotenz. Ein dankbares Feld für weitere Forschungen.

Glücklicherweise gibt es aber nicht nur negative, sondern auch positive Nebenwirkungen. Dass die Behandlung mit Statinen durchaus erfolgreich sein kann, möchte ich am Beispiel eines Managers zeigen.

Sein Vater war mit 47 Jahren am fünften Herzinfarkt verstorben, die Mutter mit 65 Jahren an einem Schlaganfall. Er hatte also ein schweres genetisches Erbe, dazu rauchte er bis zu achtzig Zigaretten am Tag. Folgerichtig erlitt er mit 42 Jahren seinen ersten Herzinfarkt. Ich lernte ihn kennen, als er gerade 50 Jahre alt geworden war. Dieses Jubiläum feierte er sehr aufwändig. Er hatte mit dem Leben abgeschlossen und wollte seine wenigen letzten Jahre in einem eigens dazu geschaffenen „Alterssitz" an einem bayerischen See verbringen. Die Untersuchungen zeigten damals erwartungsgemäß schwere Gefäßveränderungen. Nach bisher sieben Jahren Behandlung mit den beschriebenen Kriterien ohne Operation oder Stent arbeitet er immer noch und gründete sogar noch eine weitere Firma. Vielleicht wird die Feier zu seinem sechzigsten Geburtstag noch grandioser.

Nikotinentwöhnung

Nikotin gehört wie Alkohol zu den stärksten Suchtmitteln, mehr als Cannabis. Über das, was bei der Sucht im Nervenzentrum abläuft, haben Sie schon etwas gelesen (*vgl. Seite 26*). Im Kapitel „Alkoholkrankheit" werde ich diesen Punkt weiter ausführen (*vgl. Seite 200ff.*). Die Entwöhnung ist sehr schwer. Am wenigsten bringt der Versuch, allmählich zu reduzieren. Das erhöht nur den Wert der einzelnen Zigarette. Also ist ein radikaler Schnitt nötig. Die Entzugssymptome können durch Nikotin in anderer Form gemildert werden, als Pflaster bei Ketten- oder als Kaugummi oder Nasenspray bei Spitzen- und Gelegenheitsrauchern.

Rauchverbot sorgte für verminderte Infarktrate

Welch großen sofortigen Nutzen eine drastische Nikotinreduktion hat, zeigt ein unfreiwilliges Massenexperiment in der USA-Kleinstadt Helena mit etwa 68.000 Einwohnern. Am 5. Juni 2002 trat ein generelles Rauchverbot in der Öffentlichkeit und am Arbeitsplatz in Kraft. Dieses Verbot musste aber bereits am 2. Dezember des gleichen Jahres auf Beschluss des zuständigen Gerichts aufgehoben werden. Weil es in dieser Stadt nur ein Krankenhaus gibt, war die Anzahl der Herzinfarkte in den sechs Monaten Juni bis Dezember einfach zu erfassen. Sie stieg von etwas über 30 im Jahr 1998 auf 50 im Jahr 2001. In den Monaten des Rauchverbots fiel die Zahl rasch ab und betrug insgesamt nur 24, erhöhte sich aber nach Aufhebung des Verbots wieder schnell. Weil auch die Infarktrate der vom Verbot nicht betroffenen Einwohner des Umlandes unverändert gleichmäßig anstieg, ist zweifellos das Rauchverbot die Ursache für die verminderte Infarktrate.

Das vor einigen Jahren eingeführte nikotinfreie Medikament *Zyban®*, sollte nicht nur die Entzugserscheinungen drastisch abmildern, sondern auch eine mögliche Gewichtszunahme reduzieren. Und zwar besser als dies beim Nikotinersatz möglich ist. Es hat wegen unerwünschter Nebenwirkungen die Hoffnungen nicht erfüllt.

Was passiert wann nach einem Rauchstopp?

20 Minuten:	Die Herzfrequenz gleicht sich an die eines Nichtrauchers an.
8 Stunden:	Das Kohlenmonoxid hat sich verflüchtigt.
1 Tag:	Das Herzinfarktrisiko wird kleiner, weil die Klebrigkeit der Blutplättchen abnimmt und damit die Thrombosegefahr sinkt.
2 Tage:	Geruch und Geschmackssinn verfeinern sich.
3 Monate:	Die Lungenkapazität erhöht sich um bis zu 30 Prozent.
1 – 9 Monate:	Die Hustenanfälle lassen nach.
1 Jahr:	Das Herzinfarktrisiko hat sich halbiert.
5 Jahre:	Auch das Lungenkrebsrisiko ist nur halb so hoch.
10 Jahre:	Das Lungenkrebsrisiko ist fast so niedrig wie bei Nichtrauchern.
15 Jahre:	Auch das Herzinfarktrisiko hat sich angeglichen.

(Quelle: AFP)

Man mag abwarten, wie es dem bei Manuskriptende noch nicht zugelassenen Medikament *Rimonabant* ergeht, das für sich in Anspruch nimmt, Nikotin- und Ess-Sucht gleichermaßen zu vermindern.

Unterstützend wirken *Entspannungsverfahren*, allen voran Meditation und Hypnose, auch *Sport*. Mit dreimal täglich Fitness-Übungen gelang der Ausstieg amerikanischen Frauen doppelt so häufig wie ihren bequemeren Geschlechtsgenossinnen. Weitere Ablenkungen aus der oben genannten Liste der Belohnungsfaktoren helfen ebenfalls. Dass man in der schwierigen ersten Phase gleichzeitig eine vorübergehende Alkoholabstinenz üben sollte, liegt auf der Hand.

Erhöhten Blutdruck senken

Die Basis jeglicher Behandlung des Bluthochdrucks sollen auch hier, wie bei den Blutfetten, *Gewichtsreduktion* und *regelmäßige körperliche Aktivität* sein. Das wirkt erstaunlich zuverlässig. Auch *regelmäßige Saunabesuche* haben einen blutdrucksenkenden Effekt.

Nur ein kleiner Teil der Hochdruckkranken profitiert von einer *Kochsalzreduktion*, deshalb ist es sinnlos, es allgemein zu verordnen. Lassen Sie Ihren Arzt testen, ob Sie zu den Salz-Sensiblen gehören. Ebenso wenig bringt es, generell auf Kaffee zu verzichten.

Manchmal helfen entspannende und beruhigende *Pflanzenextrakte* aus Hopfen, Baldrian und Melisse. Nach einer neuen, noch nicht durch andere Untersuchungen bestätigten Studie könnte sich sogar *Vitamin C* als blutdrucksenkend erweisen. Dringend empfehle ich das Erlernen von *Entspannungsverfahren* (*vgl. Seite 89ff.*).

Gelänge es allen zehn Millionen übergewichtigen Hypertonikern Deutschlands, ihr Gewicht um zehn Kilogramm zu reduzieren, hätte ein Drittel keinen Hochdruck mehr.

Genügt das alles nicht, ist die *medikamentöse Blutdrucksenkung* zwingend. Denn neben der Förderung der Atherosklerose kann der Blutdruck weitere Schäden hervorrufen, zum Beispiel am Herzen, in den Nieren, im Gehirn sowie am Augenhintergrund. Die Fülle der Hochdruck-Medikamente ist kaum zu übersehen. Deshalb will ich nur die wirksamsten mit ihren Vor- und Nachteilen nennen.

Die vielleicht wichtigste Gruppe ist die der so genannten *Betablocker.* Sie heißen so, weil sie die Rezeptoren blockieren, an denen Erregungshormone wie Adrenalin ihre Wirkung entfalten. Der Hauptvorteil liegt in einer ökonomischeren Arbeit des gesamten Herz-Kreislauf-Systems. Die Nachteile der ersten Generationen, wie Auswirkungen auf Fett- und Zuckerstoffwechsel, Verminderung peripherer Durchblutung und Potenzstörungen, treten bei den neuesten Betablockern in den Hintergrund.

Einer der großen Vorteile der Betablocker, wie auch der folgenden Gruppe, ist die gute Wirkung auf die Herzfunktion, und sie werden bevorzugt zur Behandlung von Herzschwäche eingesetzt.

In die erste Reihe der Hochdruckmittel gehören auch die so genannten *ACE-Hemmer* und die *AT1-Blocker.* Sie schalten Enzyme aus, die für die Aktivierung des Angiotensins notwendig sind. Das ist ein den Blutdruck steigerndes Hormon. Vorteile dieser beiden Gruppen sind neben der guten Wirkung auf die Herzschwäche die gegen Schäden, die Hochdruck und der Diabetes an den Gefäßen und den Nieren hervorrufen. Heute weiß man, dass schon ein geringer Nierenschaden das Herz-Kreislauf-Risiko erhöht. Deshalb gewinnt die einfache Bestimmung von Eiweißspuren im Urin diagnostische Bedeutung. ACE-Hemmer und vor allem AT1-Blocker haben den großen Vorteil, dass sie gut verträglich sind.

Diuretika, das ist eine Gruppe unterschiedlich wirkender harntreibender Medikamente, gehören zu den ältesten Hochdruckmitteln. Sie sind nach wie vor aktuell, besonders in Kombination mit ACE-Hemmern. Ihr Einsatz setzt aber eine intensive Überwachung des Elektrolythaushalts voraus, insbesondere des Kaliums.

Eine Zeit lang wurden die *Kalziumantagonisten* in der Hochdrucktherapie favorisiert und sind noch verbreitet. Sie haben unter anderem wegen der die Herzfrequenz steigernden Nebenwirkung ihres ursprünglichen Hauptvertreters Nifedipin (z. B. Adalat®) an Bedeutung verloren, und erst die neueren Vertreter gewinnen Boden zurück.

Weil der Bluthochdruck eine der häufigsten Krankheiten überhaupt ist und er eine zentrale Rolle bei der Entstehung von Herzinfarkt und Schlaganfall spielt, gibt es in kaum einer anderen Therapie so viele Veränderungen in so kurzen Zeitabständen wie in der des Hochdrucks.

Stress reduzieren

Stress ist eine subjektive Empfindung (*vgl. Seite 123f.*). Was für den einen lustvolle Anregung und Herausforderung darstellt, ist für den anderen Bedrohung und vermittelt Angst und Ohnmacht.

Der wirksamste Gegenspieler von Stress ist die Ordnung. Ordnung im Denken, im Handeln, in der Lebensgestaltung.

Die Folgen unverarbeiteter Reize sind Funktionsstörungen des Körpers. Dazu zählen leichte Erregbarkeit, innere Unruhe, Bluthochdruck, unbestimmte Angst, Kopf-, Herz- und Bauchschmerzen, Verdauungs- und Schlafstörungen, sexuelle Probleme und und und… Typischer Vertreter ist das moderne „Burnout-Syndrom".

Schützen Sie sich vor Stress mit einem ausgewogenen Verhältnis von Spannung und Entspannung, also von Arbeit und Pausen.

Darüber hinaus haben *Entspannungsverfahren* eine überaus nützliche Wirkung. Davon gibt es unzählige (*vgl. Seite 89ff.*). Der Unterschied liegt vor allem im Aufwand des Erlernens. Ob man sich dem Autogenen Training verschreibt oder der Hypnose und Selbsthypnose oder den verschiedenen Meditationsformen, ist letztlich unerheblich. Alle diese Verfahren verfolgen nämlich das Ziel, einen bestimmten Bewusstseinszustand zu erreichen. Dieser Zustand ist mit dem zu vergleichen, den wir täglich an der Grenze zwischen Wachen und Schlafen erleben.

> Der Schatzgräber in *Goethes* gleichnamigem Gedicht hat Recht, wenn er sagt: „Tages Arbeit, abends Gäste, saure Wochen, frohe Feste, sei dein künftig Zauberwort."

Stress-Verminderung erfolgt auch sehr effektiv durch *körperliche Aktivität*, weil dabei die Stress-Hormone schnell abgebaut werden. Dass Hunde und Katzen als *Haustiere* die Stress-Empfindlichkeit senken können, haben gerade Untersuchungen amerikanischer Kardiologen gezeigt: Unter definierten Stress-Bedingungen stieg der Blutdruck von Börsenmaklern sehr stark an, aber weitaus geringer bei denen, die Haustiere hatten.

Und schließlich darf man in besonderen Stress-Situationen auch einmal an *Medikamente* denken. Meist reichen Pflanzenextrakte aus Baldrian, Hopfen, Melisse oder Passionsblume aus (z. B. Sedonium®, Kytta sedativum®). Das inzwischen klassische synthetische Mittel ist Diazepam (Valium®).

Bewegung

Die vielen Vorteile der körperlichen Aktivität kennen Sie (*vgl. Seite 82*). Für das Herz-Kreislauf-System und gegen die Atherosklerose ist das wenig intensive Ausdauertraining am effektivsten. Also: lockeres Joggen, Walken oder Wandern. Noch einmal: Ausdauertraining senkt erhöhte Blutfette und den Blutdruck, es baut Stress-Hormone ab, es ist eine Voraussetzung für dauerhafte Gewichtsreduktion, und es kann den Ausbruch des Diabetes verhindern oder zumindest verzögern. Das alles ist zweifelsfrei erwiesen. Idealerweise täglich 30 Minuten, aber wenigstens zweimal wöchentlich 45 Minuten sollten es schon sein.

> Tägliches Ausdauertraining senkt erhöhte Blutfette und den Blutdruck, baut Stress-Hormone ab, ist eine Voraussetzung für dauerhafte Gewichtsreduktion und kann den Ausbruch des Diabetes verhindern oder zumindest verzögern.

Zwei neue Studien mit mehreren Tausend Beteiligten aus den USA und aus Japan zeigen zum Beispiel, dass durch täglich 20 Minuten moderaten Sport das Risiko, einen Bluthochdruck zu bekommen, um ein Drittel sinkt.

Welche Bedeutung die Bewegung für das Körpergewicht hat, zeigt eine andere Untersuchung über Körperfett und Lebensführung von 970 weiblichen Zwillingen. Damit sollten genetische Einflussfaktoren geprüft werden. Es erwies sich, dass nur die körperliche Aktivität über den Fettgehalt entschied. Die aktivste Gruppe hatte 5,6 kg Fett weniger als die faulste.

Eine weitere interessante Studie kommt aus Honolulu: Rüstige Männer zwischen 71 und 93 Jahren, die einen täglichen Fußmarsch von 2,5 km absolvierten, hatten innerhalb der nächsten vier Jahre nur halb so viele Herzinfarkte wie ihre Altersgenossen, die weniger als 0,5 km gingen.

Übergewicht vermeiden

Zunächst, was ist Übergewicht? Vor meinen Augen habe ich ein monströses Tongebilde, an dem mit Mühe dicke, wulstige Beine und ein schwellender Bauch zu erkennen sind, kaum ein Kopf. Angefertigt hat diese Plastik ein junges magersüchtiges Ballettmädchen nach dem Auftrag, sich selbst darzustellen. Kann die Notwendigkeit klarer, objektiver Kriterien für Normal- beziehungsweise Übergewicht noch deutlicher veranschaulicht werden?

Nach der BMI-Formel sind 60 Prozent der Deutschen über 50 Jahre übergewichtig und jeder Vierte fettsüchtig. Als Risikofaktor spielt vor allem die Fettverteilung eine Rolle. Ungünstig ist die männliche Variante mit dem Fett am Bauch, weniger die weibliche mit der Ansammlung an Hüften und Oberschenkeln. Objektivieren kann man das mit dem *Hüft-Taillen-Quotienten*, der größer als eins sein muss. Das heißt, der Taillenumfang muss kleiner sein als der der Hüfte. Oder mit dem *Bauchumfang*, gemessen in der Mitte zwischen Nabel und Ende des Brustbeins. Über 94 cm beginnt das Risiko für Herz-Kreislauf-Schäden und Diabetes drastisch zu steigen, über 100 cm muss man damit rechnen.

Wie kann man sein Gewicht halten oder nachhaltig reduzieren?

Niemand kann die Naturgesetze von der Erhaltung der Energie und der Masse außer Kraft setzen. Das bedeutet, nur dann ist ein Gewicht zu halten, wenn Energieaufnahme und Energieverbrauch im Gleichgewicht sind. Das sind die beiden einzigen Ansatzpunkte: die Ernährung und der Verbrauch.

Über die optimale Ernährung haben Sie sich schon informiert (*vgl. Seite 42ff*), deshalb hier nur einige für unsere Fragestellung wichtige Bemerkungen.

Der Body Mass Index

Eine solche allgemein anerkannte Definition erlaubt der Body Mass Index oder BMI, der nach folgender Formel ermittelt wird:

$$\text{BMI} = \frac{\text{Körpergewicht in kg}}{(\text{Körpergröße in m})^2}$$

Nehmen wir als Beispiel einen 1,75 m großen, 80 kg schweren Menschen:

$$\text{BMI} = \frac{80}{1{,}75 \times 1{,}75} = 26{,}1$$

Ein BMI von 26,1 ist so zu interpretieren:

Untergewicht:	BMI unter 19
Normgewicht:	BMI 19 bis < 25
Übergewicht:	BMI 25 bis < 30
Fettsucht oder Adipositas:	BMI mehr als 30
Extreme Fettsucht:	BMI mehr als 40

Der oben genannte Beispiel-Mensch ist also etwas übergewichtig. Als ideal gilt ein BMI zwischen 21 und 22, das stimmt meist mit dem individuellen Wohlfühl-Gewicht überein.

Die erste: Weil Gewichtszunahme immer eine Folge des Missverhältnisses von Energieaufnahme und Energieverbrauch ist, muss die Ernährung dem Verbrauch angepasst werden. Das bedeutet, dass die tradierten Vorstellungen von Häufigkeit der Mahlzeiten und Größe der Portionen dringend an die aktuellen Lebensbedingungen angepasst werden müssen. Das wiederum bedeutet, dass Ernährung für Übergewichtige energie-, sprich kalorienärmer werden muss. Wenn sich die Deutschen 1960 durchschnittlich noch 38 Stunden in der Woche bewegten, sind es heute nur 12 Stunden. Das Steak ist seitdem gewiss nicht kleiner geworden.

Die tradierten Vorstellungen über Häufigkeit der Mahlzeiten und Größe der Portionen müssen dringend an die gegenwärtigen Lebensbedingungen angepasst werden.

In unserer Frühzeit machte das Übergewicht den biologischen Sinn, Reserven für unvermeidliche Mangelperioden zu haben („Winterspeck"). Deshalb fehlt uns ein zwingendes körperliches Signal, das die Nahrungsaufnahme begrenzt. Inzwischen leben wir im Überfluss. Gelegenheiten, die Reserven wieder zu verbrauchen, müssen wir selbst schaffen.

Die zweite: Bis die Teile des Gehirns, die über das Sättigungsgefühl entscheiden, alle Informationen verarbeitet haben, vergehen in der Regel zwanzig Minuten vom Beginn des Essens. Unabhängig davon, wie viel in dieser Zeit aufgenommen wird. Also langsam essen, das sagten unsere Großmütter schon, möglichst mit kleinen Pausen. Gier macht fett.

Die dritte: Gewichtszunahme und Übergewicht sind zum überwiegenden Teil durch Fett in der Nahrung bedingt. Vor allem Fett macht fett. Um die übrigen Nahrungsbestandteile in Fett umzuwandeln, benötigt der Körper viel Energie, das Fett dagegen wird problemlos aufgenommen und abgelagert. Also ist ein sehr wichtiger Punkt eine fettarme Kost. Dabei bitte auch an die versteckten Fette denken. Wer weiß denn schon, dass ein Croissant mit ganzen 60 Gramm Gewicht 20 Gramm Fett und damit schon ein Drittel der täglich notwendigen Menge enthält?

Die vierte: Die Energie gewinnt der Körper überwiegend aus Kohlenhydraten, aus Zucker. Deren Vorräte sind auf einige Stunden begrenzt. Dann schaltet der Stoffwechsel auf Fettverbrennung um. Das ist es, was wir bei Gewichtsreduktion wollen. Folglich sollten zum einen die einzelnen Mahlzeiten mindestens vier Stunden auseinander liegen und zum anderen die Kohlenhydrate nicht allzu reichlich bemessen sein. Logischerweise sind die allgemein propagierten Zwischenmahlzeiten einer Gewichtsabnahme abträglich, es sei denn, sie sind in der Summe kleiner als der Energieverbrauch.

Die fünfte: Jeder Hobby-Psychologe weiß, dass verbotene Früchte besonders süß sind. Gelingt es, ein gelassenes Verhältnis zum Essen zu entwickeln, hat man schon fast gewonnen. Oder gibt es einen plausiblen Grund, eine Schwarzwälder Kirschtorte mit schlechtem Gewissen zu essen, wenn Sie das darauf folgende Abendessen entsprechend reduzieren oder ausfallen lassen?

Die sechste: Weil der Körper darauf bedacht ist, ein konstantes Gewicht zu halten, signalisiert das Sättigungszentrum im Gehirn, wann es Zeit ist zu essen. Wenn man fastet, wird man danach noch lange einen gesteigerten Appetit haben. Oder anders herum, nach einer Mahlzeit hat man mehr oder weniger lange das Gefühl satt zu sein, nach einer langen Familienfeier manchmal Tage. Diese Signale sollte man beachten.

Die siebte: Das Sättigungszentrum wird durch Hormone gesteuert, unter anderem durch das Leptin und das „Wohlfühl-Hormon" Serotonin. Der Serotonin-Spiegel wird zum Beispiel durch Essen, vor allem fette und süße Speisen, durch körperliche Aktivität, durch Freude, Alkohol und Rauchen erhöht (*vgl. Seite 25f.*). Faulenzen, Trauer, Stress und Hektik vermindern dagegen das Serotonin und machen Appetit (Kummerspeck).

Das Sättigungshormon Leptin wird in den Fettzellen gebildet. Es scheint so zu sein: Je mehr Fett in den Zellen, desto weniger Leptin kann gebildet werden. Außerdem wird die Leptinmenge auch genetisch gesteuert.

Neigen Sie zu Übergewicht?

Wenn Sie wissen wollen, ob Sie oder Ihre Kinder oder Ihre Enkel zum Übergewicht neigen, testen Sie einfach, ob Sie die Bitterstoffe im Broccoli schmecken. Die Hälfte der Menschen sind mittelmäßige Schmecker, aber je ein Viertel von ihnen ist entweder hochsensibel oder sie schmecken gar nichts. Amerikanische Forscher sind dieser offenbar genetisch festgelegten Besonderheit nachgegangen: Die hochsensiblen waren schlank, BMI 23,5. Die mittelmäßigen hatten mit einem BMI von 26,6 geringes Übergewicht, und die Nichtschmecker waren mit einem BMI von 30 fettsüchtig. Diese Zahlen stimmen erstaunlich genau mit der Realität der Gewichtsverteilung in der Bevölkerung überein.

(*Pressemitteilung der Rutgers University, New Jersey*)

Je dicker der Mensch, desto mehr Fett in den Zellen. Je mehr Fett in den Zellen, desto weniger des Sättigungshormons Leptin kann gebildet werden, ein Teufelskreis. Das macht das Ganze für die meisten Übergewichtigen noch schwieriger und ist einer der Hauptgründe, warum Abnehmen so schwer fällt.

Die achte: Das Sättigungsgefühl wird von mehreren Faktoren bestimmt: vom Füllungszustand des Magens, vom Blutzuckerspiegel und von der Anzahl der Kaubewegungen. Das lässt sich doch nutzen: Zum Beispiel mit einem Bonbon, mit Wasser und mit Kaugummi. Übrigens summiert sich dabei der Energiebedarf durch das lange Kauen. Mehrere Kilogramm Fett pro Jahr können

Ein Tipp: Der Schließmuskel des Magenausganges, der Pförtner, ist temperaturempfindlich. Trinkt man vor dem Essen ein Glas kaltes Wasser, bleibt der Ausgang länger geschlossen, das Völlegefühl hält länger an.

so nebenbei abgebaut werden und eine verbesserte Hirndurchblutung durch die Kaubewegungen gibt es gratis dazu.

Welche Gewichtsreduktion ist realistisch?
Legt man wieder die objektiven Naturgesetze von der Erhaltung der Masse und der Energie zu Grunde, brauchen wir zur Beantwortung dieser Frage etwas Mathematik: Wollen Sie Gewicht verlieren, dann doch auf Kosten des Fettgewebes. Fett hat einen Energiegehalt von etwa neun Kalorien (exakter Kilokalorien) pro Gramm. Ein Mensch verbraucht im Mittel 2000 Kalorien am Tag. Isst er nichts, kann er am Tag theoretisch 2000 : 9 = 222 Gramm Fett abbauen. Dazu kommt noch einmal ein Drittel an im Fettgewebe gebundenem Wasser, macht zusammen etwa 300 Gramm. Das sind pro Woche maximal 2,1 Kilogramm.

Beim absoluten Fasten, der Null-Diät, liegt die Zahl etwas höher, weil dabei auch Eiweiß abgebaut wird. Das hat nur etwa vier Kalorien Energie pro Gramm. Die Folgen sind aber fatal, weil der Grundumsatz vermindert wird.

Während einer Reduktionskost von 1000 kcal beträgt die theoretisch mögliche Gewichtsreduktion 1 kg pro Woche. Viel mehr ist objektiv nicht möglich, es sei denn, man verbraucht mehr Energie, zum Beispiel durch Sport.

Während einer Reduktionskost von 1000 kcal reduziert sich die theoretisch mögliche Gewichtsreduktion auf realistische 1,0 kg pro Woche. Viel mehr ist objektiv nicht möglich, es sei denn, man verbraucht mehr Energie, zum Beispiel durch Sport. Jede „Diät“, die mehr verspricht, ist unseriös. Naturgesetze kann niemand ignorieren.

Die Erfahrungen, dass man in einer Fastenperiode zwar rasch Gewicht verliert, danach aber noch schneller zunimmt, hat wohl jeder schon einmal gemacht. Das und die Frage, warum manche Menschen bei gleicher oder größerer Nahrungsmenge schlank, andere, die oft wirklich weniger essen, dick sind, leitet über zum nächsten Ansatz, dem Verbrauch.

Was bestimmt den Energieverbrauch?
Die entscheidende Größe ist der so genannte Grundumsatz, die Energie, die der Körper unabhängig von jeglicher körperlichen Aktivität verbraucht. Es

ist auch die Intensität, mit der der Stoffwechsel abläuft. Und das ist genetisch festgelegt. In Mitteleuropa ist bei jedem Dritten eine Genvariante gefunden worden, die für Übergewicht verantwortlich sein soll, das *ob*(esity=Fettsucht)-*Gen*. Fast alle Schwarzafrikaner haben das Gen, deshalb gibt es bei ihnen und ihren amerikanischen Verwandten, normale Lebensverhältnisse vorausgesetzt, auch viele Fettsüchtige.

Der Grundumsatz wird von Hormonen gesteuert, besonders denen der Schilddrüse, und vom Nervensystem. Er läuft vor allem in den Muskeln sowie in den inneren Organen ab. Große Muskelmasse bedeutet höheren Grundumsatz.

Beim Fasten und bei extremer Nahrungsverminderung unter 1000 Kalorien pro Tag reicht die zugeführte Eiweißmenge nicht mehr für den normalen Zellumbau aus. Aktives Gewebe, meist Muskeln, wird abgebaut. Damit vermindert sich automatisch der Grundumsatz. Nach jeder Fastenperiode sinkt er also weiter. Gleichzeitig passt sich der Körper dem Mangel an: Der Stoffwechsel mit verminderter Aktivität und das Verdauungssystem mit dem weitaus besseren Ausnutzen der Nahrung („guter Futterverwerter“).

Eine nachhaltige Gewichtsreduktion ohne Hunger und Verzicht ist nur durch eine Kombination aus regelmäßiger körperlicher Aktivität zum Muskelerhalt oder Muskelaufbau mit einer vielseitigen Mischkost zu erreichen. Die tägliche Energieaufnahme soll 1000 Kalorien nicht unterschreiten. Alles andere ist entweder nur kurzzeitig wirksam oder mit Mangelerscheinungen verbunden.

Wird das Fasten beendet, nimmt man schneller wieder an Gewicht zu und zwar schon bei geringerer Nahrungsmenge als vorher. Zusätzlich ist der Appetit gesteigert. Das ist das Geheimnis des Jo-Jo-Effektes. Gegen das Fasten spricht noch mehr. Ich habe experimentell nachgewiesen, dass durch den mit dem Hungern verbundenen Stress das Cholesterin im Serum ansteigt und sich sehr rasch frische Ablagerungen in den Arterien zeigen. Und dass in Fastenperioden innerhalb von wenigen Tagen Gallensteine entstehen können, weiß man inzwischen auch schon.

Schlank durch Pillen oder Operation?

Medikamente können das bisher Gesagte zwar nicht ersetzen, aber wirkungsvoll unterstützen. Gerade in den letzten Jahren hat sich auf diesem Gebiet einiges getan. Ausgehend von der Erkenntnis, vor allem Fett macht fett, wurde das Medikament *Xenical®* entwickelt. Es verhindert, dass alles Nahrungsfett im Körper bleibt. Durch eine Aufnahmehemmung wird etwa ein Drittel der Fette unverändert ausgeschieden. Nachteilig ist die Gefahr von Durchfällen bei allzu fettreicher Kost.

Ein weiteres Medikament, das *Reductil®*, hat eine Doppelwirkung. Einerseits wird über eine Serotonin-Erhöhung das Sättigungszentrum des Gehirns angeregt – eine den Appetit zügelnde Wirkung –, andererseits die Stoffwechsel-Intensität verstärkt. Nachteil ist die notwendige ständige ärztliche Überwachung wegen möglicher anregender Nebenwirkungen wie Pulsbeschleunigung, Bluthochdruck, Schlafstörungen usw. Warten wir ab, was in der neuen Substanz *Rimonabant* steckt, die gegen Übergewicht und Nikotinsucht entwickelt wurde.

Andere Neuentwicklungen bestehen aus Quellmitteln, tierischen (*Matricur®*) oder pflanzlichen (*MC 3®*). Sie dehnen sich im Magen aus, füllen ihn über mehrere Stunden und rufen ein Völlegefühl hervor.

Ergebnisse mehrerer Studien belegen, dass Kalzium, empfohlen für die Osteoporose-Prophylaxe (*vgl. Seite 219ff.*), den Fettabbau beschleunigt.

Wenn trotz aller Bemühungen kein Erfolg eintritt und das Gewicht zur Bedrohung geworden ist, dann kann man über drastischere Verfahren nachdenken. Ein zeitweilig in den Magen eingebrachter und dann aufgefüllter Ballon oder ein um den Magen gelegtes Band haben die Eigenschaft, sehr schnell ein Völlegefühl beziehungsweise nach Völlerei Erbrechen hervorzurufen. Schließlich lassen sich auch Teile des Magens oder Darmschlingen vorübergehend ausschalten (Bypass). Wer sich derart drastischen Eingriffen unterzieht, muss wissen, dass dann der Körper auf jede Abweichung vom strengen Ernährungsregime ziemlich rabiat reagiert, mit Schmerzen und Erbrechen. Und schwer wiegende Mangelzustände kommen ebenfalls vor.

Wie ist die Fließfähigkeit des Blutes zu verbessern?

Der entscheidende letzte Schritt zum Gefäßverschluss ist die Bildung eines Gerinnsels. Folglich muss bei entsprechender Gefahr die Fließfähigkeit des Blutes verbessert werden. Dazu gibt es mehrere Angriffspunkte: Ist das Blut zu dick- oder zähflüssig, helfen Blutverdünnungen im wahrsten Sinne. Nach einem *Aderlass* führt man dem Körper die gleiche Menge anderer Flüssigkeit wieder zu. Ähnliches erreicht man mit Blutspenden.

Ältere Menschen vergessen häufig, genug zu trinken. Auch das kann zum Eindicken des Blutes führen.

Der Begriff *Blutverdünnung* wird heute fälschlicherweise anders verwendet, nämlich um die Gerinnselbildung zu stören. Das kann prinzipiell auf zwei Wegen geschehen, in der Praxis am häufigsten durch Blockierung der Blutplättchen. Bekanntestes Medikament ist die Acetylsalizylsäure, ASS, vor allem als *Aspirin*® im Handel.

Weil die Blutplättchen bei Diabetikern besonders klebrig sind, haben Letztere entsprechend häufiger Komplikationen. Sie sollten möglichst früh ASS erhalten.

Noch wirksamer, dafür mit mehr Nebenwirkungen behaftet, sind Stoffe, die den weiteren Gerinnselaufbau verhindern, indem sie den Klebstoff *Fibrin* blockieren. Das sind die *Cumarine*, zum Beispiel *Marcumar*® und *Falithrom*®. Zu den natürlichen Substanzen, die die Fließfähigkeit des Blutes fördern, gehören *Ginkgo* und der *Alkohol*. Noch ein Grund mehr, täglich ein wenig Alkohol zu genießen.

Kann Atherosklerose rückgängig gemacht werden?
Nein, hieß es noch vor wenigen Jahren. Zum Teil ja, sagt man heute. Und morgen? Was jetzt schon machbar ist, zeigen erste Studien und dokumentierte Einzelfälle (vgl. unter anderem *S. Nissen, JAMA 2004; 291; 1071 oder R. Klatt, Perfusion 2000; 13; 468 und 499*).

Der gedankliche Ansatz geht von der entscheidenden Rolle der Blutfette aus. Wird das LDL-Cholesterin sehr drastisch gesenkt, lassen sich frische Ablagerungen auflösen beziehungsweise abflachen und die Gefäßinnenwand, die *Intima* (→ Glossar), glätten.

Statine, die Medikamentengruppe, die den Cholesterinaufbau stört, haben diese Potenz, und das auch noch im nebenwirkungsarmen Milligramm-Dosisbereich mit einer täglichen Einmal-Gabe. Der Erfolg ist größer, wenn auch noch das HDL-Cholesterin erhöht und die Triglyzeride gesenkt werden. Die Abbildungen 15 und 16 (*vgl. nächste Seite*) zeigen eine Abflachung von Cholesterin-Kalk-Plaques nach 15-monatiger Statintherapie.

So lässt sich die Atherosklerose stoppen oder sogar zurückbilden

- LDL-Cholesterin auf 70 – 80 mg/dl senken
- HDL-Cholesterin erhöhen
- Triglyzeride niedrig halten
- Erhöhtes Homozystein normalisieren
- Blutdruck normalisieren
- Nikotinverzicht.

Eine weitere Möglichkeit, zwar nicht die Atherosklerose zu beseitigen, aber die Durchblutung zu verbessern, ist Ausdauertraining. Damit kann ein biologischer Schutzmechanismus aktiviert werden, der bei Gefäßverschlüssen oder -verengungen neue Umgehungsgefäße, so genannte Kollateralen, wachsen lässt.

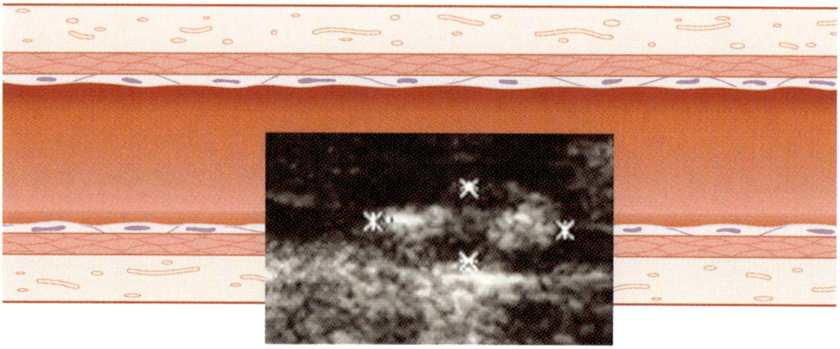

Abb. 15: Atherosklerotische Plaque 4,0 mm mit Kalkkernen.

Lässt sich Atherosklerose operieren?

Die Atherosklerose ist eine Krankheit des gesamten arteriellen Systems. Sie befällt die Arterien aber nicht gleichmäßig, sondern bevorzugt an den Orten erhöhter Belastung wie Biegungen oder Abzweigungen. Das eröffnet Chancen bei akuten Komplikationen.

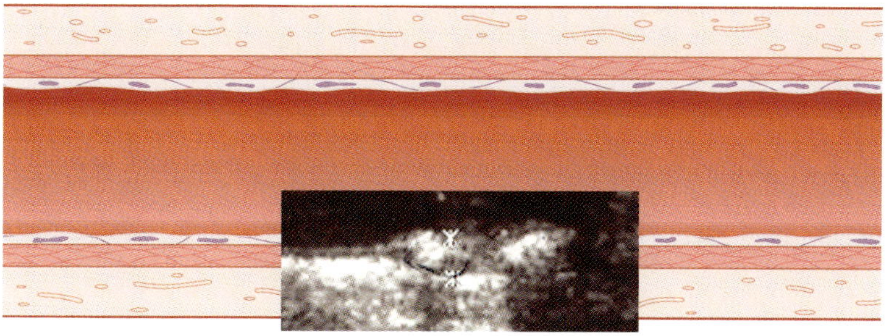

Abb. 16: Gleicher Plaque nach 15-monatiger medikamentöser Therapie 2,6 mm.

Einen isolierten kurzstreckigen Verschluss kann man mit einem *Ballon* aufdehnen, der mittels Katheter in die Arterie eingeführt wird, und einen *Stent* (→ Glossar) einführen. Stents sind Maschendrahtgeflechte, die in die Arterie eingeführt werden, sich dort entfalten und die die verengten Abschnitte offen halten sollen. Einen längeren Verschluss kann man mit einem künstlichen Umgehungsgefäß, einem *Bypass* (→ Glossar), überbrücken. Verengte große Gefäße wie im Becken lassen sich durch *Prothesen* aus Plastik ersetzen. Auch das einfache Ausräumen der atherosklerotischen Ablagerungen ist möglich, mit und ohne erweiternde Plastik und mit oder ohne Stent.

Jede Operation ist nur ein punktueller Eingriff in eine Systemerkrankung. Ihre Wirkung ist lokal und zeitlich begrenzt. Sie kann deshalb kein Ersatz sein für eine komplexe Behandlung, die Lebensstil und Medikamente einbezieht.

Eine Zeit lang favorisierte man die Wiedereröffnung verschlossener Gefäße mit *Laser* oder einer anderen Methode, bei der kleine rotierende Messer die Ablagerungen abfräsen. Alle diese Verfahren haben den Nachteil der zeitlich begrenzten Wirksamkeit. Keiner dieser Eingriffe kann die glatte Innenschicht wieder herstellen, die für einen ungestörten Blutfluss erforderlich ist. Dabei gilt: Je aktiver das Organ, desto länger bleibt das Gefäß offen. Deshalb haben Bypässe am Herzen eine Lebensdauer bis zu zehn Jahren oder mehr, im Unterschenkel manchmal nur Tage.

Ein weiterer Grundsatz: Je größer das Gefäß, desto später ist mit einem Wiederverschluss zu rechnen.

Durchblutungsstörungen des Herzens

Einem unzureichend mit Blut versorgten Organ fehlen Sauerstoff und Nährstoffe, der Stoffwechsel wird gestört. Anfänglich macht sich das nur in Situationen erhöhten Nähr- beziehungsweise Sauerstoffbedarfs bemerkbar, zum Beispiel unter Belastung. Bei zunehmender Verengung zeigen sich diese Defizite bereits im Ruhezustand.

Durchblutungsstörungen des Herzens verursachen in der Regel Schmerzen hinter dem Brustbein und in der linken Brusthälfte. Weil aber das Herz ein sehr sensibles Organ ist, das auf psychische Spannungen heftig reagieren kann, auch mit Schmerzen, ist bei weitem nicht jeder Brustschmerz eine Folge von Durchblutungsstörungen.

Der typische Schmerz für Durchblutungsstörungen ist die *Angina pectoris* = Enge der Brust (→ Glossar). Wie aus der Bezeichnung hervorgeht, wird dieser Schmerz weder als stechend noch brennend empfunden, wie dies überwiegend bei nervlich bedingten Schmerzen der Fall ist, sondern als Druck- und Engegefühl. Wohl strahlt er in den linken Arm aus, das ist auch typisch, aber durchaus nicht immer so. Deshalb sind weitere Untersuchungen notwendig.

Ein weiteres häufiges Merkmal sind Störungen des Herzrhythmus. Oft werden sie als Herzstolpern empfunden, manchmal spürt man sie gar nicht. Aber auch hier gilt: Nicht jede Rhythmusstörung ist auf eine mangelnde Blutversorgung zurückzuführen. Dass die Leistungsreserve eines schlecht durchbluteten Herzens gering ist, leuchtet ein. Aber: Atemnot ist nicht immer krankhaft. Auch das muss der Arzt klären.

Die wichtigsten Merkmale von Durchblutungsstörungen des Herzens sind Druck- oder Engegefühl in der Brustmitte vor allem nach körperlicher Belastung, Ausstrahlung typischerweise in den linken Arm, Leistungsminderung und Herzrhythmusstörungen.

In der folgenden Tabelle können Sie nachsehen, ob Sie zu den Gefährdeten gehören.

Haben Sie ein individuelles Herzinfarkt-Risiko?

- Rauchen Sie mehr als eine Zigarette am Tag?
- Haben Sie mehr als zehn Kilogramm Übergewicht?
- Liegt Ihr Gesamtcholesterin über 200 mg/dl bzw. 5,0 mmol/l?
- Ist Ihr Blutdruck häufiger über 140/90 mmHg?
- Sind Sie weniger als eine halbe Stunde in der Woche intensiv körperlich aktiv?
- Sind Ihre Blutzuckerwerte nüchtern höher als 100 mg/dl bzw. 5,5 mmol/l?
- Haben Sie Verwandte ersten Grades mit Herzinfarkt oder Schlaganfall?
- Haben Sie belastungsabhängige Beschwerden im Brustbereich, eventuell in den Hals oder in die Arme ausstrahlend?
- Haben Sie beim Laufen ziehende Schmerzen in den Unterschenkeln, die Sie zum Stehen bleiben zwingen?
- Wurden Sie bereits einmal wegen eines Herzinfarktes oder Verdachtes auf Herzinfarkt behandelt?

(Quelle: Deutsche Herzstiftung)

Wer nur mit Nein antworten kann, ist gut dran. Ein Ja bedeutet ein durchschnittliches Risiko, zwei ein erhöhtes und drei ein deutlich erhöhtes. Wer zwei und mehrmals Ja sagen muss, sollte gemeinsam mit dem Hausarzt ein individuelles Programm zur Änderung der Lebensführung und/oder zur Behandlung erstellen.

Wie kann man Durchblutungsstörungen des Herzens feststellen?

Die einfachste Untersuchung ist die *Elektrokardiografie (EKG)* (→ Glossar) im Ruhezustand. Allerdings ist ihre Aussagekraft gering. Sie steigt mit einem EKG unter und nach Belastung deutlich an. Der nächste Schritt wäre die Beurteilung der Halsschlagadern (*vgl. Seite 126f.*). Ist die Atherosklerose objektiviert, sollte bei Beschwerden die röntgenologische Darstellung der Herzkranzgefäße folgen, die *Koronarangiografie* (→ Glossar), um die Verengung zu lokalisieren und über Behandlungsmöglichkeiten zu entscheiden.

Mit einer *Echokardiografie* (→ Glossar) kann man die Funktion der Herzmuskulatur beurteilen, mit der *Szintigrafie* (→ Glossar) ihren Stoffwechsel. Die ultraschnelle *Spiral-Computertomografie* (→ Glossar) erlaubt es, Verkalkungen der Herzkranzarterien von außen zu erfassen beziehungsweise mit

Wer seine Werte kennt und zwischen 35 und 65 Jahre alt ist, kann sich sein individuelles Herzinfarktrisiko unter www.chd-taskforce.de ausrechnen lassen.

einer Auflösung bis zu einem Millimeter die Herzkranzgefäße räumlich darzustellen.

Wie werden Durchblutungsstörungen des Herzens behandelt?

Es gilt grundsätzlich das Gleiche wie für die Behandlung der allgemeinen Atherosklerose (*vgl. Seite 127ff.*). Darüber hinaus haben sich durchblutungsfördernde Medikamente wie *Nitrate*, zum Beispiel Nitroglyzerin, bewährt.

Von den amerikanischen Kardiologenkongressen der letzten Jahre kommen dazu hochinteressante neue Botschaften, die bisherige Behandlungskonzepte in Frage stellen. Beispielsweise prüfte die Arbeitsgruppe um *Professor José Antonio Ramires* aus Brasilien bei Patienten mit schweren Durchblutungsstörungen die drei Behandlungsalternativen Bypass-Operation, Ballondilatation mit und ohne *Stent* (→ Glossar) oder medikamentöse Behandlung. Nach einem Jahr wies die Gruppe der Ballondilatierten die schlechtesten Resultate hinsichtlich Herztod oder Herzinfarkt auf. Die weiteren Ergebnisse bestätigen den Trend. Berücksichtigt man dann noch die Ergebnisse der amerikanischen Arbeitsgruppe von *Dr. Mark Newman*, die bei 53 Prozent der Bypass-Operierten Hirnleistungsstörungen fanden, die nach fünf Jahren immerhin noch bei 42 Prozent objektivierbar waren, wird schon klar, dass der medikamentösen Therapie die Zukunft gehört.

Dass sich Ablagerungen in den Herzkranzgefäßen mit Hilfe von Medikamenten zurückbilden lassen, ist inzwischen in vielen Studien und Untersuchungen, auch eigenen, bewiesen worden.

Mutig und ermutigend sind die Untersuchungen der Kardiologen des Leipziger Herzzentrums um die *Professoren Hambrecht, Niebauer und Schuler.* Patienten mit Durchblutungsstörungen des Herzens, denen nach gegenwärtiger Praxis Stents implantiert worden wären, teilten die Ärzte zwei Gruppen zu. Beide erhielten die gleichen Medikamente. Den Patienten der einen Gruppe wurden die üblichen Stents implantiert, die anderen unterzogen sich einem Ergometertraining, zuerst in der Klinik, dann zu Hause.

Nach einem Jahr gab es keine Unterschiede bezüglich bekannter Komplikationen wie erneute stationäre Aufnahme, Infarkt oder Herztod, aber die trainierte Gruppe hatte die bessere Leistungsfähigkeit und damit höhere Lebensqualität (*MMW 2005; 8; 147*).

Lebensstiländerung und Medikamente sind bei Durchblutungsstörungen des Herzens die schonendste und vorteilhafteste Behandlung.

Zur Illustration eines solchen erfolgreichen Vorgehens sehen Sie sich bitte die Abbildungen 17 bis 20 an. Es sind Ausschnitte aus einigen Belastungs-EKGs eines Patienten mit ausgeprägten Durchblutungsstörungen des Herzens, die im Ruhe-EKG nicht oder kaum zu sehen waren. Abbildung 17 zeigt diese fast normalen Erregungen. Vier Minuten nach Ende der Belastung sehen sie in Abbildung 18 völlig anders aus und weisen auf einen schweren Sauerstoffmangel hin (Pfeile). Nach achtzehn Monaten Behandlung ohne Stent und ohne Bypass ist diese Veränderung unter gleichen Belastungsbedingungen etwas geringer geworden (*s. Abb. 19*) und ein Jahr später kaum noch vorhanden (*s. Abb. 20*). Man braucht also etwas Geduld.

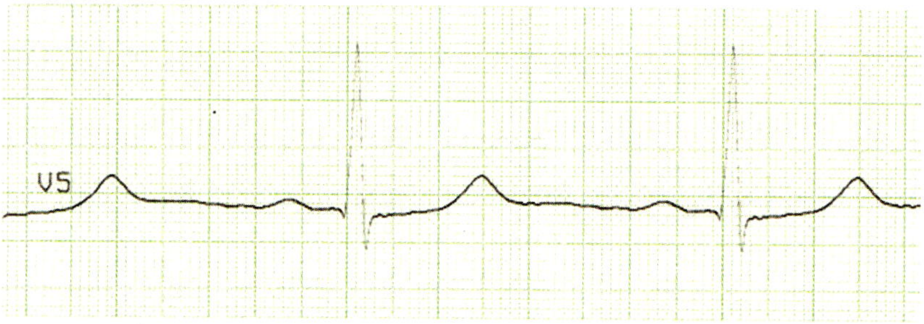

Abb. 17: Noch normales Ruhe-EKG.

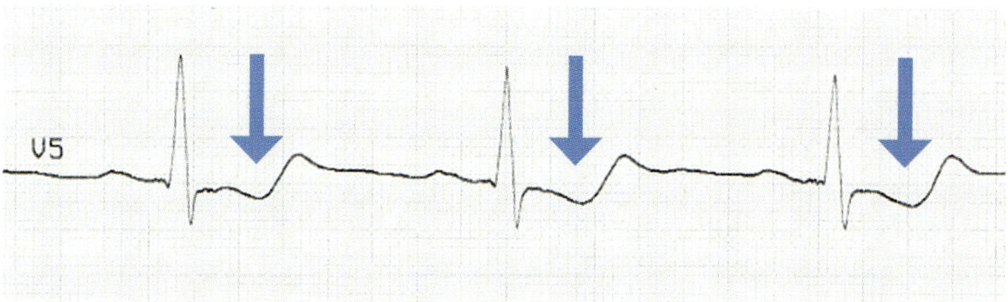

Abb. 18: Gleicher Patient. Deutliche Durchblutungsstörung (Pfeile) 4 Minuten nach Belastung auf dem Ergometer, August 2002.

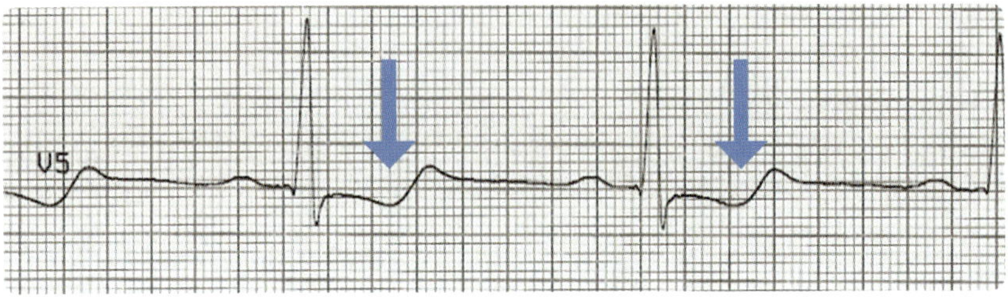

Abb. 19: Gleicher Patient. Etwas geringere Senkung im März 2004.

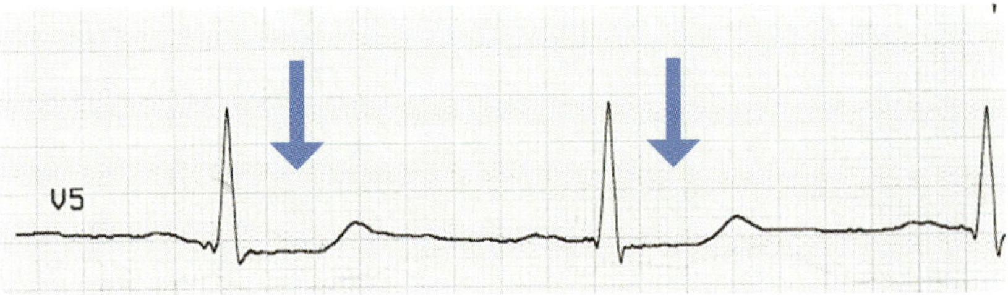

Abb. 20: Gleicher Patient. Offensichtliche Normalisierungstendenz im Februar 2005 nach Lebensumstellung und medikamentöser Behandlung.

Droht allerdings ein Herzinfarkt oder ist er bereits eingetreten, reichen medikamentöse Verfahren nicht mehr aus. Dann müssen *Koronarangiografie, Ballondilatation, Stent* oder *Bypass-Operation* sein (→ Glossar).

Wie kündigt sich ein Herzinfarkt an und was ist zu tun?

Die Anzeichen eines Herzinfarktes reichen von null – das heißt keinerlei Anzeichen – bis zum so genannten Sekunden-Herztod. Häufiger als angenommen verlaufen Herzinfarkte ohne Symptome, besonders bei Diabetikern, deren Schmerzleitung infolge eines spezifischen Nervenschadens ausgefallen ist. Typischerweise geht einem Infarkt aber eine zunehmende Häufung von *Angina-pectoris-Anfällen* (→ Glossar) voraus, also heftige drückende und beengende Schmerzen in der Brust mit Ausstrahlung in den linken Arm. Diese Symptome allein erlauben meist keine sichere Diagnose. Eindeutigere Hinweise hat man bei einem Brustschmerz, der sehr stark bis vernichtend empfunden wird, länger als 30 Minuten anhält und in den linken Arm (Oberbauch, Rücken, rechte Brust, Hals) ausstrahlt und häufig mit Todesangst verbunden ist. Der Betroffene kann fahl aussehen und kaltschweißig sein, der Puls schnell und unregelmäßig. Weil es sich um einen lebensbedrohlichen Zustand handelt, muss sofort ein Notarzt gerufen werden (dessen Telefonnummer sollte sich immer neben dem Telefon befinden).

Den Betroffenen flach lagern, ihn beruhigen, ihm eine Tablette Aspirin geben und auf den Notarzt warten ist alles, was ein Laie tun kann.

Die Merkmale des akuten Herzinfarkts

- Anhaltende starke drückende einengende Schmerzen in der Brust
- Ausstrahlung in den linken Arm (auch nach rechts, in Bauch, Rücken, Kiefer, Zähne oder Hals)
- Todesangst
- Blasses, kaltschweißiges Aussehen
- Herzrasen oder Rhythmusstörungen.

Frauenherzen haben ihre Eigenheiten. Die typischen Symptome des Infarktes können auch bei ihnen vorhanden sein. Aber: Bei akut auftretender ungewöhnlicher Müdigkeit, bei Schlafstörungen, Oberbauchbeschwerden, Nacken-, Hals- und Kieferschmerzen sowie Kurzatmigkeit, besonders wenn diese Merkmale kombiniert kommen, muss man bei Frauen auch an einen Herzinfarkt denken.

Herzschwäche – eine der Folgen von Durchblutungsstörungen

Weit weniger spektakulär und zunächst unmerklich beginnt die Herzschwäche, eigentlich Herzmuskelschwäche. Erste Anzeichen sind allmählich nachlassende allgemeine Leistung, Atemnot bei immer geringer werdender Belastung, Durchschlafstörungen mit Erwachen nach Mitternacht, nächtlicher Harndrang, dann auch abendliche Schwellungen der Füße.

Ein frühes, zuverlässiges und einfaches Zeichen ist die beschleunigte Herzfrequenz. Sie ist sogar ein sicherer prognostischer Parameter. Liegt der Ruhepuls normalerweise zwischen 60 und 80 pro Minute, steigt er bei einer Herzschwäche an. Je höher er ist, desto kürzer die Überlebenszeit ohne entsprechende Therapie.

Merkmale einer Herzschwäche

- Leistungsminderung
- Atemnot bei Belastung
- Durchschlafstörungen
- Nächtlicher Harndrang
- Schneller Herzschlag, Puls in Ruhe >80/min
- Abendliche Beinschwellungen.

Die Behandlung der Herzschwäche richtet sich überwiegend nach der Grundkrankheit. Neben den Durchblutungsstörungen sind das vor allem der Bluthochdruck, Herzklappenfehler, eine Störung der Schilddrüsenfunktion sowie Erkrankungen des Herzmuskels.

Es gibt mehrere Behandlungsansätze, die auf die Stärkung des Herzmuskels selbst und auf die Entlastung des Herzens gerichtet sind. Zur ersten gehören Präparate aus *Weißdorn* und *Fingerhut*, zur zweiten die schon bei der Behandlung des Bluthochdrucks genannten *Betablocker*, *ACE-Hemmer* und *harntreibenden Medikamente*. Entgegen früherer Lehrmeinungen darf das Herz auch bei Schwäche nicht geschont, sondern die Restfunktion muss durch individuell festgelegte Aktivitäten trainiert werden.

In diesem Zusammenhang hat eine Form der Sauerstoffbehandlungen, die ich im Ganzen kritisch beurteile, eine gewisse Daseinsberechtigung. Die Rede ist von der *Sauerstoff-Mehrschritt-Therapie* nach *Manfred von Ardenne*. Darunter wird eine Kombination aus körperlicher Belastung und Einatmen reinen Sauerstoffs nach vorheriger Gabe antioxidativer Vitamine sowie Mineralien verstanden. Der Vorteil dieser Methode liegt vor allem darin, dass das Training von Anfang an intensiver als ohne Sauerstoff ablaufen kann, damit effektiver ist und auf diese Weise die Motivation zum Weitermachen steigt.

Durchblutungsstörungen des Gehirns

Das Gehirn ist unsere mentale, psychische, emotionale, vegetative und motorische Kommando- und Steuerungszentrale. Mit anderen Worten, es stellt die Verbindung her zwischen uns und der Umwelt, es bestimmt unser Befinden und es reguliert die automatisch ablaufenden Prozesse in unserem Körper. Es nimmt Informationen auf, verarbeitet und speichert sie und veranlasst Reaktionen.

Störungen der Durchblutung können alle diese Komponenten beeinträchtigen. Beschäftigen wir uns etwas näher mit dem bekanntesten Beispiel allmählich fortschreitender Durchblutungsstörungen des Gehirns, der *Demenz* (→ Glossar) oder dem Altersschwachsinn, im Volksmund auch *„Alzheimer“* (→ Glossar) genannt.

Der echten Alzheimerschen Krankheit liegt keine Durchblutungsstörung zu Grunde, sondern die Ansammlung bestimmter Substanzen, zum Beispiel Amyloid, innerhalb und außerhalb von Gehirnzellen, die zu deren Absterben führt. Das Gehirn schrumpft. Warum das so ist, ist bis heute nicht endgültig geklärt. Wahrscheinlich ist ein Enzymdefekt die Ursache. Auch an Entzündungen und an Störungen im Immunsystem wird gedacht. Weil die Medikamentengruppe der Statine, eingesetzt zur Cholesterinsenkung, zu einer drastischen Verminderung der Alzheimer-Häufigkeit führt, ist das Cholesterin ganz offensichtlich auch an der Bildung der Amyloid-Plaques beteiligt.

Die Folge von Durchblutungsstörungen und der Alzheimer-Krankheit ist ein Schwund von Hirnmasse.
Daraus resultieren viele Defizite, zusammengefasst unter dem Begriff Demenz.

Die Krankheit beginnt oft schon vor dem sechzigsten Lebensjahr und hat dann einen raschen, relativ kurzen Verlauf. Bisher ist sie nur durch Gewebeproben, also nach dem Tode, mit Sicherheit nachzuweisen. Es lohnt sich, auf die Anfänge zu achten, weil die medikamentöse und nicht medikamentöse Therapie umso wirksamer ist, je früher sie einsetzt.

Welches sind die Frühzeichen einer Demenz?

Man unterscheidet zwischen so genannten *kognitiven* und *nicht kognitiven* Defiziten. Zu den ersteren zählt alles, was mit Informationsaufnahme und

-verarbeitung zu tun hat, also Konzentrations-, Gedächtnis-, Denk- und Sprachstörungen sowie Kritikverlust.

Nicht kognitive Defizite betreffen Auffälligkeiten bei Stimmung und Verhalten. Dazu zählen Antriebsarmut bis Apathie, Depression und Angst, fahrige Unruhe bis Aggressivität, Störungen des Schlaf-Wach-Rhythmus und sozialer Rückzug. Häufig sind auch Wahnvorstellungen. Die Kranken behaupten beispielsweise bestohlen worden zu sein oder verfolgt zu werden.

Wie wird eine Demenz diagnostiziert?

Die Merkmale der Demenz, die Störungen bei der Bewältigung alltäglicher Verrichtungen, fallen als Ersten den Angehörigen auf, nicht den Betroffenen selbst. Ein von uns Ärzten gern gebrauchter einfacher Test zur Erfassung einer Demenz besteht in der Aufgabe, eine genannte Uhrzeit auf einem Blatt Papier mit einem Kreis und zwei Zeigern darzustellen. Damit werden die drei Prozesse Informationsaufnahme, Informationsverarbeitung und Reaktion geprüft. Manchmal reicht auch eine Frage nach konkreten Dingen wie: Was gab es gestern zum Mittagessen?

Wer Zweifel an seiner geistigen Fitness hat, kann einen einfachen Mental-Test machen, der im Serviceteil (*vgl. Seite 256f.*) abgedruckt ist.

Wer bei sich selbst ein Nachlassen der Gedächtnisleistung feststellt, hat seine Kritikfähigkeit noch nicht eingebüßt. Das spricht gegen den „Alzheimer“. Eher sollte er sich fragen, ob er sein Gehirn ausreichend trainiert. Wen dieses Argument noch nicht überzeugt, soll folgenden Test machen: In Gedanken von sieben bis zehn zählen und dann rückwärts. Wer das schafft, ist noch „normal“.

Vergesslichkeit ab dem mittleren Alter ist fast Normalität, aber aus anderen Gründen. Zum einen nimmt die so genannte fluide Intelligenz ab, oder in der Computersprache ausgedrückt sinkt die Kapazität des Arbeitsspeichers. Denkbar ist aber auch, dass sich das Gehirn gegen die zunehmende Informationsflut abschirmt, um den Arbeitsspeicher zu schonen. In diesem Fall wäre vergessen können die Voraussetzung für lernen können.

Zum anderen erledigt man die meisten Dinge als Folge zunehmender praktischer Erfahrungen automatisch, ohne darüber nachzudenken. Während man den Schlüssel oder die Brille irgendwo hinlegt, denkt man an etwas anderes, nicht an die Brille. Wie kann man etwas vergessen, an das man gar nicht gedacht hat? Das ist die Ursache für die berühmte Zerstreutheit der Professoren. Dagegen erinnert man sich an die wirklich nahe gehenden und interessanten Dinge noch lange und gut.

Das Geheimnis der Gedächtniskünstler ist dann auch schnell gelüftet: Sie verknüpfen den zu merkenden Begriff mit einem anderen und prägen sich die Kombination ein. Beispiel: In einer Reihe von Begriffen soll man sich zunächst den „Esel" merken. Wenn man sich ihn auf einer Wolke vorstellt, ist das unvergesslich. Der nächste Begriff wäre „Nagel". Also stellt man sich vor, der Esel tritt auf der Wolke in einen Nagel. Eine so ungewöhnliche Situation, dass sie ebenfalls haften bleibt. So kann aus zehn, zwanzig, ja fünfzig zu merkenden Begriffen eine bildhafte Geschichte werden, und jeder staunt am Ende über die fehlerfreie Wiedergabe aller Begriffe in der richtigen Reihenfolge.

Vergessen können ist eine der Grundlagen des Lernens.

Das Fazit aus dem bisher Gesagten: Das Gehirn braucht ständig Training, geistige Aktivität, um leistungsfähig zu bleiben.

Liegt aber wirklich eine Demenz vor, muss etwas getan werden. Weil es neben der durchblutungsbedingten und der Alzheimer-Demenz noch weitere Ursachen des Hirnschwundes wie Tumore, allmähliche Blutungen, ausgeprägten Vitamin-B12-Mangel, alkoholischen Hirnschaden oder chronische Hirnentzündungen gibt, ist neben Labortests, Prüfungen der psychischen Leistung und Ultraschall- oder Magnetresonanz-Untersuchungen der Gefäße eine Computer- oder Kernspintomografie des Kopfes unverzichtbar.

Wie kann einer Demenz vorgebeugt werden?

Auch hier gilt alles, was Sie bereits in den Abschnitten über geistige Fitness (*vgl. Seite 78f.*) und zur Vorbeugung und Behandlung der Atherosklerose gelesen haben (vgl. *Seite 127ff.*). Danach gehören geistiges und körperliches Training sowie soziale Aktivitäten zu den nachweisbar erfolgreichen Präventionsansätzen. Und das scheint sogar für den „echten" Alzheimer zu gelten. Die Arbeitsgruppe um *Dr. S. Sisodia* aus Chikago fand bei trainierten Mäusen deutlich mehr des Enzyms, das Beta-Amyloid abbaut. Sie erinnern sich,

Geistiges und körperliches Training sowie soziale Aktivitäten sind die nachweisbar erfolgreichsten Präventionsansätze.

das ist die Substanz, die die Nervenzellen zerstört und damit zum Alzheimer führt (*vgl. Seite 153*) (*Cell 2005; 120; 70*).

Das bestätigen auch die Ergebnisse einer interessanten französischen Untersuchung: Mehrere Tausend Einwohner einer Region im Alter zwischen 65 und 95 Jahren wurden mit ihren Lebensgewohnheiten und ihrem Sozialstatus erfasst und mit Hilfe eines Mental-Tests auf Demenz-Zeichen untersucht. Im Verlauf von zehn Jahren erfolgten mehrfach Kontrollen. In dieser Zeit erkrankten im Durchschnitt jährlich 1,1 Prozent der Probanden an einer Demenz.

Welche Faktoren erwiesen sich als schützend?

Leben Sie aktiv, in einer Partnerschaft, trinken Sie täglich etwas Wein und lassen Sie, falls eine vorliegt, ihre Depression behandeln.

- Je höher die Bildung, desto niedriger das Risiko. Es war viermal höher bei Probanden ohne Ausbildung, Hochschulabsolventen dagegen hatten nur ein relatives Risiko von 0,6.
- Anregende Hobbys, reisen, gärtnern und sogar stricken halbierten das Risiko.
- Weintrinker verminderten ihr Risiko auf ein Zehntel gegenüber Abstinenten, aber nur, wenn sie zwischen zwei und drei Gläsern pro Tag konsumierten. Nicht jedoch, wenn sie nur ein Glas tranken. Bei einer ganzen Flasche pro Tag verdoppelte sich das Risiko wieder.
- Depressionen verdreifachten das Risiko, aber nur bei Männern. Wahrscheinlich liegt das daran, dass Frauen sich leichter für eine Behandlung entscheiden.
- Verheiratete erkrankten seltener als Geschiedene und diese wiederum weniger als Singles. Interpretiert wird das als Folge täglicher Kommunikation und emotionaler Anregung.

Warum Raucher seltener an „echtem" Alzheimer erkranken, ist noch unklar. Nicht aber, dass sie dafür häufiger Durchblutungsstörungen haben.

Wie ist die Demenz zu behandeln?

Die Basis ist das zur Vorbeugung und Therapie der Atherosklerose Gesagte (*vgl. S. 127ff.*), ergänzt durch physikalische und Ergotherapie. Wenn nötig, sollte auch eine logopädische Behandlung, also Sprechschulung, hinzukommen und natürlich entsprechende Medikamente.

Deren Auswahl ist individuell und richtet sich nach den im Vordergrund stehenden Symptomen. Ist es eine Depression, kommen *hochdosiertes Johanniskraut* oder ein *synthetisches Antidepressivum* in Frage, bei Aggression ein beruhigendes Mittel usw. Inzwischen gibt es auch Medikamente, welche die Hirnleistung objektiv verbessern können, wie *Memantine, Donepezil* oder *Piracetam*. Von den pflanzlichen Medikamenten ist der *Ginkgo*-Extrakt zweifellos zu empfehlen. Er verbessert sowohl die Fließfähigkeit des Blutes als auch die Glukose-Verwertung der Nervenzellen und schützt sie vor freien Radikalen.

Wer ist besonders von einem Schlaganfall bedroht?

Im Vergleich zur chronischen Verlaufsform ist die akute Form der Durchblutungsstörungen des Gehirns, der Schlaganfall, wesentlich dramatischer. Immerhin ereignet er sich jährlich in Deutschland zirka 330.000mal. Nur einer von vier über 85-Jährigen überlebt ihn, aber zwei von drei unter 65-Jährigen. Behindert bleibt jeder Zweite, bei jedem Dritten entwickelt sich eine Demenz.

Der Bluthochdruck ist von den großen vier Risikofaktoren der Atherosklerose für diese Form der Durchblutungsstörung der wichtigste.

Der Bluthochdruck ist der wichtigste Risikofaktor für einen Schlaganfall.

Ein Schlaganfall kann auf völlig unterschiedliche Weise entstehen. Das Ergebnis ist aber immer das Gleiche: eine unzureichende Blutversorgung mehr oder weniger großer Hirnanteile. Am häufigsten ist die Variante, dass in einem anderen Körperteil, zum Beispiel im Herzen bei Rhythmusstörungen oder in den Halsschlagadern Gerinnsel entstehen, die sich losreißen und ein Gefäß im Gehirn verschließen.

Eine zweite Variante ist das Platzen eines Hirngefäßes auf Grund zu hohen Blutdruckes und atherosklerotischer Vorschäden. Die dritte ist der allmähliche Verschluss.

Besonders im jugendlichen Alter kann die Ursache auch in einer Blutung aus Gefäßanomalien, so genannten *Aneurysmen* (→ Glossar) liegen. Während die letzte Variante schicksalhaft und unvorhersehbar ist, sind die Menschen dringend behandlungsbedürftig, die einen Bluthochdruck, Herzrhythmusstörungen, Herzschwäche und/oder ausgeprägte atherosklerotische Veränderungen der Halsschlagader haben. Was wenige wissen: Der Schlaganfall ist eine gar nicht so seltene Komplikation bei Manipulationen an der Halswirbelsäule, sprich beim Einrenken blockierter Wirbelkörper. Dabei wird gelegentlich eine in unmittelbarer Nähe gelegene Arterie verletzt. Es entstehen Gerinnsel, die sich losreißen und dann einen Verschluss in einer Hirnarterie verursachen. Es ist deshalb besser, auf schonendere Verfahren auszuweichen.

Welches sind die Alarmzeichen bei einem Schlaganfall?

Einem Schlaganfall gehen in der Regel einige vorübergehende Vorboten voraus, die wir als TIA, transitorische ischämische Attacke, bezeichnen.

Vorboten und Merkmale des Schlaganfalls

- Taubheitsgefühl oder Lähmung einer Hand, eines Armes oder einer Körperhälfte
- Verwaschene Sprache und andere Sprach- sowie Wortfindungsstörungen
- Halbseitige Gesichtslähmung
- Auffällige Veränderung des Verhaltens
- Heftigste einschießende Kopfschmerzen
- Desorientiertheit
- Plötzlicher Schwindel und Bewusstseinsstörungen.

Diese Veränderungen bilden sich in der Regel innerhalb eines Tages zurück, bleiben sie oder verstärken sie sich, liegt ein echter Schlaganfall vor.

Was ist bei einem möglichen Schlaganfall zu tun?

Die genannten Vorboten, die manchmal nur Minuten anhalten, sind auch die Hauptmerkmale bei einem akuten Schlaganfall. Nur dass sie nicht vorüber gehen, sondern bestehen bleiben.

Wie der Herzinfarkt ist der Schlaganfall ein lebensbedrohlicher Zustand und verlangt sofortige intensivmedizinische Behandlung, auch um die Folgeschäden so gering wie möglich zu halten. Deshalb muss beim Auftreten der genannten Symptome sofort der Notarzt gerufen werden.

Durchblutungsstörungen anderer Organe

Weil die Atherosklerose eine Systemerkrankung der Arterien ist, befällt sie alle Gefäße mehr oder minder gleichmäßig. Die Auswirkungen sind im Gehirn und im Herzen besonders spektakulär, aber durchaus auch in anderen Organen vorhanden. So kann sie unmittelbare Ursache des Bluthochdrucks sein, wenn sie die Nierenarterien befällt. Dieser Hochdruck ist sehr schwierig zu behandeln. Oder sie bewirkt Bauchschmerzen bei Befall der Darmarterien.

Häufig, gut feststellbar und inzwischen relativ erfolgreich zu behandeln sind Durchblutungsstörungen der Beine. Ich konzentriere mich in diesem Abschnitt auf die Arterien. Über Durchblutungsstörungen der Beine durch Venenerkrankungen folgt ein eigenes Kapitel (*vgl. Seite 238ff.*).

Durchblutungsstörungen der Beine, wissenschaftlich die *periphere arterielle Verschlusskrankheit*, im Volksmund „Schaufensterkrankheit" oder etwas diskriminierend „Raucherbein" genannt, sind häufiger als man glaubt. Man spricht von mehreren Millionen Betroffenen in Deutschland. Jeder Vierte über 60-Jährige leidet darunter. Im öffentlichen Bewusstsein ist diese Krankheit leider nicht präsent. Dabei verdient diese Massenkrankheit eine ebenso große Aufmerksamkeit wie die des Herzens oder des Gehirns: Die gleiche Krankheit, die gleichen Ursachen, die gleiche Basisbehandlung wie die Durchblutungsstörung des Herzens. Hinzu kommt, dass die Lokalisation der zu Grunde liegenden Atherosklerose nur in den seltensten Fällen auf ein Organ beschränkt ist. Das heißt, findet man die Krankheit an einem Ort, muss man sie zwingend auch an einem anderen suchen.

> Die Massenkrankheit periphere arterielle Verschlusskrankheit verdient eine ebenso große Aufmerksamkeit wie die Durchblutungsstörungen des Herzens oder des Gehirns, ist sie doch die „Angina pectoris des Beines".

Neben einem ständigen Kältegefühl ist das Hauptsymptom der Schmerz. Er ist zunächst bewegungsabhängig. Daher kommt der Name „Schaufensterkrankheit". Nach einer bestimmten Gehstrecke muss man wegen Schmerzen, meist in einer Wade, stehen bleiben. Mit der Zeit nimmt diese Strecke immer mehr ab, bis schließlich die Schmerzen auch im Ruhezustand, vor allem nachts, auftreten. Später kann sogar das schlecht durchblutete Gewebe absterben.

Die Länge der schmerzfreien Gehstrecke dient als Kriterium für die Schwere der Erkrankung. Zur Festlegung der Behandlungsmethoden unterteilt man vier Schweregrade oder Stadien.

Die Schweregrade nach Fontaine:

1: Keine schmerzbedingte Einschränkung der Gehstrecke
2 A: Schmerzfreie Gehstrecke über 200 m
2 B: Schmerzfreie Gehstrecke unter 200 m
3: Ruheschmerz
4: Absterben von Gewebe

Wie wird die Diagnose gesichert?

Die Diagnose ist recht einfach zu stellen. Die genannten Merkmale weisen mit ziemlicher Sicherheit auf die Krankheit hin. Die Füße sind blass und kalt, die Pulse unter den Innenknöcheln und auf den Fußrücken sind kaum oder nicht tastbar. Als weitere einfache Diagnostik bestimmt man den Knöchel-Arm-Index. Man misst den Blutdruck über den Fußarterien und vergleicht ihn mit dem am Oberarm. Normalerweise liegt der Fußdruck über dem des Armes. Ist das nicht der Fall, liegt eine Mangeldurchblutung vor.

Der nächste Schritt ist die direkte Untersuchung der Bein- und Fußarterien mit farbkodiertem *Ultraschall* (→ Glossar). Damit lassen sich auch feinste Veränderungen naturnah darstellen. Für bestimmte Fragestellungen, zum Beispiel vor eventuellen Operationen, ist auch eine Röntgenuntersuchung der Gefäße, eine *Angiografie* (→ Glossar), notwendig.

Welche Behandlungsmöglichkeiten gibt es?

Auch hier steht die Behandlung der Atherosklerose im Vordergrund. Aus diesem Komplex sind das *Nichtrauchen* und die *Bewegung*, das Gehtraining, für den Langzeitverlauf entscheidend. Und zwar aus folgendem Grund: Durchblutungsstörungen sind keine Erfindung der Zivilisation, sie hat es schon immer gegeben. Deshalb hat die Natur Ersatzlösungen geschaffen. Im konkreten Fall bedeutet dies, dass eine Vielzahl feinster Gefäße angelegt ist. Sie wandeln sich bei Bedarf allmählich in kleine Arterien um, die die verschlossenen ersetzen, umgehen und deshalb auch Kollateralen heißen.

Nichtrauchen und Gehtraining sind die Basis für einen Langzeit-Behandlungserfolg.

Der stärkste Anreiz für die Bildung dieser Kollateralen ist ein Sauerstoffmangel. Und gerade dieser wird beim Gehtraining gewollt erzeugt. Nur durch Gehtraining ist also auf Dauer eine Verbesserung des Gesamtzustandes zu erreichen. Dieser Prozess kann medikamentös unterstützt werden. Das wirksamste Medikament ist das *Prostaglandin E*. Diese Substanz kommt in Spuren im Körper vor. Sie dient der Regulation der Durchblutung, indem sie bei Bedarf die kleinsten Arterien unmittelbar vor den Kapillaren, den Haargefäßen, erweitert. Das Prostaglandin unterstützt so die durch das Gehtraining erwünschte Neubildung von Gefäßen. Auch für andere Medikamente ist diese Wirkung, wenn auch in geringerem Umfang, nachgewiesen.

In den Stadien drei und vier reicht diese Behandlung in der Regel nicht mehr aus, um die Schmerzen rasch zu beheben. Dann helfen andere Methoden. Zum Beispiel eine relativ einfache und effektive Behandlungsmöglichkeit, die aus der Schmerztherapie stammt: Ausgehend von der Tatsache, dass zum einen Schmerzempfindungen über die Nerven weitergeleitet und zum anderen die Gefäßweite ebenfalls von Nerven gesteuert wird, blockiert man eben diese Nervenfasern mit einem lang wirkenden *örtlichen Betäubungsmittel*. Es wird über einen liegenden Kunststoffschlauch periodisch zugeführt. Das hat den Doppeleffekt der Schmerzlinderung und der Gefäßerweiterung. In Kombination mit dem oben genannten *Prostaglandin E* und gezieltem Training erreicht man mit dieser Kombination sowohl eine gute Sofort- als auch eine anhaltende Langzeitwirkung. Das Ausschalten der Nervenfasern, die die Gefäßweite steuern, kann auch dauerhaft erfolgen. Dazu ist allerdings ein Eingriff erforderlich.

Als weitere Verfahren wurden die *Ballondilatation*, die *operative Gefäßausräumung, Prothesen und* die *Bypass-Operation* (→ Glossar) schon genannt (*vgl. Seite 145f.*).

Dringend zu warnen ist vor einigen alternativen Verfahren wie *Chelat-*, *Ozon-* oder *Sauerstoff-Therapie*. Und zwar aus folgenden Gründen: Mit *Chelaten* können Schwermetalle gebunden und aus dem Körper entfernt werden. Gegen die Durchblutungsstörungen wurde diese Therapie unter der irrigen Annahme eingeführt, man könne damit Kalk aus den Gefäßen lösen. Nicht nur, dass der Kalk an sich in den Wänden relativ harmlos ist, binden die Chelate lebenswichtige Spurenelemente und führen nicht selten zu tödlichen Nierenschäden.

Leider ist auch die *Ozon-Therapie* noch weit verbreitet. Sie soll unter anderem die Durchblutung verbessern. Aber was ist Ozon? Ein Radikal des Sauerstoffs. Und zwar ein sehr aggressives. Freie Radikale werden heute als Hauptursache für den ersten Schritt zur Atherosklerose, zum Krebs und zu Immunschäden angesehen. Und nun sollen sie plötzlich das Gegenteil bewirken? Welchen Sinn hätten dann die Antioxidantien? Außerdem: Erst die oxidierte Form des *LDL-Cholesterins* (→ Glossar) dringt in die Gefäße ein, und im Blut und in den Ablagerungen der von der Atherosklerose besonders Betroffenen sind die Verbindungen von Ozon und Cholesterin verstärkt nachgewiesen worden.

Ich warne dringend vor einigen alternativen Verfahren wie Chelat-, Ozon- oder Sauerstoff-Therapie!

Die *Sauerstoff-Therapie* muss etwas differenzierter betrachtet werden, weil es davon viele Spielarten gibt.

Für die Behandlung von Durchblutungsstörungen der Beine ist in schwersten Fällen, wenn eine Amputation droht, eine *Überdruck-Therapie* manchmal nützlich. Alle anderen Varianten sind denkbar ungeeignet. Erinnern Sie sich: Das strategische Ziel ist die Bildung von Umgehungsgefäßen. Stärkster Reiz für die Gefäßneubildung ist der Sauerstoffmangel, der durch Gehtraining bis zum Beginn erster Schmerzen ausgelöst wird. Führt man nun aber Sauerstoff hinzu, mag eine kurzzeitige subjektive Besserung eintreten, aber auf Kosten des langfristigen Erfolgs.

Diabetes mellitus

In meiner Sprechstunde sitzt ein sympathischer, korpulenter Fünfziger mit leicht rosigem Gesicht vor mir. Sein Blutdruck sei nicht mehr ganz normal, und irgendwie fühle er sich nicht mehr so recht wohl. „Und im Bett klappt es auch nicht mehr so richtig, nicht wahr?", frage ich. „Woher wissen Sie das, Doktor?" „Ein Typ für einen Diabetes", denke ich. Auf die entsprechende Frage kommt die immer wieder gehörte Antwort: „Nein, ich bin kein Diabetiker, nur ab und zu ist mein Blutzucker ein wenig erhöht."

> „Diabetes: die süße Seuche unseres Jahrhunderts"
> DR. RICHARD KLATT

Weiß dieser Mann, dass in ihm eine Zeitbombe tickt? Weiß er, dass mehr als ein Drittel der Betroffenen über ihren Diabetes erst beim ersten Herzinfarkt erfahren? Weiß er, dass er sein Schicksal mit mindestens 6,5 Millionen Deutschen teilt und jedes Jahr eine halbe Million von ihnen hinzukommt? Weiß er, dass der Diabetes mellitus eine heimtückische Stoffwechselstörung ist, bei der scheinbar „nur" der Zuckerspiegel im Blut steigt, die Krankheit in der Realität aber in fast alle Stoffwechselprozesse eingreift und praktisch jedes Organ schädigt? Weiß er, dass der Diabetes nahezu ausschließlich eine Folge falscher Lebensweise ist? Und wenn er es weiß oder erfährt, wird er die Kraft haben zu tun, was nötig ist?

Statistiker haben ausgerechnet, dass sich die Lebenserwartung eines schlecht behandelten Diabetikers um mehr als zwölf Jahre verkürzt. Das muss nicht sein. Wenn man die Krankheit rechtzeitig erkennt und mit den heutigen Möglichkeiten behandelt, braucht sich die Lebenserwartung eines Diabetikers nicht von der eines Gesunden zu unterscheiden. Eine frühzeitige Diagnose kann den Ausbruch vieler der gefürchteten Komplikationen aufhalten.

Leider wird der Diabetes oft erst entdeckt, wenn er schon irreparable Schäden im Körper angerichtet hat. Unter den in Deutschland jährlich etwa 25.000 Beinamputierten wegen Durchblutungsstörungen finden sich immerhin achtzig Prozent Diabetiker, obwohl sie nur etwa acht Prozent der Bevölkerung ausmachen. Ähnlich sieht es bei den Herzinfarkten, Augenschäden und den Dialysepflichtigen aus, denn die Nieren bestehen wie der Augenhintergrund überwiegend aus Gefäßen.

Zeitbombe Diabetes

- 2004 waren in Deutschland 6,5 Millionen Diabetiker bekannt.
- 2010 werden es 10 Millionen sein.
- Jeder zweite Erwachsene hat einen gestörten Zuckerstoffwechsel.
- Bei 37 Prozent der Herzinfarktpatienten wird erstmals ein Diabetes festgestellt.
- Der Diabetes ist die Hauptursache für Durchblutungsstörungen mit Herzinfarkt, Beinamputationen, Nierenversagen und Erblinden.

Ein alter Zopf in der Praxis des Gesundheitswesens begünstigt die zu späte Entdeckung des Diabetes. Nämlich die Gewohnheit, Blutentnahmen an nüchternen Patienten vorzunehmen. Warum, lesen Sie später (*vgl. Seite 167f.*).

Statistiker haben ausgerechnet, dass sich die Lebenserwartung eines schlecht behandelten Diabetikers um mehr als zwölf Jahre verkürzt.

Um das Wesen der verschiedenen Diabetesformen zu verstehen, müssen wir uns mit einem ganz zentralen Hormon des Stoffwechsels, dem Insulin, beschäftigen.

Welche Rolle spielt Insulin?

Das *Insulin* (→ Glossar) ist unter anderem an der Steuerung des Zucker-, des Fett-, des Eiweiß- und des Mineralstoffwechsels beteiligt. Produktionsauslöser sind Glukose und Aminosäuren im Blut, die nach der Verdauung in das Blut gelangen. Insulin wird also nur zu den Mahlzeiten und ausschließlich in den B-Zellen der Bauchspeicheldrüse gebildet.

Die Rolle des Insulins im *Zuckerstoffwechsel* besteht darin, dass es den Traubenzucker, die Glukose, in die Muskelzellen einschleust, wo er zur Energiegewinnung gebraucht wird. Außerdem wandelt es die überschüssige Glukose nach dem Essen in der Leber in eine speicherbare Form um, das Glykogen. Und es wirkt dem Abbau von Glykogen entgegen. Auf diese Weise senkt Insulin den Blutzucker. Sind die Glykogenspeicher voll, dann werden unter dem Einfluss von Insulin aus Glukose freie Fettsäuren hergestellt.

So wirkt Insulin

- Zuckerstoffwechsel: Es senkt den Blutzuckerspiegel durch Einschleusen von Glukose in die Muskelzellen zur Verbrennung und/oder Umwandlung der Glukose in speicherbares Glykogen und/oder in Fett.
- Fettstoffwechsel: Es erhöht die Blutfette und unterstützt die Fettablagerung.
- Eiweißstoffwechsel: Es fördert die Eiweißsynthese.
- Mineralstoffwechsel: Es hemmt die Salzausscheidung und erhöht damit den Blutdruck.

Hier ist die Verbindung zum *Fettstoffwechsel.* Die freien Fettsäuren dienen auch der Energiegewinnung. Werden sie nicht gebraucht, wandern sie in die Speicher. Damit sie speicherbar werden, stellt das Insulin eine Trägersubstanz zur Verfügung, das Glyzerin. Glyzerin und freie Fettsäuren bilden einen Komplex, die *Triglyzeride* oder Neutralfette. Sie gelangen über das Blut in das Fettgewebe und lagern sich dort ab. So erhöht Insulin die Blutfettspiegel und die Fettreserven.

In den *Eiweißstoffwechsel* greift das Insulin ein, indem es die kleinsten Bausteine des Eiweißes, die Aminosäuren, in die Zellen einschleust und dort die Synthese des körperspezifischen Eiweißes ermöglicht. Gleichzeitig hemmt Insulin den Eiweißabbau.

Und schließlich beteiligt sich Insulin auch am *Mineralstoffwechsel*, indem es die Salzausscheidung aus den Nieren hemmt. Das ist insofern von großer praktischer Bedeutung, als es bei einem Zuviel an Insulin, was charakteristisch ist für die Frühphase des Diabetes Typ 2, zu einer verstärkten Rückresorption von Natrium kommt. Dadurch wird das aus dem Bluthochdruck bekannte Angiotensin-System aktiviert. Der Blutdruck steigt.

Ein Zuviel an Insulin begünstigt die Atherosklerose.

Insulin regt außerdem das *Wachstum von glatten Muskelzellen* an und die sind auch in der mittleren Schicht der Arterien reichlich vertreten. Ein Zuviel an Insulin steigert also die großen Risikofaktoren der Atherosklerose. Fasst man die Wirkungen des Insulins zusammen, sieht man, dass es das stärkste anabole, also aufbauende Hormon des Menschen ist.

Seine ganze Bedeutung wird erst klar, wenn wir uns wieder in die Frühzeit der Menschheit zurückbegeben. Alle Wirkungen des Insulins zielen auf maximales Ausnutzen der Nahrung bei damals allgegenwärtigen Mangelperioden. Es ist ein beeindruckendes Sparsamkeitskonzept, das die Natur entwickelt hat. Es hat der an sich schwachen Spezies Mensch das Überleben ermöglicht.

Welche Diabetes-Formen gibt es?

Die Bezeichnung Diabetes mellitus wird für zwei völlig verschiedene Krankheiten verwendet, die nur eines gemeinsam haben: zu wenig Insulin in den Zellen. Die eine Krankheit ist der *Diabetes Typ 1* oder jugendlicher Diabetes. Er ist eine reine Insulin-Mangel-Krankheit.

Die andere ist der *Diabetes Typ 2* oder „Altersdiabetes“. Ihr liegt eine Aufnahmehemmung des Insulins in die Zellen zu Grunde bei anfänglich sogar überhöhten Insulinspiegeln. Außerdem gibt es eine Mischform, der spät oder verzögert auftretende Typ 1, sowie mehrere seltenere Sonderformen. Mit etwa 90 Prozent ist der Typ 2 die mit Abstand häufigste Variante.

Diabetes Typ 1

Der Diabestes Typ 1 oder jugendlicher Diabetes entsteht, wenn die B-Zellen der Bauchspeicheldrüse, die Insulin produzieren, bei Vorliegen eines bestimmten genetischen Defektes durch ein fehlgeleitetes Immunsystem zerstört werden.

Deshalb muss das nicht ausreichend vorhandene Insulin zugeführt werden. Das geschieht noch in Form von Spritzen oder Insulinpumpen. Die Produktion von inhalierbarem Insulin ist in Vorbereitung und die Implantation von insulinproduzierenden Zellen Forschungsgegenstand. Bei richtiger Anwendung des Insulins können die unten genannten Diabetes-Folgeschäden sehr lange hinausgeschoben werden. Ich habe einen 73-jährigen Diabetiker Typ 1 behandelt, der schon 60 Jahre insulinpflichtig war, und sich in einem vergleichsweise sehr guten Gesundheitszustand befand.

Weil die Zerstörung der B-Zellen in der Regel bereits in der Kindheit geschieht, wachsen die kleinen Patienten mit ihrer Krankheit auf. Sie sind bestens informiert und diszipliniert mit dem Ergebnis, dass die meisten sich eher zu wenig als zu viel Insulin spritzen. Deshalb sind sie überwiegend grazil im Gegensatz zu den Diabetikern des Typs 2.

Der Diabetes Typ 2 oder „Alters-Diabetes"
Ganz anders ist die Situation dieser Diabetesform. Unter den Voraussetzungen genetische Vorbelastung, Bewegungsmangel und Übergewicht/Bauchfettsucht steht zunächst gar kein Insulinmangel im Vordergrund, sondern die Unfähigkeit der Zellen, Insulin aufzunehmen. Dieser Zustand heißt Insulinresistenz.

Gerade sind die Hormone Resistin und Adiponektin in Fettzellen entdeckt worden, die sie auslösen beziehungsweise unterdrücken. Gleichzeitig verlieren die B-Zellen die Fähigkeit, auf den Reiz der Nahrungsaufnahme mit vermehrter Insulinproduktion zu reagieren. Dadurch entsteht ein relativer Insulinmangel.

Weil aber Insulin zur Glukoseverbrennung und damit zur Energiegewinnung in der Zelle benötigt wird, senden die Zellen einen Hilferuf an die Bauchspeicheldrüse mit der Forderung nach höherer Produktion. Dem kommt die Drüse lange nach, und durch das Überangebot gelangt etwas Insulin in die Zellen. Aber anstelle der normalerweise kurzzeitigen Ausschüttung wird nun ständig viel Insulin produziert.

Beim Diabetes Typ 2 steht zunächst gar kein Insulinmangel im Vordergrund, sondern die Unfähigkeit der Zellen, Insulin aufzunehmen. Dieser Zustand heißt Insulinresistenz.

Die Kompensation läuft über viele Jahre unbemerkt ab, das heißt, der Blutzucker bleibt normal. Aber nur der Nüchtern-Blutzucker. Nach dem Essen reicht das Insulin nicht aus, der Blutzucker steigt stark an. Erst wenn sich die Bauchspeicheldrüse allmählich erschöpft, bricht die Krankheit sichtbar aus, das heißt, auch der Nüchtern-Blutzucker ist erhöht. Das erklärt, warum die übliche Nüchtern-Blutentnahme den Diabetes so lange verschleiert.

Nun hat aber das Insulin neben der genannten Funktion noch andere. Es greift unter anderem in den Fettstoffwechsel ein, indem es die Produktion anregt und den Abbau verzögert, ebenso in den Mineralstoffwechsel und damit indirekt in die Blutdruckregulation. Sieht man sich die oben genannten Insulinwirkungen an, weiß man, warum Diabetiker des Typs 2 immer dicker werden. Hinzu kommt, dass sich beim Diabetes Zuckerverbindungen bilden, besonders mit Eiweißen, die Veränderungen an der Struktur von Bindegewebe und Nerven bewirken, die wiederum zu Funktionsstörungen führen. Betroffen sind unter anderem die Gefäßwände der Arterien und das Bindegewebe der Hände und Füße.

Inzwischen gibt es Hinweise, dass zu viel Insulin das Krebswachstum fördert. Für den Prostata- und den Dickdarmkrebs ist es schon nachgewiesen.

Die Zuckerverbindungen schaden der Fließfähigkeit des Blutes, es wird klebriger und es bilden sich leichter Gerinnsel. Deswegen sind die hohen Blutzuckerspiegel nach dem Essen besonders gefährlich.

Wer trägt ein Diabetes-Risiko?

Für die Entstehung des Alters- oder Typ2-Diabetes sind die drei Faktoren *genetische Vorbelastung, Übergewicht* und *Bewegungsmangel* verantwortlich. Von der genetischen Vorbelastung ist in Mitteleuropa immerhin schon ein Drittel der Bevölkerung betroffen, mit steigender Tendenz. In den USA haben gegenwärtig nur 45 Prozent der Weißen Gene, die einen Diabetes ausschließen. Gibt es in der eigenen Verwandtschaft Diabetiker, kann man von eigener Gefährdung ausgehen. Wie stark das Übergewicht mit dem Diabetes Typ 2 korreliert, zeigt eine Langzeitstudie über 16 Jahre an 85.000 Krankenschwestern in den USA. Im Vergleich zu Normalgewichtigen mit einem Body Mass Index (BMI) (*vgl. Seite 137*) von 23 hatten die in der oberen Norm bis zum BMI von 25 schon ein auf das 2,7fache erhöhtes Risiko, Fettsüchtige mit einem BMI zwischen 30 und 35 das 20,1fache und über 35 das 38,8fache (*N. Engl. J. Med. 2001; 345; 790-797*).

In den beiden letzten Risikofaktoren sind bereits die Ansätze für Vorbeugung und Behandlung enthalten. Die Münchener Wissenschaftler *Standl* und *Biermann* haben eine praktikable Formel entwickelt, nach der jeder sein individuelles Diabetes-Risiko berechnen kann.

Insulin-Resistenz-Score nach Standl/Biermann

Body Mass Index (Gewicht in kg : 2x Größe in m)	>26	= 1 Punkt
	>30	= 2 Punkte
Bluthochdruck oder Blutdruck	>140/90 mmHg	= 2 Punkte
Blutzucker in mg/dl	>100	= 1 Punkt
Diabetes oder Blutzucker	>110	= 2 Punkte
Triglyzeride in mg/dl	>230	= 1 Punkt
Gesamt-Cholesterin in mg/dl	>230	= 1 Punkt

Ergebnis: 0 – 3 keine bzw. geringe Insulinresistenz
4 – 8 deutliche Insulinresistenz

Wie erkennt man einen Diabetes Typ 2?

Sind die drei oben genannten Bedingungen erfüllt oder bei den Symptomen unerklärlich verstärkter Durst und entsprechend häufiger Harndrang, starker Juckreiz oder andere Missempfindungen der Haut oder bei Sehverschlechterung muss man den Blutzucker bestimmen lassen.

Die Normwerte für Blutzucker sind nüchtern unter 110 mg/dl (6 mmol/l) und nach dem Essen unter 140 mg/dl (8 mmol/l). Der HbA1c-Wert soll unter sechs Prozent liegen. Was ist der HbA1c-Wert?

Wer es ganz genau wissen will, sollte eine Bestimmung des Insulins beziehungsweise seiner Bindungssubstanz C-Peptid vornehmen lassen. Damit kann man Risikopatienten schon Jahre vor dem Diabetes entdecken.

Reicht Insulin in den Zellen nicht aus, leidet der Energiestoffwechsel, und unverbrauchte Glukose staut sich im Körper. Dieser überschüssige Zucker geht verschiedene stabile Verbindungen unter anderem mit Eiweißen und Fetten ein mit äußerst ungünstigen Folgen für den Organismus. Abzulesen ist das an überhöhten Werten HbA1c, einem wichtigen Kontroll-Parameter der Blutzuckereinstellung. Das Hb steht für Hämoglobin, den Farbstoff der roten Blutkörperchen. An bis zu sechs Prozent des Hämoglobins ist normalerweise Zucker gebunden, bei überhöhtem Blutzucker mehr. Weil die roten Blutkörperchen eine Lebensdauer von drei bis vier Monaten haben, lässt sich aus der Bestimmung des HbA1c die langfristige Zuckereinstellung zuverlässig ableiten, während die Blutzuckerbestimmung nur eine Momentaufnahme darstellt.

Weil die oben genannten Symptome eine bereits ausgebrochene Krankheit mit langem Vorlauf anzeigen, sollte man bei entsprechender Gefährdung durchaus früher handeln und sich einem so genannten Glukosetoleranztest unterziehen. Das ist eine einfache Untersuchung, die zeigt, ob die Bauchspeicheldrüse noch in der Lage ist, auf eine vermehrte Zuckerzufuhr mit erhöhter Insulinproduktion zu antworten.

Was macht den Diabetes Typ 2 so gefährlich?

Ruft man sich die vielfältigen Wirkungen des Insulins in Erinnerung, wird schnell deutlich, was ein Zuviel davon bewirken kann und warum der Diabetes Typ 2 eine äußerst ungünstige Risikofaktoren-Kombination ist. Diese wird zusammengefasst unter dem Begriff des *Metabolischen Syndroms* (→ Glossar). Dazu gehören neben dem Diabetes beziehungsweise seiner Frühform, der Insulinresistenz, der Bluthochdruck, die Fettstoffwechselstörung und das Übergewicht. Und einen erhöhten Harnsäurespiegel kann man noch hinzufügen. Die Fettstoffwechselstörung ist ziemlich typisch: erhöhte Triglyzeride, vermindertes *HDL*- und mäßig erhöhtes *LDL-Cholesterin* (→ Glossar).

Die zunächst kaum bemerkbaren Komplikationen zeigen sich an verschiedenen Organen. Betroffen sind Arterien, Nerven und Bindegewebe. Die Ar-

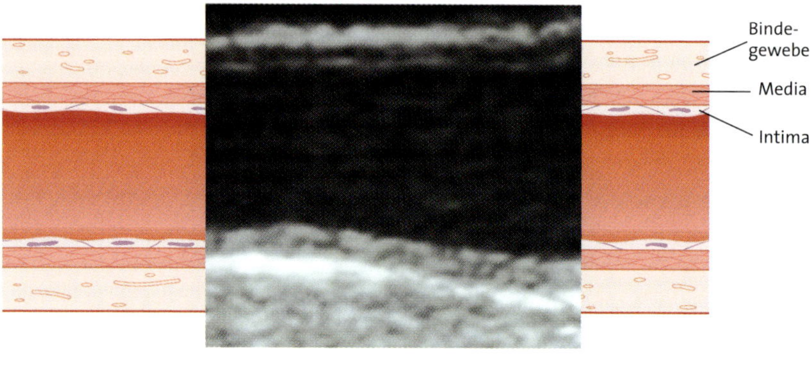

Abb. 21: Dicke diffuse Ablagerungen in einer Arterie bei unerkanntem Frühdiabetes (Intima-Media-Dicke 1,6 mm, normal wäre kleiner 0,6 mm).

terienwände verdicken ihre Innenschicht durch Fettablagerungen als Folge von Entzündungsprozessen, sie verhärten, werden unelastisch, rasch entwickelt sich eine *Atherosklerose* (*vgl. Seite 112ff.*) (→ Glossar).

Vergleichen Sie die Abbildung 21 mit der Abbildung 5 *auf Seite 113*, die eine gesunde Arterie zeigt. Auf Abbildung 21 sehen Sie das für den Diabetes Typ 2 im Frühstadium typische Gefäßbild mit dicken, relativ gleichmäßigen Cholesterinablagerungen. Noch war der Blutzuckerspiegel des Mannes normal und er sah „rund und gesund" aus.

Nervenschäden führen zu Empfindungs- und Regulationsstörungen, vor allem des Herzens und des Verdauungssystems. Die Bindegewebs-Neubildung nimmt zu, zum Beispiel sieht man vermehrte Hornhaut an den Füßen und trockene, rissige Haut, auf der sich gern Pilze ansiedeln, auch in den Nägeln. Sehnen verlieren ihre Elastizität, Zehen und Finger sind weniger beweglich.

Noch beweglich genug?

Mit folgenden einfachen Tests kann man das selbst prüfen: Die Großzehe lässt sich normalerweise bis 60 Grad anheben, aktiv und passiv, beim fortgeschrittenen Diabetes kaum. Oder: Legt man beide Handflächen aneinander, berühren sich alle Finger in voller Länge, beim Diabetiker kommt es häufig zur Sehnenverkürzung und damit zur Fingerbeugung, so dass sich nur die Fingerspitzen berühren.

Die ungünstige Konstellation von Durchblutungs- und Empfindungsstörungen mit lokaler Abwehrschwäche und einer Zunahme unelastischen Bindegewebes im Bein wird als *diabetischer Fuß* bezeichnet. Aus banalen Verletzungen der Füße werden schlecht heilende Geschwüre, und die Amputationsgefahr wächst ständig.

Weil alle Arterien des Körpers betroffen sind, wundert es nicht, dass Diabetiker mehr als andere mit Herzinfarkt und Schlaganfall rechnen müssen. Auch Sehstörungen in Folge einer *Retinopathie* (→ Glossar) sind häufig, besteht doch die Netzhaut des Auges fast nur aus Blutgefäßen und Nerven. Das

Die Folgen des Diabetes

- Beschleunigte Atherosklerose mit allgemeinen Durchblutungsstörungen
- Zunehmender Bluthochdruck
- Gewichtserhöhung
- Abnahme der Leistung
- Verminderung des sexuellen Appetits und der Potenz
- Nierenschäden
- Nervenschäden/Polyneuropathie mit Missempfindungen, Schmerzen und Regulationsstörungen des Herz-Kreislauf- und des Verdauungssystems
- Augenhintergrundveränderungen mit Sehstörungen
- Störungen des Immunsystems mit Infektanfälligkeit und steigender Krebshäufigkeit
- Verhärtung des Bindegewebes.

Gleiche gilt für die Nieren, die *Nephropathie* (→ Glossar) ist eine schleichende Komplikation.

Noch ein Wort zu den Nerven. Deren Aufbau kann man sich ähnlich dem der Telefonkabel vorstellen mit vielen Leitungen, den Nervenfasern. Sie sind voneinander isoliert, weil die Informationen als bioelektrische Impulse auf den Weg gebracht werden. Durch Zuckereinlagerungen verändert sich die Isolierschicht, es kommt zu „Kurzschlüssen". Mancher Diabetiker wundert sich über Taubheits- und Kribbelgefühle, als liefen Ameisen über die Haut. Diese Missempfindungen werden immer stärker und steigern sich bis zum brennenden Schmerz. Allmählich verschwindet das alles, am Ende bleibt völlige Taubheit. Diese Komplikation ist ein Teil der so genannten *peripheren Polyneuropathie.* Weil die Nerven auch die inneren Organe steuern, gibt es Fehlleistungen, die sich zum Beispiel in Verdauungs-, Herzrhythmus- oder Potenzstörungen äußern.

Wie kann man dem Diabetes vorbeugen?

Weil der Diabetes eine genetische Vorbelastung voraussetzt, kann man sich vor ihm nicht schützen. Man kann aber durch körperliche Aktivität und Gewichtsreduktion das Ausbrechen verhindern oder zumindest sehr lange verzögern.

Und es gibt weitere Methoden der Vorbeugung: Vom nützlichen reichlichen Kaffeetrinken haben Sie schon gelesen (*vgl. Seite 29*). Dass fünf bis dreißig Gramm Alkohol, das sind 100 bis 600 ml Bier oder 50 bis 300 ml Wein pro Tag, die Wahrscheinlichkeit des Diabetesausbruchs halbieren, ist auch nicht schlecht.

Ist die Krankheit allerdings festgestellt, benötigen die Betroffenen eine lebenslange intensive medizinische Betreuung, und es hängt von ihrer disziplinierten Lebensführung ab, wie schnell die Krankheit fortschreitet.

Das Ziel jeder Therapie ist, die Komplikationen so weit wie möglich hinauszuschieben und damit die Lebensqualität, solange es geht, zu erhalten. Das erreicht man mit einer normnahen Blutzuckereinstellung, das heißt nüchtern unter 110 mg/dl (6 mmol/l) und nach dem Essen unter 140 mg/dl (8,0 mmol/l).

> Bewegung, Gewichtsreduktion und richtige Ernährung sind die Grundlagen jeder erfolgreichen Diabetes-Behandlung.

Aber was ist, wenn die Schäden schon so weit fortgeschritten sind, dass eine körperliche Aktivität kaum noch möglich ist? Vielleicht haben amerikanische Ärzte einen Ausweg gefunden: Ihre Diabetiker durften sich drei Wochen lang fast täglich eine halbe Stunde im 37,8 bis 41 Grad warmen Wasser eines Whirlpools tummeln. Nach dieser Zeit hatten sie durchschnittlich zwei Kilogramm Gewicht verloren und deutlich bessere Zuckerwerte. Sie fühlten sich wohler und schliefen besser. Erklärt wird das durch eine verstärkte Durchblutung und damit gesteigerten Stoffwechsel in der Skelettmuskulatur.

Wie soll sich ein Diabetiker ernähren?

Abgesehen vom sparsamen Umgang mit tierischen Fetten, Zucker und Süßwaren gibt es kaum Einschränkungen. Die gegenwärtig empfohlene Kost des Diabetikers entspricht der auf den *Seiten 42ff.* erläuterten gesunden Mischkost mit einem überwiegenden Anteil an Kohlenhydraten, die einen niedrigen glykämischen Index haben. Das gilt auch für die Häufigkeit der Mahlzeiten. Mehr als drei müssen nicht sein.

Die von der Lebensmittelindustrie angebotenen so genannten Diabetikerprodukte haben heute keinerlei wissenschaftliche Grundlage mehr. Ihre Produktion beruht auf Vorstellungen vom Zuckerstoffwechsel, die längst überholt sind. So lange Diabetiker ihr Gewissen mit diesen Nahrungsmitteln beruhigen, wird ihre Herstellung weitergehen.

Der Diabetiker soll sich so ernähren, wie es heute im Rahmen einer gesunden Ernährung auch für Nicht-Diabetiker empfohlen wird.

Der Diabetiker Typ 1, der auf Insulin angewiesen ist, gleicht seine Ernährung und die Insulinmenge über so genannte Broteinheiten, BE, ab. Diese Maßeinheit spielt beim Diabetiker Typ 2 erst im Spätstadium eine Rolle, wenn auch er komplett auf Insulin angewiesen ist.

Welche medikamentösen Behandlungsmöglichkeiten gibt es?

Lassen sich mit Kostumstellung, Gewichtsreduktion und Bewegung die Normwerte für den Blutzucker nicht mehr halten, müssen Medikamente eingesetzt werden. Vier Behandlungsansätze sind es und damit vier Medikamentengruppen mit jeweils mehreren Vertretern, die in den verschiedenen Diabetes-Phasen eingesetzt werden können.

Erinnern Sie sich, dass der Typ-2-Diabetes mit der Insulinresistenz, der Unfähigkeit der Zellen, Insulin aufzunehmen, beginnt. Sie bewirkt eine vorübergehende Insulin-Überproduktion. Allmählich, im Laufe von zehn bis fünfzehn Jahren, erschöpfen sich die insulinproduzierenden Zellen der Bauchspeicheldrüse und zur Insulinresistenz mit dem relativen Insulinmangel kommt der absolute.

Die erste Medikamentengruppe, Hauptvertreter ist die *Acarbose*, zum Beispiel Glucobay®, verzögert die Aufnahme der Kohlenhydrate aus dem Darm, ermöglicht eine allmähliche Verarbeitung und vermeidet so Blutzucker-Spitzen. Weil gerade diese Spitzen für die Entstehung von Komplikationen bedeutsam sind, wundert es nicht, dass man mit der sehr frühen Gabe dieses Medikaments die Herzinfarkthäufigkeit halbieren kann. Acarbose kann in allen Phasen des Diabetes eingesetzt und mit allen anderen Medikamenten, auch Insulin, kombiniert werden.

Die zweite Gruppe, wichtigster Vertreter ist noch das *Metformin*, vor allem als Glucophage® verordnet, wirkt spezifischer. Auch Metformin verzögert etwas die Zuckeraufnahme, die Hauptwirkung entfaltet es aber zum einen in der Leber, in der es die Zuckerneubildung verzögert, und an den Muskelzellen, wo es die Insulinresistenz vermindert. Damit ist es das ideale Medikament für die Frühphase. Verminderte Insulinresistenz bedeutet geringere Insulinproduktion, bedeutet Schonung der Bauchspeicheldrüse und nicht zuletzt weniger unerwünschte Wirkungen des Zuviels an Insulin.

Inzwischen bewähren sich interessante Neuentwicklungen: Die dritte Gruppe, die *Glitazone*, zum Beispiel Avandia® und Actos®, wirken spezifisch auf die Insulinresistenz, indem sie das Insulin in die Zellen einschleusen. Sie treffen den Diabetes Typ 2 quasi ins Herz.

Die vierte Gruppe schließlich, bekannteste Vertreter sind *Glibenclamid* und *Glimepirid*, Ersteres häufig als Euglucon® verordnet, das Zweite als Amaryl®, regt die Insulinproduktion in der Bauchspeicheldrüse an. Logisch, dass diese Medikamente erst dann ihren Platz haben, wenn die ersten Gruppen nicht mehr ausreichen. Der Nachteil dieser Gruppe, besonders des Glibenclamids, besteht wegen der langen Wirkdauer in der Gefahr der Unterzuckerung. Außerdem müssen deswegen oft Zwischenmahlzeiten eingenommen werden. Wie soll man da die gewünschte Gewichtsreduktion erreichen?

Auch hier gibt es Weiterentwicklungen. *Repaglinide*, das NovoNorm® und erst recht *Nateglinide*, das Starlix®, regen die Insulinproduktion nur kurzzeitig an, was der normalen physiologischen Insulinproduktion entspricht. Sie können auf die Hauptmahlzeiten beschränkt werden, vermindern damit nicht nur die Gefahr einer Unterzuckerung, sondern erleichtern auch die Gewichtsreduktion durch Wegfall von Zwischenmahlzeiten.

Weil der Diabetes heute nicht mehr nur als Stoffwechsel-, sondern auch als Gefäßkrankheit angesehen wird, muss die medikamentöse Therapie die anderen Komponenten des Metabolischen Syndroms einbeziehen.

Weil der Diabetes heute wesentlich komplexer betrachtet und von einigen schon nicht mehr nur als Stoffwechsel-, sondern als Gefäßkrankheit angesehen wird, muss die medikamentöse Therapie die anderen Komponenten des Metabolischen Syndroms einbeziehen.

Obligatorisch muss also jeder Diabetiker auch ein *Statin* zur Senkung des LDL-Cholesterins und zum Gefäßschutz haben, außerdem einen *ACE-Hemmer* oder AT1-Blocker zur Blutdruckregulierung und zum Nierenschutz sowie niedrig dosiertes *Aspirin* zur Verbesserung der Fließfähigkeit des Blutes.

Insulinspiegel und stadiengerechte Therapie des Typ-2-Diabetes

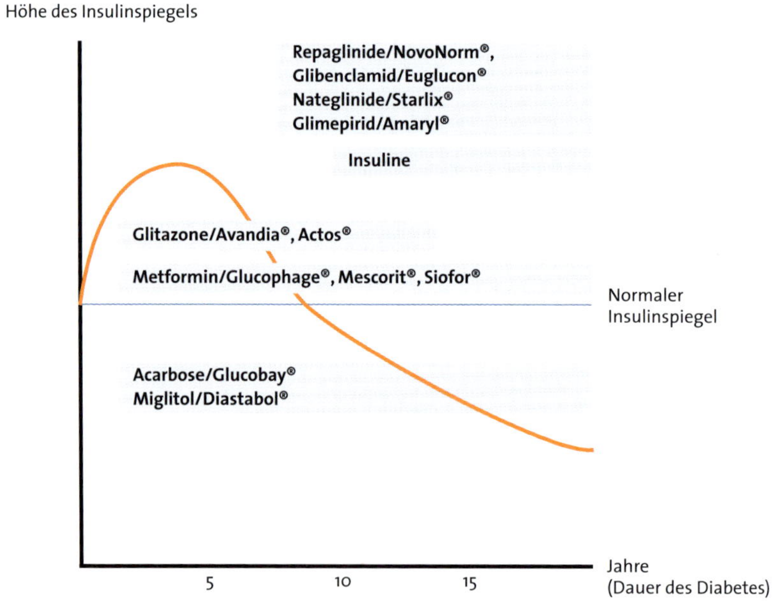

Wann und wie muss ein Typ-2-Diabetiker Insulin spritzen?

Versagen alle bisher genannten Medikamente, auch in Kombination untereinander, was bedeutet, dass der Blutzucker konstant zu hoch ist – das zeigt ein HbA1c über 7,5 Prozent an –, muss schrittweise Insulin hinzugefügt werden. Das ist nach durchschnittlich zehn bis fünfzehn Krankheitsjahren der Fall.

Welche Insuline gibt es? Das klassische oder Alt-Insulin entfaltet seine blutzuckersenkende Wirkung etwa 30 Minuten nach dem Spritzen. Sie hält dann vier bis fünf Stunden an. Alt-Insulin ist also die Form, die unser Körper produziert. Es gibt inzwischen auch Insuline, die sofort und kürzer wirken.

Andererseits erreicht man durch spezielle Aufbereitungen eine verzögerte Freisetzung und damit eine längere Wirkung. Diese *Verzögerungsinsuline* wirken zwischen 18 und 24 Stunden. Beide können in verschiedenem Verhältnis kombiniert werden. Das sind dann die *Mischinsuline*. Schrittweiser Beginn bedeutet eine spätabendliche Gabe von Verzögerungsinsulin, um den Tag mit normalen Werten zu starten. Wenn es notwendig wird, ganz auf Insulin umzusteigen, sollte man den scheinbar bequemeren Weg des zweimaligen Spritzens von Mischinsulin aus einem einfachen Grund vermeiden:

Mischinsuline bestehen aus einem Verzögerungsinsulin und dem Alt-Insulin. Normalerweise schüttet der Körper Insulin nur zu den Mahlzeiten aus. Wenn man ständig verzögert wirkendes Insulin im Körper hat, muss man zur Vermeidung von Unterzuckerungen häufig essen, das heißt Zwischenmahlzeiten einnehmen. Das widerspricht aber der Notwendigkeit der Gewichtsreduktion. Tatsächlich nehmen die meisten Patienten, die Mischinsuline spritzen, noch deutlicher zu und der Krankheitsverlauf beschleunigt sich.

Die Alternative ist die so genannte *intensivierte konservative Insulintherapie*, bei der neben einer Basismenge Verzögerungsinsulin tagsüber nach Bedarf, sprich je nach Blutzucker und gewünschtem Umfang der Mahlzeit, eine einfach zu berechnende Menge von Alt-Insulin gespritzt wird. Das hat neben anderen auch den Vorteil der Unabhängigkeit von starren Essenszeiten.

Wie kann man Diabetes-Komplikationen vorbeugen und behandeln?

Das Wichtigste ist die konsequente Behandlung aller Komponenten des Metabolischen Syndroms, also des Diabetes, der Fettstoffwechselstörung, des Bluthochdrucks und des Übergewichts. Sind allerdings schon Komplikationen eingetreten, gibt es einige Möglichkeiten:

Mit *hochdosierten Vitaminen der B-Gruppe* und mit der vitaminähnlichen Substanz *alpha-Liponsäure* lässt sich der Verlauf der Polyneuropathie wirksam verzögern und innerhalb von maximal drei Jahren nach Beginn der ersten Symptome auch umkehren.

Der gefürchteten Diabetesniere mit der Gefahr der Dialysepflicht kann durch Hochdruckmittel der Gruppen *ACE-Hemmer* und *AT1-Blocker* vorgebeugt werden.

Bisher war es zwar nicht wissenschaftlich bewiesen, aber plausibel, dass wegen des hohen Anfalls freier Radikale im Diabetes-Stoffwechsel *Antioxidantien* (→ Glossar) wie Vitamin E und C sowie *Spurenelemente*, besonders Zink und Selen, eine positive Wirkung haben müssten.

Nun stellt sich aber heraus, dass sich die Gesamt- und vor allem die Herz-Kreislauf-Sterblichkeit erhöht, wenn man täglich mehr als 400 Einheiten Vitamin E aufnimmt oder 300 mg Vitamin C (*Annals of Internal Medicine 2005; 42; 1*). Das ist nur scheinbar paradox, denn bisher wurden physikalische Grundgesetze einfach ignoriert: Antioxidantien sind Substanzen, die freie Elektronen von den Radikalen wegnehmen und sie so neutralisieren. Allerdings werden sie dadurch selbst zu Radikalen, denn die Elektronen können nicht einfach verschwinden.

Antioxidantien sind Substanzen, die freie Elektronen von den Radikalen wegnehmen und sie so neutralisieren. Dadurch werden sie selbst zu Radikalen, denn Elektronen können nicht einfach verschwinden.

Krebs

Im Jahr 2001 sind in Deutschland insgesamt 828.000 Menschen gestorben, davon 208.000 an Krebs, also jeder vierte. Gleichzeitig wurde diese Diagnose etwa 350.000mal gestellt. Daraus kann man eine durchschnittliche Heilungsrate von etwa vierzig Prozent ableiten.

Eine scheinbare Zunahme an Neuerkrankungen in den letzten Jahren resultiert daraus, dass Krebs überwiegend eine Krankheit der zweiten Lebenshälfte ist. 90 Prozent der Erkrankten sind über sechzig Jahre alt. Die Menschen werden durchschnittlich immer älter, und andere Krankheiten, die hinsichtlich der Sterblichkeit konkurrieren, sind besser behandelbar. Die Neuerkrankungen nehmen also zu, aber gleichzeitig sinkt die relative Krebssterblichkeit.

Es gibt mindestens 1.500 Stoffe und Auslöser, die als krebserregend und krebsauslösend gelten, die wahre Zahl dürfte wesentlich höher sein. Es ist unmöglich, sich gegen all diese Einflussfaktoren abzuschirmen. Gegen einen schon, das Rauchen. Das ist die mit Abstand häufigste Einzelursache.

Als vor etwa fünfzehn Jahren das Blei im Benzin – zu Recht als stark gesundheitsgefährdend eingestuft – allmählich durch Benzol ersetzt wurde, war das keine Ideallösung. Benzol ist ein sehr starkes Gift für das Knochenmark und es kann Blutkrebs hervorrufen. Weil die Latenzzeit für die Entstehung von Blutkrebs etwa zehn Jahre beträgt, müssen die Krebsstatistiken der nächsten Jahre besonders sorgfältig analysiert werden.

Inzwischen gibt es erste Meldungen über Häufungen von bösartigen Bluterkrankungen bei Kindern, die in der Umgebung von Tankstellen oder Autowerkstätten aufwachsen (*Occup. Environ. Med. 2004; 61; 773*).

Wie wird aus einer normalen Zelle eine Krebszelle?

Der Krebs verdankt seine Entstehung einem natürlichen Vorgang, der Teilungsfähigkeit der Zelle. Ständig wird unser Körper umgebaut. Jede Zelle hat eine begrenzte Lebensdauer, Millionen von Zellen gehen täglich zu Grunde und werden durch neue ersetzt. Dieses genetisch vorgegebene „Selbstmordprogramm" heißt *Apoptose*. Nur so kann unser Körper viele Jahrzehnte funktionstüchtig sein.

Fügt man sich eine Wunde zu, werden vermehrt Bindegewebs- und andere Hautzellen gebildet. So lange, bis die Haut wieder intakt ist. Ist der Kontakt zu den Nebenzellen komplett erreicht, hört das Wachstum auf, so wie es genetisch festgelegt ist.

Bei einer Störung dieser Gene durch unterschiedliche Einflüsse, die über *freie Radikale* (→ Glossar) wirken, werden einzelne Zellen „unsterblich" und ignorieren den Befehl, mit dem Wachstum, der Zellteilung aufzuhören. Sie gehen sogar noch weiter. Rücksichtslos breiten sie sich aus und akzeptieren keine Gewebe- oder Organgrenzen. Sie kennen nur eins: wachsen. So lange, bis

Durch eine Störung der Gene, die das Wachstum der Zellen steuern, werden einzelne Zellen „unsterblich" und ignorieren den Befehl, mit der Zellteilung aufzuhören.

der Organismus nicht mehr in der Lage ist, die Parasiten zu versorgen und ausgelaugt zusammenbricht.

Wussten Sie, dass in Ihrem Körper jeden Tag Krebszellen entstehen? Das ist normal, sie werden aber in aller Regel vom Immunsystem erkannt und vernichtet. Es gibt allerdings Situationen, in denen das nicht gelingt. Manche Krebszellen sind so gut getarnt, dass sie von den Immunzellen übersehen werden und sich vermehren können. Oder das Immunsystem ist durch irgendwelche Gründe zu schwach zur Reaktion. Der klassische Fall ist AIDS.

Die Vermehrung der Krebszellen geht zunächst sehr langsam vonstatten, in ständigem Kampf mit den Immunzellen. Wirken fortlaufend krebsfördernde Faktoren wie beispielsweise das Rauchen oder depressive Zustände ein, erschöpft sich das Immunsystem auf Dauer. Wird eine kritische Masse an Krebszellen erreicht, bricht die Krankheit aus. Das dauert Jahre, auch Jahrzehnte. Je älter der Organismus, desto länger. Mancher Krebs bricht nie aus. So hat schon jeder zweite sechzigjährige Mann Zellen eines Prostatakarzinoms.

Wer ist besonders gefährdet?

Der Krebs kann in jedem Alter auftreten. Mit zunehmendem Alter wird die Wahrscheinlichkeit allerdings häufiger. Nach dem 80. Lebensjahr überholt der Krebs die Herz-Kreislauf-Erkrankungen in der Todesursachen-Statistik.

Aus der Bevölkerung lassen sich durchaus Risikogruppen für Krebs herausfiltern: Sicher kommen familiäre Häufungen vor. Es kann, muss sich dabei aber durchaus nicht um *genetische Belastungen* handeln. Häufig werden Ess-, Lebens- und Rauchgewohnheiten von der nächsten Generation übernommen. Umgekehrt kann in solchen Fällen durch entsprechendes Verhalten die „Übertragung" unterbrochen werden. Weil Frauen aus Hoch-Risiko-Familien für Brustkrebs selbst zu 85 Prozent erkranken, sollten sie sich einem Gentest unterziehen und im Falle eines nachgewiesenen Risikos vorbeugend handeln, auch medikamentös.

Krebs-Gen-Test für Frauen

Ein solcher Test ist sinnvoll, wenn

- die Mutter oder eine Schwester schon vor dem 40. Lebensjahr beidseits an Brustkrebs erkrankt ist,
- eine Verwandte ersten Grades vor dem 30. Lebensjahr an Brustkrebs oder vor dem 40. Lebensjahr an Eierstock-Krebs erkrankte oder
- in der Familie unabhängig vom Alter ein Brustkrebsfall und zwei weitere Krebserkrankungen anderer Art aufgetreten sind.

Alkohol erhöht das Risiko dosisabhängig, für Brustkrebs beispielsweise um sieben Prozent je 10 Gramm pro Tag. Allerdings gibt es auch Untersuchungen, die zeigen, dass regelmäßiger Genuss von geringen Mengen an Alkohol, wie sie für den Schutz vor *Atherosklerose* (→ Glossar) empfohlen werden, das Risiko für Lymphknotenkrebs bei älteren Frauen halbiert. Und wieder hat der Rotwein die beste Wirkung. Das Gleiche gilt für Magenkrebs, weil kleinere Alkoholmengen mit geringerem Helicobacter-Befall verbunden sind.

Dass *Übergewicht* und *Fettsucht* zu den sicheren Krebsrisikofaktoren gehören, beweist eine Studie der Amerikanischen Krebsgesellschaft, die 900.000 Menschen mit einem Durchschnittsalter von 57 Jahren 16 Jahre lang beobachtete. In dieser Zeit registrierten die Wissenschaftler 56.145 Todesfälle. Die Beziehung zwischen Krebs-Todesrisiko und Body Mass Index (*siehe Seite 137*) als Marker des Körpergewichts ergab bei Fettsüchtigen mit einem BMI >40 eine 52-prozentige Risiko-Zunahme. Bei Frauen waren es plus 62 Prozent (*N. Engl. J. Med. 2003; 348; 1625*).

Rauchen ist die Haupt-Einzelursache für Krebs. Allein für den Lungenkrebs, häufigste Krebsform bei Männern, liegt das Risiko für Raucher 40mal höher als beim Nichtraucher.

Die Wahrscheinlichkeit, dass sich ein Krebs entwickelt, wächst mit einigen *chronischen Krankheiten*: Es sind vor allem chronische entzündliche Erkrankungen wie die des Darms, der Galle oder der Bauchspeicheldrüse. Magengeschwüre sind nahezu Voraussetzung für Magenkrebs, und die Leberzirrhose für Leberkrebs. Veränderungen der Brust wie die Mastopathie, die durch viele gutartige Knoten gekennzeichnet ist, können ebenfalls als Nährboden angesehen werden. Dass Depressive häufiger an Krebs erkranken, liegt wahrscheinlich an einem geschwächten Immunsystem und an Bewegungsarmut.

Das Risiko für Darmkrebs verdoppelt sich bei Diabetikern Typ 2, nach mehr als 20 Jahren Krankheitsverlauf vervierfacht es sich. Das gilt auch für den Prostatakrebs.

Obwohl Diabetiker meist früher an Herz-Gefäßkrankheiten sterben, gehören sie doch in die Gruppe der Gefährdeten. So verdoppelt sich bei Diabetikern Typ 2 das Risiko für Darmkrebs, nach mehr als 20 Jahren Krankheitsverlauf vervierfacht es sich. Das hat mehrere Gründe: Zum einen gibt es nach so langer Zeit kaum einen Diabetiker, bei dem die Darmfunktion noch in Ordnung wäre. Zum anderen produziert der gestörte Zuckerstoffwechsel Unmengen von *freien Radikalen* (→ Glossar), man spricht vom *oxidativen Stress*. Zum Dritten fördert Insulin die Gewebeneubildung.

In welchem Organ tritt Krebs besonders häufig auf?

Es gibt in Deutschland noch kein einheitliches Krebsregister, deshalb können Zahlen über Neuerkrankungen nur hochgerechnet werden. Die Schätzung von 1998 zeigt bei 347.217 Neuerkrankungen folgende Organverteilung:

Organverteilung bei Krebserkrankungen

Frauen		Männer	
Brust	46.295	Prostata	31.561
Darm	29.927	Lunge	27.892
Gebärmutter/Eierstöcke	24.592	Darm	27.081
Leukämie/Lymphknotenkrebs	11.591	Leukämie/Lymphknotenkrebs	11.783
Magen	9.049	Harnblase	10.546
Lunge	8.935	Magen	9.455
Nieren	5.714	Niere	8.257
Bauchspeicheldrüse	5.583	Mund/Rachen	7.881
Leber/Galle	5.280	Leber/Galle	4.467
Malignes Melanom	3.357	Malignes Melanom	2.868
Übrige	28.432	Übrige	26.671

In der Summe ist der Darmkrebs zur häufigsten Form geworden, gefolgt vom Brust- und Lungenkrebs. Dagegen verliert der Magenkrebs allmählich seine Bedeutung.

In der Todesursachenstatistik von 2001 lagen Krebserkrankungen mit 25,1 Prozent von insgesamt 828.541 Gestorbenen an zweiter Stelle (*Statistisches Jahrbuch Wiesbaden 2003*).

Krebs-Todesfälle 2001 in Deutschland

Frauen		**Männer**	
Brust	17.737	Prostata	11.483
Darm/Verdauungssystem	34.126	Darm	43.665
Gebärmutter/Eierstöcke	11.335	Harnblase	10.200
Leukämie/Lymphknotenkrebs	7.977	Leukämie/Lymphknotenkrebs	8.074
Lunge	10.360	Lunge	30.205
Alle Krebsformen	**99.246**		**108.373**

Auffallend ist eine Zunahme von Lungenkrebs bei Frauen. 1984 starben noch 5.658 daran, 1990 waren es schon 6.795 und 2003 10.833. Der Anstieg bei den Männern von 27.423 auf 30.205 zwischen 1990 und 2001 war dagegen moderat. Bei unter 40-Jährigen gibt es schon keine Geschlechtsunterschiede mehr. Das ist eine Folge des veränderten Rauchverhaltens.

Ich werde eine junge Frau von 35 Jahren nicht vergessen, die monatelang an zunehmender Leistungsminderung, Gewichtsverlust und Brustschmerzen litt. Weil sie aber gleichzeitig mit einer anderen Hausbewohnerin in einem kriegsähnlichen Zustand lebte, der sie sehr belastete, wurde ihr vom Hausarzt empfohlen, sich an einen Psychiater zu wenden. Wer denkt in dem Alter schon an Lungenkrebs, vor allem bei Frauen? Als die Diagnose schließlich gestellt wurde, hatte der Krebs bereits das Herz eingemauert, Ursache der Hinfälligkeit. Keine Chance auf Heilung.

Die „Inkubationszeit", also die Zeit vom Beginn der Konfrontation mit einem Gift bis zum Entstehen von Krebs, beträgt mindestens zwanzig Jahre, beim Blutkrebs die Hälfte. Da die Erstraucher immer jünger werden und zunehmend Mädchen sind, wird man in der Zukunft bezüglich des Lungenkrebses

Frauen sind für Lungenkrebs anfälliger als Männer. Das liegt daran, dass das für den Lungenkrebs zuständige Gen auf dem X-Chromosom liegt. Und davon haben die Frauen zwei, der Mann nur eines.

bei Frauen sehr viel aufmerksamer sein müssen, zumal Frauen gefährdeter sind als Männer. Das liegt daran, dass das für den Lungenkrebs zuständige Gen auf dem X-Chromosom liegt. Und davon haben die Frauen zwei, der Mann nur eines.

Welche Krebse sind besonders bösartig?

Die Bösartigkeit wird bestimmt von der Geschwindigkeit des Wachstums und der Streuung, der Metastasierung in andere Körperteile. Dazu gibt es zwei allgemeine Grundsätze. Erstens: Je spezialisierter die entartete Zelle, das heißt, je ähnlicher sie dem Ursprungsorgan noch ist, desto geringer ist die Bösartigkeit. Zweitens: Je älter der Betroffene, desto langsamer wächst der Krebs.

Durchschnittliche Überlebenschancen in Europa im Jahr 2004 bei einzelnen Krebsformen in Prozent

Lunge	9 %
Haut-Melanom	20 %
Haut-Basaliom	90 %
Prostata	66 %
Darm	50 %
Brust	68 %
Hodenkrebs	90 %
Blutkrebs	60 %
Alle Krebsformen	50 %

(Quelle: Ärztezeitung, Forschung und Praxis 2005; 408; S. 3)

Das hat insofern praktische Bedeutung, als es zum Beispiel gleichgültig ist, ob bei einem über 70-Jährigen ein Prostatakrebs operiert wird oder nicht. Die mittlere Überlebenszeit bleibt unverändert. Oder: Die Mammografie zur Brustkrebsvorsorge sollte bis zum 50. Lebensjahr jährlich, dann alle zwei Jahre erfolgen. Vergleicht man die Tabelle der Krebshäufigkeit mit der der Sterblichkeit, kann man sehen, welche Heilungschancen die unterschiedlichen Krebsformen gegenwärtig haben.

Wie erkennt man Krebs frühzeitig?

Das Tückische an fast allen Krebsformen ist der schleichende Beginn ohne spezifische Frühzeichen. Treten irgendwann deutliche Symptome auf, hat meist schon die Streuung eingesetzt und die Behandlung wird ungleich schwerer.

Unspezifische Frühzeichen für Krebserkrankungen:

- Leistungsknick und Abgeschlagenheit
- Unklarer Gewichtsverlust
- Nicht erklärbares Fieber
- Wandernde Venenentzündungen und Thrombosen
- Plötzlich auftretende wandernde Gelenkschmerzen ohne Rheumanachweis
- Mehr als zwei Wochen anhaltende Heiserkeit und Husten
- Neu entstandene oder sich verändernde Bauchbeschwerden
- Blut im Stuhl
- Knoten in der Brust
- Hautveränderungen
- Nicht abheilende Geschwüre
- Plötzlicher heftiger Kopfschmerz
- Unerklärliche Krampf- oder Ohnmachtsanfälle
- Nachtschweiß
- Neu entstandene Lymphknotenschwellungen
- Unerwartet wieder eintretende oder verstärkte Regelblutungen.

Aber: Alle diese Symptome kommen bei vielen anderen, auch harmlosen Gesundheitsstörungen vor.

Als *Präkanzerosen* (→ Glossar) bezeichnet man körperliche Besonderheiten oder Krankheiten, aus denen sich nach aller Erfahrung Krebs entwickeln kann. Dann muss besonders sorgfältig beobachtet werden. Dazu gehören Muttermale, besonders, wenn es viele sind. Bei mehr als 50 am Körper ist das Risiko ziemlich hoch.

Darmkrebs entwickelt sich überwiegend aus *Polypen.* Zwar entartet nicht jeder Polyp, aber jeder muss entfernt werden.

Lange bestehende *Magengeschwüre* sind ebenfalls eine ziemlich sichere Voraussetzung für die Krebsentstehung.

Leberkrebs entsteht meist auf der Basis einer *Zirrhose*, diese wiederum durch Alkoholmissbrauch oder chronische Virushepatitis.

Krebs der Bauchspeicheldrüse entsteht auf der Grundlage einer *chronischen Entzündung*, diese wiederum wird häufig durch Gallensteine oder durch Alkoholmissbrauch hervorgerufen.

AIDS und *andere Immunschwächen* prädestinieren geradezu die Krebsentstehung.

Paraneoplastische Syndrome sind Erkrankungen oder Veränderungen, die im Zusammenhang mit einem Krebs in irgendeinem anderen Körperteil entstehen. Ein Teil davon wird in der Aufzählung „Frühzeichen" auf Seite 185 genannt.

Klassische Beispiele sind Beinvenenthrombosen und Venenentzündungen. Hintergrund ist die Fähigkeit von Tumorzellen, gerinnungsaktive Substanzen zu bilden. Andere sind in der Lage, Hormone und hormonähnliche Stoffe zu produzieren. So können ungewöhnliche Hautveränderungen, zum Beispiel Akne im Gesicht außerhalb der Pubertät oder plötzlicher Bartwuchs bei Frauen, auf einen Krebs in den Nebennieren hindeuten. Vergrößerungen der Hände und Füße auf einen der Hirnanhangsdrüse. Wachsen beim Mann die Brüste oder entwickeln sich Trommelschlegelfinger – das sind Verdickungen der Fingerendglieder – können das Hinweise auf einen Lungenkrebs sein. Manchmal ist eine Gelenkentzündung erstes und einziges Merkmal für eine Krebsentstehung.

Ungewöhnliche Hautveränderungen, zum Beispiel Akne im Gesicht außerhalb der Pubertät oder plötzlicher Bartwuchs bei Frauen, können auf einen Krebs in den Nebennieren hindeuten.

Blutveränderungen wie bei Leukämie können andere Krebse begleiten. Einem Bauchspeicheldrüsenkrebs können Monate vor Ausbruch der Krankheit Hautveränderungen vorausgehen, die als Ekzem oder Hautpilz fehlgedeutet werden können.

Bei allen unerklärlichen Veränderungen am Körper sollte sofort der Arzt konsultiert werden.

Wie wird Krebs diagnostiziert?

Wenn anhand der eben beschriebenen Symptome ein Verdacht entsteht, muss sofort gehandelt werden. Die endgültige Diagnose ist nur durch eine *feingewebliche Untersuchung* unter dem Mikroskop zu stellen.

Bis dahin und um Gewebeproben entnehmen zu können, sind viele Schritte erforderlich. Laboruntersuchungen zeigen meist erst bei fortgeschrittenen Stadien Auffälligkeiten. In diesem Zusammenhang einige Worte zu den so genannten *Tumormarkern* (→ Glossar). Das sind Substanzen unterschiedlicher Struktur, die bei bestimmten Tumoren vermehrt auftreten. Sie sind für die Erstdiagnose in der Regel unbrauchbar, weil sie oft nicht erhöht sind, aber wertvoll für die Verlaufsbeobachtung.

Eine gewisse Ausnahme bildet das prostataspezifische Antigen, das PSA. Dessen Erhöhung, besonders wenn sie rasch erfolgt, sollte ein Alarmsignal sein. Dabei ist nicht die absolute Menge entscheidend, sondern wie schnell es ansteigt, mehr als 0,9 µg/l pro Jahr sind verdächtig auf Krebswachstum.

Der nächste Schritt sind bildgebende Verfahren wie *Ultraschall, Röntgen, Computer-* und *Kernspintomografie* (→ Glossar).

Eine interessante neue Methode ist die *Positronen-Emissions-Tomografie.* Was so kompliziert klingt, ist vom Prinzip her einfach: Krebszellen haben eine deutlich höhere Stoffwechselaktivität als normale. Indem man bestimmte Nahrungsstoffe radioaktiv markiert, kann man ihre Anhäufung im Tumor sichtbar machen und messen.

Aus der Untersuchung der Körperhöhlen sind die Spiegelungen, die *Endoskopien* (→ Glossar), nicht mehr wegzudenken. Dafür kommen der gesamte Magen-Darm-Bereich, die Harnblase und die Bronchien in Frage.

Andere Organe wie die Leber, die Nieren oder die Schilddrüse werden mit feinen Nadeln unter Ultraschall-Kontrolle punktiert. Diese so genannten *Biopsien* (→ Glossar) können auch im Rahmen eines Probeschnittes oder einer Hautstanzung erfolgen.

Welche Behandlungsmöglichkeiten gibt es?

Stahl (also Operation), *Strahl* (Bestrahlung) und *Chemotherapie* sind die klassischen Behandlungsformen bei einer Krebserkrankung. Dazu kommt bei einigen Krebsformen die Hormonbehandlung. Nach wie vor gilt: je früher die Diagnose desto größer die Überlebenschancen.

Die Stärkung des Immunsystems, in der Vergangenheit eher vernachlässigt, gehört heute zum festen Repertoire der so genannten *komplementären* oder begleitenden *Therapie*.

Mistelbestandteile sollen das Tumorwachstum verzögern, sogar in Einzelfällen stoppen und damit die Überlebenszeit verlängern. Sie verbessern das Allgemeinbefinden und die Verträglichkeit einer eventuellen Chemotherapie.

So sollen *Mistel*bestandteile das Tumorwachstum verzögern, es sogar in Einzelfällen stoppen und damit die Überlebenszeit verlängern. Andere Untersucher behaupten das Gegenteil. Sicher ist jedenfalls, dass sie das Allgemeinbefinden und die Verträglichkeit einer eventuellen Chemotherapie verbessern. Hintergrund dieser Wirkung soll die Fähigkeit sein, den Krebszellen beizubringen, dass auch sie einmal zu Grunde gehen müssen. Sie werden wieder auf die Endlichkeit ihres Daseins umprogrammiert. Mistel kann außerdem die Produktion aktiver Immunzellen anregen und die DNA vor Schäden durch Chemotherapie schützen.

Ähnliches gilt für *Thymus*-Präparate, die ebenfalls die Bildung von Immunzellen anregen. Sie erinnern sich: Die Thymus-Drüse ist ein Teil unseres Immunsystems (*vgl. Seite 101*).

Über die *Enzymtherapie* liegen ebenfalls interessante erste Erfahrungen vor. Es gilt als nachgewiesen, dass sie die Krebsausbreitung hemmt und das Immunsystem stimuliert.

Aus der Erfahrung, dass Personen, die häufig fieberhafte Infekte haben, seltener an Krebs erkranken, wurde eine Fiebertherapie entwickelt. Bakteriengifte erzeugen die erhöhte Temperatur. Wenn auch immer wieder Erfolgsmeldungen kommen, einer wissenschaftlichen Prüfung halten die Ergebnisse noch nicht stand. Das gilt auch für die *Krebs-Mehrschritt-Therapie* nach *Manfred von Ardenne*, die ebenfalls unter anderem auf Temperaturerhöhung baut.

Wohin geht die Entwicklung der Krebstherapie?

Fast täglich liest man von hoffnungsvollen neuen Therapieansätzen. Gentechnische Behandlungsmethoden scheinen erfolgversprechend. So ist es schon heute technisch möglich, das defekte Gen, das den natürlichen Zelltod verhindert, durch ein intaktes zu ersetzen. Mit speziellen Antikörpern zur Stimulierung von Immunzellen und gegen Krebszellen sind schon ermutigende erste Erfolge bei Brust- und Darmkrebs gemeldet worden.

Es gibt bereits einen Impfstoff gegen das Nierenzellkarzinom, der vor dem praktischen Einsatz steht. Impfstoffe gegen Darm- und Brustkrebs sind in Vorbereitung. Die Drosselung des Blutstroms zum Tumor mittels Medikamenten, die die Gefäßneubildung verhindern, ist ein Versuch, ihn auszuhungern. Den Weg, die Eiweißsynthese des Tumors durch Störung des Bauplans zu verhindern, beschreitet ein Medikament, das bald zugelassen wird.

Wie erfolgreich ist die moderne Krebstherapie?

Betrachtet man die oben genannten Erkrankungs- und Sterbezahlen und vergleicht sie mit den Zahlen vor 30 Jahren, sieht man zwar eine Zunahme der Erkrankungshäufigkeit an einigen Krebsformen, aber auch einen Rückgang der Krebs-Sterblichkeit um 16 Prozent bei den Männern und sogar 23 Prozent bei Frauen. In Absolutzahlen bedeutet das pro Jahr ein Mehr an Heilung für etwa 44.000 Betroffene allein in Deutschland.

Das ist auch ein Ergebnis sich langsam ändernder Lebensgewohnheiten, vor allem aber der Erfolg des medizinischen Fortschritts mit seinen verbesserten Diagnostik- und Therapiemöglichkeiten.

> Fünf von zehn Krebskranken können heute geheilt werden, einige Krebsarten schon fast vollständig.

Gibt es Spontanheilungen?

Ja, es gibt sie extrem selten, gut dokumentiert sind etwa 150 Fälle von Heilungen und 1.500 Fälle spontaner zeitlich begrenzter Rückbildungen. Ihnen gemeinsam ist eine radikale Änderung der Lebenseinstellung der Betroffenen hin zu mehr Gelassenheit. Was die wirkliche Ursache ist, bleibt noch rätselhaft.

Wie kann man Krebs vorbeugen?

Wenn man weiß, welche Faktoren die Krebsentstehung fördern, kann jeder selbst prüfen, ob er besonders gefährdet ist. Dann lohnt sich eine gezielte Kontrolle.

So gelten *Raucher*, weil sie eine mit durchschnittlich 68 Jahren deutlich geringere Lebenserwartung haben, ab etwa 60 Jahre als Hochrisikopatienten für Lungenkrebs. Die jährliche Vorsorgeuntersuchung lohnt sich ab diesem Alter. Wer sicher gehen will, sollte sich einer *Computertomografie* (→ Glossar) der Lunge unterziehen. Im Rahmen einer solchen Untersuchung wurden amerikanische Ärzte bei fast drei Prozent scheinbar Gesunder fündig, mit der traditionellen Röntgenaufnahme nur bei 0,7 Prozent. Der zusätzliche Vorteil: Diese Krebse waren in 70 Prozent der Fälle in einem noch heilbaren Zustand. Im Mittel sind es sonst nur zwölf Prozent. Im Klartext heißt das: Ein im Röntgenbild sichtbarer Lungenkrebs ist nahezu unheilbar.

Weitere effektive Untersuchungsmethoden für Raucher sind die Untersuchung des Auswurfs auf verdächtige Zellen und die Spiegelung der Luftwege, die *Bronchoskopie* (→ Glossar). Wer als Raucher einen schwer erklärbaren Husten über längere Zeit, also zwei bis vier Wochen hat, sollte nicht zögern, diese zugegebenermaßen nicht besonders reizvolle Untersuchung über sich ergehen lassen. Eine Röntgenaufnahme allein kann allzu lange Sicherheit vortäuschen.

Rauchen ist die wichtigste Einzelursache für das Entstehen von Krebs. Es nicht zu tun, ist die wirksamste Vorbeugung.

Was die wenigsten wissen: Auch viele andere Krebse treten bei Rauchern wesentlich häufiger auf: zum Beispiel der Krebs des Mundbodens, des Kehlkopfes, der Speiseröhre, des Magens, des Darmes, der Bauchspeicheldrüse und der Harnblase.

Dass *Alkohol* dosisabhängig die Krebsentstehung fördert, ist eindeutig bewiesen. Warum das so ist, wird noch diskutiert. Wahrscheinlich ist es eine komplexe Mischung aus direkter Schädigung des Erbmaterials der Zellen, einer Störung des Immunsystems und lokaler Einwirkung. Hinzu kommt, dass starke Trinker sich kaum gesundheitsbewusst ernähren und häufig zusätzlich rauchen.

Einigen Krebsformen kann man durch *Behandlung vorbestehender Grundkrankheiten* beikommen. So entsteht ein Magenkrebs in der Regel aus wiederholten *Magengeschwüren*. Eine der Voraussetzungen für die Geschwüre ist die Gegenwart des Bakteriums Helicobacter pylori. Beseitigt man es medikamentös, ist die Geschwürkrankheit ausgeheilt. Ein Magenkrebs kann nicht mehr entstehen. Tatsächlich ist diese Krebsform in den letzten Jahren immer seltener geworden.

Darmkrebs entsteht überwiegend aus *Polypen*. Mit ihnen wird auch das Risiko abgetragen. Besonders viele Polypen entstehen neben anderen Veränderungen bei chronischen entzündlichen Darmerkrankungen. Zu einer ganz sicheren Krebs-Vorsorgeuntersuchung gehört ab dem 50. Lebensjahr eine Spiegelung des gesamten Dickdarms. Sind keine Veränderungen erkennbar, oder wird ein eventuell vorhandener Polyp abgetragen, hat man wenigstens fünf Jahre Sicherheit.

Der Gebärmutterhalskrebs könnte schon bald der Vergangenheit angehören, wenn sich alle Frauen regelmäßig einer Vorsorgeuntersuchung einschließlich eines Tests auf das *Papilloma-Virus* unterziehen würden.

In der Krebs-Prävention spielt die *Ernährung* eine bisher überschätzte Rolle. Als die Amerikanische Krebsgesellschaft empfahl, fünfmal täglich Obst oder Gemüse zu essen und Ernährungswissenschaftler überzeugt waren, dass etwa ein Drittel der Krebserkrankungen durch geeignete Kost zu verhindern ist, taten sie es auf Grund von Fehlinterpretationen von Studien.

Neuere Studien widerlegen die Euphorie, nach der man sein Krebsrisiko durch Obst und Gemüse drastisch senken kann. Die Beobachtung von Ernährung und Krebs bei 70.000 Frauen und 38.000 Männern über zwanzig Jahre ergab keinen Zusammenhang (*J. Nat. Cancer Inst. 2004; 96; 1564*).

Zum gleichen Ergebnis kommt jetzt eine Studie an 280.000 Frauen aus fünfzehn europäischen Ländern. Auf die Häufigkeit von Brustkrebs hatte die Ernährung keinen Einfluss. Allerdings betrug der Untersuchungszeitraum nur fünfeinhalb Jahre (*JAMA 2005; 293; 183*).

Eine fett- und fleischreiche, gleichzeitig aber ballaststoffarme Ernährung verdoppelt zumindest das Darmkrebsrisiko (*JAMA 2005; 293; 172*). Das

Eine fett- und fleischreiche, gleichzeitig aber ballaststoffarme Ernährung verdoppelt zumindest das Darmkrebsrisiko.

wird noch durch die Erfahrung belegt, dass Vegetariern dieser Krebs nahezu fremd ist.

Trotzdem scheinen natürliche Vitamine und vor allem die sekundären Pflanzeninhaltsstoffe als *Antioxidantien* (→ Glossar) eine wichtige Rolle zu spielen. So gibt es eine klare Beziehung zwischen Tomatenkonsum und Verringerung des Krebsrisikos, besonders beim Prostata-, Lungen- und Magenkrebs. Die in der Tomatenschale hoch konzentriert vorkommende Substanz Lycopin scheint dafür verantwortlich zu sein.

Die andere Ernährung könnte die Tatsache erklären, dass schwedische Männer gegenüber ihren portugiesischen Geschlechtsgenossen eine um das Vielfache höhere Erkrankungsrate an Prostatakrebs haben.

Warum pflanzliche Kost einen gewissen Schutz bietet, ist noch unklar: Von Tausenden Pflanzeninhaltsstoffen sind erst wenige erforscht, aber was bekannt ist, ist ermutigend. Diese Flavonoide, Phenole, Sulfide, Karotinoide, Phytoöstrogene und wie sie alle heißen, haben neben antioxidativen Wirkungen noch viele andere. Einige hemmen direkt die Entartung von Zellen, andere wirken wie Hormone, wieder andere stärken das Immunsystem oder sind antibakteriell. Die im grünen Tee enthaltene Substanz Epigallocatechin, ein Polyphenol, hemmt die Krebsausbreitung im Gewebe. Allerdings braucht es dazu zehn Tassen täglich.

Keine synthetischen Vitamine können Gemüse und Obst ersetzen. Es fehlen ihnen die wichtigen sekundären Pflanzeninhaltsstoffe. Im Gegenteil, es häufen sich Berichte, die Vitaminen als Antioxidantien jegliche präventive Wirkung absprechen und sogar das Gegenteil belegen. So hat die Analyse von vierzehn großen Studien an insgesamt 170.000 Teilnehmern, die die Krebshäufigkeit im Verdauungssystem mit der Einnahme synthetischer Vitamine in Beziehung setzte, eine Erhöhung um sechs Prozent ergeben. Besonders ungünstig waren die Kombinationen Beta-Karotin und Vitamin A mit plus dreißig Prozent und Beta-Karotin und Vitamin E mit plus zehn Prozent. Übersetzt heißt das: eine Million Konsumenten gleich 6.000 zusätzliche Todesfälle.

Vegetarier sind in Bezug auf Krebs tatsächlich auf der Sonnenseite: Ihre Sterblichkeit daran ist nur halb so hoch wie bei der Gesamtbevölkerung,

Mastdarmkrebs kommt so gut wie überhaupt nicht vor. Dagegen lässt der vermehrte Verzehr von Fett und rotem Fleisch besonders das Darmkrebsrisiko ansteigen. Nicht belegt werden konnte das für den Brustkrebs.

Eine pflanzliche Kost, reich an Vollkornprodukten, Hülsenfrüchten, Obst und Gemüse hat eine krebshemmende, eine energie- und fettreiche, ballaststoffarme Ernährung sowie ein hoher Alkoholkonsum haben eine krebsfördernde Wirkung.

Und auch nicht bewiesen ist, dass gegrilltes Fleisch das Darmkrebsrisiko erhöht. Warum das so ist, könnte die japanische Arbeitsgruppe um *Dr. A. Arimoto-Kobayashi* herausgefunden haben. Tierexperimentell ließen sich durch heterozyklische Amine hervorgerufene Schäden am Erbgut von Mäusen um 85 Prozent vermindern, wenn die Mäuse Bierextrakt erhielten. Wer grillt schon ohne Bier?

Sicher ist aber: Die im Fisch besonders reichlich vorhandenen *Omega-3-Fettsäuren* können Krebszellen „überzeugen", zur Normalität zurückzukehren, das heißt wieder sterblich zu werden. Im untersuchten Fall handelte es sich um Darm- und um Bauchspeicheldrüsenkrebszellen. Antioxidative *Spurenelemente* wie Selen können das Prostatakrebsrisiko vermindern (*J. of Urol. 2004; 171; 50*).

Der immensen Bedeutung des *Immunsystems* bei der Krebsentstehung und anderen biologischen Prozessen entsprechend, habe ich ihm bereits ein eigenes Kapitel gewidmet (*vgl. Seite 101ff.*). Hier nur so viel: Die Beobachtung, dass Menschen, die häufig grippale Infekte durchmachen, seltener Krebs bekommen, hat die Forscher erst auf die Rolle des Immunsystems aufmerksam gemacht. Die Infekte trainieren und stärken damit das Immunsystem. Alles, was das Immunsystem schwächt, erhöht die Krebsgefahr. An den Depressionen ist das deutlich auszumachen. So erkranken überdurchschnittlich häufig Menschen nach dem Verlust eines langjährigen lieben Partners an Krebs.

Alles, was das Immunsystem schwächt, erhöht die Krebsgefahr.

Ich habe schon mehrfach die Bedeutung des *ausreichenden Trinkens* angesprochen. Beispielsweise halbiert sich die Wahrscheinlichkeit eines Harnblasenkrebses durch die Verdoppelung der Trinkmenge von 1,2 auf 2,5 Liter pro Tag.

Dass regelmäßige *körperliche Aktivität* zumindest die Darmkrebshäufigkeit senkt, ist bewiesen und erklärbar: Ein Risikofaktor für den Darmkrebs ist die verlängerte Verweildauer des Stuhls im Dickdarm. Bewegung beschleunigt die Darmpassage. Das ist aber sicher nicht der einzige Grund und nicht die einzige Krebsart, deren Risiko durch Bewegung reduziert wird. Bewegung stärkt das Immunsystem und senkt den Insulinspiegel. Ein hoher Insulinspiegel stimuliert Wachstum, man diskutiert seine Rolle unter anderem für das Prostata-Karzinom, an dem Typ-2-Diabetiker häufiger erkranken.

Einige *Medikamente* haben eine nachgewiesen präventive Wirkung. So die Statine, die als Cholesterinsenker gleichzeitig das Darmkrebsrisiko halbieren. Gleiches bewirkt die Hormonersatztherapie der Frauen. Hier sinkt die Darmkrebswahrscheinlichkeit um ein Drittel. Dort greift auch das niedrig dosierte Aspirin an.

Die Rolle der *Sonnenexposition* für die Entstehung des Hautkrebses Melanom ist bekannt. Weniger allerdings, dass ausgerechnet die breitere Verwendung von Sonnencremes mit hohem Lichtschutzfaktor die Krebsentstehung fördert. Und das kommt so: Das Melanom entwickelt sich aus zunächst harmlosen Pigmentflecken, den Muttermalen. Je mehr man davon hat, desto höher ist das Risiko. Durch die Sonnenschutzcremes wird der natürliche Schutzmechanismus vor einer Überdosis Sonnenstrahlen, die Hautrötung, verzögert. Mehr Strahlen bewirken nicht nur mehr Pigmentflecken, sondern auch längere Einwirkungszeit der Strahlung, das Risiko steigt. Das ist keine Theorie. Für das Jahr 1998 sind 6.900 Melanom-Neuerkrankungen angegeben. Der letzte mir zugängliche Wert liegt bei über 11.400. In den letzten zwei Jahrzehnten hat sich die Zahl versechsfacht.

> Die Verwendung von Sonnencremes mit hohem Lichtschutzfaktor fördert die Hautkrebsentstehung.
> Ich empfehle deshalb, auch am Strand leichte luftige Kleidung zu tragen.

Vorsorgeuntersuchungen sind eine weitere effektive Möglichkeit der Vorbeugung. Je höher das potenzielle Risiko, umso wichtiger. Starke Raucher sollten wenigstens in dieser Beziehung diszipliniert sein.

Weil Krebse in der Regel bei jüngeren Menschen schneller, bei älteren langsamer wachsen, wird empfohlen, dass Frauen nach dem 40. Lebensjahr jährlich, nach dem 50. alle zwei Jahre eine Mammografie durchführen lassen sollten.

Die goldenen Regeln zur Krebsprävention

- Rauchen Sie nicht.
- Reduzieren Sie den Alkoholkonsum.
- Essen Sie täglich frisches Obst und Gemüse sowie ballaststoffreiche Getreideprodukte.
- Vermeiden Sie Übergewicht.
- Bewegen Sie sich viel.
- Begrenzen Sie die Aufnahme fettreicher Nahrungsmittel.
- Vermeiden Sie übermäßige Sonnenbestrahlung und Sonnenbrände – dies gilt besonders für Kinder.
- Gehen Sie zum Arzt, wenn Sie eine ungewöhnliche Schwellung bemerken, eine nicht heilende Wunde, ein Muttermal, das seine Form, Farbe, Größe verändert oder jegliche abnorme Blutung.
- Gehen Sie zum Arzt, wenn Sie anhaltende Beschwerden haben wie chronischen Husten oder Heiserkeit oder sich verändernde Bauchbeschwerden.

(Quelle: Deutsche Krebsliga)

Mit einem jährlichen Gesundheitscheck, einer Darmspiegelung alle zehn Jahre und einer Untersuchung der Brust der Frau beziehungsweise Prostata beim Mann ab dem 35. Lebensjahr ist schon viel gewonnen.

Eine neuartige und Hoffnung machende Untersuchungsmethode zur Frühestanzeige von Krebserkrankungen, den Optischen Erythrozytentest (OET), hat der leider schon früh verstorbene *Greifswalder Professor Arno Linke* entwickelt. Ihm gelang es, zwei biologische Grundprozesse messbar und quantifizierbar zu machen, die so genannte proliferative und die immunologische Aktivität. Erstere ist das Maß für Zellerneuerung und Zellwachstum. Sind beide Aktivitäten erhöht, kann ein Krebs entstehen oder schon vorhanden sein. Das müssen dann weitere Untersuchungen klären. Weil die Krebsentstehung in der Regel Jahre dauert, schafft ein negativer Ausgang des Tests ein sehr beruhigendes Gefühl. Anderenfalls muss man aber auch etwas umfangreichere Nachuntersuchungen in Kauf nehmen, weil der Test zwar sehr empfindlich, dafür aber wenig spezifisch ist. Genauere Informationen finden Sie unter www.oetest.de.

Chronische Lungenkrankheiten

Atemwegserkrankungen sind weltweit die häufigste Todesursache. In den Industriestaaten liegen sie noch hinter den großen drei, den Herz-Kreislauf-Krankheiten, dem Krebs und dem Diabetes, allerdings mit steigender Tendenz. Trotzdem wird die von chronischen Erkrankungen der Luftwege für das Überleben ausgehende Gefahr allgemein unterschätzt.

Jeder zehnte Deutsche hat eine chronische Bronchitis, jeder zwanzigste Asthma. Auch hier verzeichnet man stark zunehmende Zahlen, denn jedes zehnte Kind ist schon betroffen.

Es gibt engste Verbindungen zwischen Lunge und Herz. Weil der Gasaustausch in den Lungen gestört wird, ist eine Lungenerkrankung immer auch eine Belastung für das Herz. Die Hauptmerkmale der beiden wichtigsten chronischen Lungenerkrankungen, der chronischen obstruktiven Lungenkrankheit, abgekürzt COPD, und des Bronchialasthmas, sind Husten mit oder ohne Auswurf sowie Atemnot.

Beim Atmen gelangt die Luft durch Nase, Rachen und Luftröhre in die Bronchien. Wie ein Baum teilen sich die Bronchien in immer kleinere Äste und Zweige auf, bis sie schließlich in den Lungenbläschen enden. Dort erfolgt dann der Gasaustausch: Feinste Blutgefäße nehmen Sauerstoff auf und geben Kohlendioxid ab.

Die Luftwege sind mit Schleimhaut ausgekleidet, die die Luft erwärmt, befeuchtet und Verunreinigungen an den Schleim bindet. Flimmerhärchen transportieren diesen verschmutzten Schleim nach oben. Das ist der Normalzustand.

Was geschieht bei den verschiedenen Erkrankungen in unseren Luftwegen?

Die chronische Entzündung der Bronchien, die *Bronchitis* (→ Glossar), wird definiert als Husten und Auswurf über drei Monate in zwei aufeinander folgenden Jahren. Sie ist durch eine entzündliche und narbige Verdickung der Wände sowie durch viel Schleim gekennzeichnet. Im Rahmen der entzündlichen Veränderungen werden allmählich die elastischen Strukturen der Bronchien zerstört, die kleinen Bronchien fallen in sich zusammen, man muss beim Ausatmen immer mehr Kraft aufwenden. Mit der Zeit kommt es dadurch zu einer Überblähung der Lungenbläschen, zum *Lungenemphysem* (→ Glossar).

Die etwas älteren Diagnosen Bronchitis und Emphysem werden heute unter dem Begriff *COPD* (chronic obstructive pulmonary disease) zusammengefasst. Weil diese Krankheit ziemlich häufig geworden ist, schleichend verläuft und noch wenig geläufig ist, hier ein orientierender Selbsttest:

Haben Sie ein persönliches COPD-Risiko?

- Rauchen Sie oder haben Sie geraucht?
- Müssen Sie oft husten?
- Wenn Sie husten, haben Sie vor allem morgens vermehrt weißlichen, gelblichen oder grünen Auswurf?
- Haben Sie Atemnot bei Belastungen wie Treppen steigen oder zügiges Gehen?
- Haben Sie das Gefühl, schneller als andere Menschen in Ihrem Alter außer Atem zu sein?
- Wurde bei Ihnen schon einmal die Diagnose „chronische Bronchitis" gestellt?
- Haben Sie das Gefühl, öfter und länger als andere Menschen an Atemwegsinfekten zu leiden?

Bereits zwei Ja-Antworten sollten Sie veranlassen, mit Ihrem Arzt zu reden.

(nach Dr. M. O. Kornmann, COPD-Kompetenz-Forum Frankfurt)

Etwas anderes als bei der COPD geht beim *Asthma* (→ Glossar) vor sich. Das ist eine Krankheit aus dem allergischen Formenkreis. Durch unterschiedliche äußere und innere Reize, die Allergene, kommt es zu einem vorübergehenden, anfallsweise auftretenden Krampf der Bronchien, der das Ausatmen erheblich erschwert. Im Anfall hört man schon aus der Distanz ein charakteristisches Pfeifen. Frühzeichen sind nächtliche Hustenanfälle und Pfeifen oder ein unbestimmtes Engegefühl am Morgen. Auch aus dem Asthma kann nach langem Verlauf ein Emphysem entstehen.

Wer wissen möchte, ob er frei von dieser Krankheit ist, kann die folgenden fünf Fragen beantworten. Schon ein Ja sollte Anlass für einen baldigen Arztbesuch sein.

Sind Sie asthmagefährdet?

- Fühlen Sie gelegentlich eine Enge in der Brust, oder kommt es vor, dass Sie pfeifende, rasselnde oder quietschende Geräusche beim Atmen hören?
- Wachen Sie gelegentlich nachts auf, müssen husten und/oder bekommen schlecht Luft?
- Meiden Sie Zigarettenrauch, intensive Essensgerüche, kalte Luft oder abgasbelastete Straßen, weil sie dann schlecht Luft bekommen oder husten müssen?
- Müssen Sie niesen, husten oder bekommen Sie schlechter Luft als sonst
  - wenn Sie in die Nähe von Haustieren (beispielsweise Hunde, Katzen, Meerschweinchen, Pferde etc.) kommen oder diese berühren?
  - wenn Bäume bzw. Gräser im Frühjahr und Sommer blühen?
  - wenn Sie Staub saugen oder die Betten ausschütteln?
- Fallen Ihnen anstrengende Tätigkeiten (zum Beispiel Einkäufe tragen, Gartenarbeit, Treppen steigen, Sport, spielen) schwer und lösen sie Husten aus? Vermeiden Sie deshalb solche Tätigkeiten?

Wenn Sie alle Fragen mit NEIN beantworten können, sind Sie nicht Asthma gefährdet. Wenn Sie ein- oder mehrmals mit Ja antworten müssen, sollten Sie Ihren Hausarzt konsultieren.

(Quelle: Medical Tribune Nr. 44/1999)

Ursachen für die zunehmenden Lungenerkrankungen

Niemanden wird es wundern, wenn als Hauptursache der COPD das *Rauchen* genannt wird. Es bewirkt in den Luftwegen Folgendes: Das Nikotin lähmt die Flimmerhärchen und der Tabakteer verklebt sie noch zusätzlich. Das Rauchen setzt also den Selbstreinigungsmechanismus außer Kraft. Bakterien und Viren haben leichtes Spiel.

Von den Umwelteinflüssen spielt offenbar der *Feinstaub* (→ Glossar) eine Rolle. Die massenweise Produktion moderner Dieselmotoren, die ausgerechnet aus Umweltschutzgründen forciert wurde, ist eine Ursache des Problems. Bei der Verbrennung entstehen Partikel von weniger als 10 Mikrometern. Sie schweben wegen ihres geringen Gewichts in der Luft und ihre geringe Größe lässt die kleinsten bis in die Lungenbläschen vordringen. Sie rufen dort und in den Luftwegen Entzündungen hervor. Nachgewiesen sind bereits eine Störung der Lungenentwicklung von Kindern und Jugendlichen und eine Zunahme des allgemeinen Sterblichkeitsrisikos in Abhängigkeit vom mittleren Feinstaubgehalt der Luft. Weil derartige Entzündungen auch für Durchblutungsstörungen des Herzens verantwortlich sind, beschränkt sich die Schädigung wohl nicht nur auf das Atmungssystem. Wegen ähnlicher Wirkungen von Feinstaub und Rauchen ist bei Rauchern eine gegenseitige Potenzierung zu erwarten. Noch ein Grund mehr, nicht zu rauchen.

Für die starke Zunahme von allergischen Erkrankungen wie Asthma oder Neurodermitis gibt es mehrere Gründe: Die zwei wichtigsten sind die *Unterforderung des Immunsystems im Kleinkindalter* und die *rasante Zunahme von Allergenen.* Das weiß man spätestens seit der sich angleichenden Entwicklung im Osten und Westen Deutschlands nach der Wiedervereinigung. Es war auffallend, dass die Kinder in der ehemaligen DDR, auch die in den extrem umweltverschmutzten Chemiebezirken, wesentlich seltener Asthma hatten als ihre behüteten Altersgenossen in der Alt-Bundesrepublik. Warum? Kinder, deren Immunsystem frühzeitig voll beschäftigt ist durch häufige Infekte, durch viel Kontakt mit anderen Kindern und regelmäßige Impfungen, wie das eben in der DDR die Regel war, vermeiden auf diese Weise eine überschießende Reaktion eines sich langweilenden Immunsystems. Auf Grund unterschiedlicher Lebensweisen und Konsumangeboten gab es außerdem in der DDR nicht den Massenkontakt zu solch starken Allergenen wie Tierhaaren, Erdnüssen oder einer Unzahl wechselnder Kosmetika.

Kinder, deren Immunsystem frühzeitig voll beschäftigt ist durch häufige Infekte, durch viel Kontakt mit anderen Kindern und regelmäßige Impfungen, vermeiden auf diese Weise eine überschießende Reaktion eines sich langweilenden Immunsystems.

Was kann man gegen eine chronische Lungenerkrankung tun?

Nicht rauchen. Außerdem jede Entzündung, jeden Infekt der oberen Luftwege konsequent behandeln. Dazu gibt es eine unübersehbare Menge von Medikamenten wie Antibiotika, schleimlösende oder hustenreizstillende Arzneien und Inhalationsmittel. Stärken Sie darüber hinaus Ihr Immunsystem, zum Beispiel durch Grippeschutzimpfungen (*vgl. Seite 103*).

Wer schon eine COPD hat, sollte unbedingt jährlich gegen Grippe und periodisch gegen den Bakterienstamm der Pneumokokken geimpft werden. Er ruft sehr häufig schwere Lungenentzündungen hervor. Und schließlich sollte man durch regelmäßigen Ausdauersport sein Atmungssystem trainieren.

Für die Behandlung von COPD und Asthma gibt es zwei parallel zu verfolgende Ansätze: Erstens, das überaktive Immunsystem wird mit Kortisonabkömmlingen gebremst. Es gibt inzwischen lokal wirksame Präparate mit tolerabel geringen systemischen Nebenwirkungen. Zweitens, die verkrampften Bronchien werden erweitert. Für beides stehen viele verschiedene Medikamente zur Verfügung, die von dem behandelnden Arzt individuell zusammengestellt werden müssen.

Alkoholkrankheit

Wohl für wenige Substanzen gilt der Satz von *Paracelsus: Die Dosis macht das Gift* mehr als für den Alkohol. Die Unbedenklichkeitsgrenze hat die Weltgesundheitsorganisation auf sieben Gramm Reinalkohol pro Tag festgelegt, das sind 80 ml Wein oder 150 ml Bier. Darüber kann und muss man streiten. Meiner Ansicht nach sind 20 Gramm pro Tag für die Frau (200 ml Wein oder 400 ml Bier) und 40 Gramm für den Mann (400 ml Wein oder 800 ml Bier) nicht nur unbedenklich, sondern nachgewiesenermaßen nützlich (*vgl. Seite 67*).

Weil aber jeder Einwohner Deutschlands im statistischen Mittel, also Kinder, Greise und Abstinenzler eingeschlossen, etwa 10 Liter Reinalkohol im Jahr trinkt – das sind 28 Gramm pro Tag – wird schon klar, warum die Hälfte der Krankenhausbetten für die Behandlung von Alkohol-Folgekrankheiten gebraucht wird.

Fünf Prozent aller Todesfälle sind direkt auf Alkoholmissbrauch zurückzuführen. Täglich trinken mehr als zehn Millionen Bundesbürger mehr als die empfohlene Menge von 20 beziehungsweise 40 Gramm Alkohol, drei Millionen sind alkoholkrank. Alkoholkrank sein bedeutet, sich aus eigener Kraft nicht mehr von der Sucht befreien zu können.

Warum kommt es zur Sucht?

Wie alle Suchtmittel löst Alkohol eine gehobene Stimmungslage, eine Euphorie, aus. Verantwortlich dafür sind *Neuro-Transmitter* (→ Glossar) im Gehirn, über die ich schon gesprochen habe (*vgl. Seite 26f.*) Dazu gehören unter anderem Serotonin und die körpereigenen Endorphine, das sind morphinähnliche Substanzen, die das Belohnungszentrum des Gehirns aktivieren (*vgl. Seite 25*).

Beim chronischen Alkoholkonsum gewöhnt sich das Zentrum an diese Belohnungen. Bleibt der Alkohol dann aus, kommen schlimme, quälende Entzugserscheinungen. Außerdem kann Alkohol an den Nervenstrukturen bleibende Veränderungen hinterlassen. Das tut er besonders in den Bereichen, die außerhalb unserer intellektuellen Einflussnahme liegen.

Dazu kurz zur Erinnerung: Das Gehirn besteht aus einer äußeren, relativ schmalen grauen Schicht und den überwiegenden, tiefer liegenden weißen Anteilen. In der grauen Schicht ist das lokalisiert, was uns von den Tieren abhebt: die Fähigkeit, logisch und abstrakt denken zu können, daher „graue Zellen". In der weißen Substanz werden Stimmungen und Gefühle gebildet. Dort sitzt auch die Steuerungszentrale für das so genannte vegetative Nervensystem, das für einen reibungslosen Ablauf aller Körperfunktionen sorgt.

Suchtgefährdeten Menschen fehlen wahrscheinlich anderweitige Belohnungen. Kommen dann noch Gruppenzwang, dauernde Konflikte oder einfach nur Gewöhnung hinzu, kann das für eine Suchtentwicklung schon ausreichen.

Zwischen der grauen und weißen Substanz gibt es zwar Verbindungen, auf vieles hat unser Wille aber keinen Einfluss. So bedarf es schon einiger Übung, den Herzschlag willentlich zu beschleunigen oder zu verlangsamen.

Wenn der Alkohol also Veränderungen in der weißen Substanz bewirkt, die zum Beispiel das Belohnungssystem aktivieren, wird umgekehrt das Ausbleiben des Alkohols als Bestrafung empfunden. Der Körper reagiert mit zum Teil heftigen Aktionen. Das Schlimme ist, dass man mit Vernunft dagegen nicht angehen kann. Es gibt mehrere Erklärungsversuche, warum einige Menschen in diese Sucht hineinschlittern, andere dagegen nicht. Wahrscheinlich kommen mehrere Faktoren zusammen. In der Diskussion sind auch genetische Faktoren.

Trinkertypen nach Jellinek

Alpha	**Konflikttrinker** sind schon psychisch abhängig, können aber noch abstinent sein.
Beta	**Gelegenheitstrinker** sind weder psychisch noch körperlich abhängig.
Gamma	**Trunksüchtige** können ihr Verhalten nicht kontrollieren, sie sind erst psychisch, dann auch körperlich abhängig. Eine zeitliche Abstinenz ist noch möglich.
Delta	**Spiegeltrinker** müssen eine bestimmte Alkoholkonzentration im Körper haben. Es ist ein ständiger rauscharmer Konsum mit körperlicher Abhängigkeit, zwar ohne Kontrollverlust, aber Abstinenz ist nicht mehr möglich.
Epsilon	so genannte **Quartalstrinker** haben Alkoholexzesse, psychische Abhängigkeit und Kontrollverlust, aber die Fähigkeit zur Abstinenz.

Elvin Morton (E. M.) Jellinek, Vorreiter und Mitbegründer der Anonymen Alkoholiker und WHO-Beauftragter für Suchtforschung, hat bereits in den fünfziger Jahren versucht, die Trinkertypen auf der Grundlage dieses Denkmodells einzuteilen. Wirklich bedeutsam sind nur die Gamma- und die Delta-Trinker.

Wie macht sich die Alkoholkrankheit bemerkbar?

Alkoholkranke verkürzen ihr Leben im Durchschnitt um etwa 25 Jahre. Die wohl geläufigsten körperlichen Folgen sind *Leberkrankheiten.* Die Leber ist die chemische Fabrik des Organismus. Hier finden die wichtigsten Stoffwechselprozesse statt. Auch der Alkohol wird in der Leber abgebaut. Ist zu viel davon da, muss die Leber andere Aufgaben zurückstellen.

Die Leberschädigung läuft so ab, dass durch die Giftwirkung des Alkohols und der nicht verarbeiteten Zwischenprodukte zuerst die Leberzellen verfetten. Dann baut die Leber neue Zellen auf und vergrößert sich auf diese Weise. Das ist dann eine Fettleber. Dieser Prozess ist noch umkehrbar. Wird weiter getrunken, entzünden sich die Leberzellen zu einer Fettleberhepatitis. Es folgt die Vernarbung, die Fibrose und schließlich die Zirrhose. Auf dieser Basis entsteht möglicherweise ein Leberkrebs.

Die vernarbte, geschrumpfte Leber behindert den Durchfluss der großen Körpervene. Es bilden sich Umwege um den Magen und die Speiseröhre, quasi Krampfadern. Wenn sie platzen, besteht akute Lebensgefahr.

Zwischenprodukte des Stoffwechsels, die in der Leber nicht mehr verarbeitet werden können, zum Teil giftige wie Ammoniak, häufen sich an und schädigen nicht nur die Leber, sondern auch Nervenzellen im Gehirn. Neben diesen indirekten gibt es auch den direkten alkoholbedingten Nerven- und Hirnschaden mit vielen Folgen: Sowohl die graue als auch die weiße Substanz leiden, und das führt zu Intelligenzverlust bis Demenz, zu Stimmungsschwankungen, sozialer und körperlicher Verwahrlosung, Sprach- und Gangstörungen.

Neben den *Nervenzellen des Gehirns* sind auch die Nervenleitungen betroffen mit einem ähnlichen Krankheitsbild wie die *Polyneuropathie* (→ Glossar) des Diabetikers (*vgl. Seite 172*).

Die Folgen der Alhoholkrankheit

Körperlich:	Fettleber, Fettleberhepatitis, Leberzirrhose, Leberkrebs
	Nervenschäden/Polyneuropathie
	Entzündung der Bauchspeicheldrüse
	Bluthochdruck
	Herzrhythmusstörungen, Herzschwäche
	Immunschäden
	Impotenz
	Häufung verschiedener Krebse
	Bildung von Krampfadern um die Speiseröhre mit Blutungsgefahr
Geistig:	Stimmungslabilität
	Intelligenzverlust bis Demenz
Sozial:	Isolation
	Verwahrlosung

Das nächste Organ, das unter zu viel Alkohol leidet, ist die *Bauchspeicheldrüse*. Alkohol ist die häufigste Ursache einer akuten Entzündung. Sie ist nicht nur mit einer sehr hohen Sterblichkeit verbunden, sondern führt auch zum Funktionsverlust dieses für die Verdauung und den Stoffwechsel so wichtigen Organs. Das Ergebnis ist eine Störung der Fettverdauung und/oder ein Diabetes.

Wahrscheinlich über den Weg der *Schädigung des Immunsystems* haben Alkoholkranke häufiger Infektionen und neben denen der Leber verschiedene andere *Krebse*, wie die der Bauchspeicheldrüse oder der Speiseröhre. Die Gefahr wird drastisch größer, wenn dazu noch geraucht wird.

Schon ab einer Dosis von 40 Gramm Reinalkohol steigt das Gesundheitsrisiko stark an, auch, wie kaum bekannt ist, für das *Herz-Kreislauf-System*. Das liegt zum einen daran, dass der Blutdruck steigt, zum anderen kann Alkohol den Herzmuskel unmittelbar schädigen mit der Folge von Herzrhythmusstörungen und Herzschwäche. Dabei scheint die Art der Alkoholaufnahme eine Rolle zu spielen. Zum Essen moderat genossen, bleibt der Blutdruck unberührt. Nicht aber, wenn unabhängig von einer Mahlzeit getrunken wird. Das ist bei jeder Alkoholmenge nachzuweisen (*Hypertension 2004; 44; 813*).

Wie wird die Alkoholkrankheit diagnostiziert?

Weil die Behandlung der Krankheit unglaublich schwierig und aufwändig ist, lohnt sich eine intensive Präventionsarbeit, die verhindert, dass aus einem normalen Alkoholkonsum Missbrauch, Abhängigkeit und Krankheit entstehen.

Sind Sie alkoholabhängig?

- Haben Sie erfolglos versucht, den Alkoholkonsum einzuschränken?
- Ärgern Sie sich über kritische Bemerkungen Ihrer Umgebung wegen Ihres Alkoholkonsums?
- Fühlen Sie sich schlecht oder schuldig wegen Ihres Trinkens?
- Brauchen Sie morgens Alkohol, um erst richtig leistungsfähig zu werden?

Schon wenn nur eine Frage positiv beantwortet wird, dürfte eine Abhängigkeit vorliegen, bei zwei ist es sehr wahrscheinlich, bei drei sicher.

Wann ist man abhängig, wann bereits alkoholkrank? Nach einer Definition der Weltgesundheitsorganisation ist man alkoholkrank, wenn übermäßiges Trinken schon zu organischen Gesundheitsschäden und zur Beeinträchtigung sozialer Beziehungen in Beruf oder Familie geführt hat.

Ist die Alkoholkrankheit heilbar?

Wahrscheinlich nicht, muss die noch pessimistische Antwort lauten. Behandelbar schon, mit mehr oder weniger langem Erfolg. Die besten Langzeit-Ergebnisse haben komplexe Verfahren, die mit einem langen stationären Entzug einschließlich psychologischer Methoden beginnen und die unter ärztlicher ambulanter Betreuung weitergeführt werden. Ein intaktes soziales Umfeld ist hierfür die wichtigste Voraussetzung. Noch ist die absolute Abstinenz in den allermeisten Behandlungszentren Ziel aller Bemühungen. Es zeichnet sich aber ein Umdenken in Richtung kontrollierten Trinkens ab.

Ein intaktes soziales Umfeld ist die wichtigste Voraussetzung für einen langfristigen Ausstieg aus dem Alkoholismus.

Die *medikamentöse Behandlung* stützt sich auf zwei Substanzen: Die eine, zum Beispiel *Antabus®*, unterdrückt die euphorisierende und verstärkt die unangenehmen Wirkungen des Alkohols, indem sie ein abbauendes Enzym blockiert.

Die andere, zum Beispiel *Campral®*, mildert die Entzugssymptome, die Gier lässt nach. Auch antidepressive Medikamente und Beruhigungsmittel haben in dieser Therapie ihren Platz.

Unter Ausschöpfung aller Möglichkeiten kann man bisher etwa 40 Prozent der behandelten Alkoholkranken bis zu zehn Jahren „trocken“ halten.

Weil sich Alkoholiker sehr häufig falsch ernähren, nehmen Sie zu wenig Vitamin B1 auf. Dieser Mangel verstärkt die Giftwirkung des Alkohols auf die Nerven. Die *Polyneuropathie* (→ Glossar) kann in den Anfängen durch hoch dosiertes Vitamin B1 oder durch die Substanz alpha-Liponsäure noch rückgängig gemacht werden.

Schwangerschaft und Alkohol

Schwangere müssen absolut abstinent bleiben, weil Alkohol in der Frühphase neben anderen Organschäden die Teilung der Nervenzellen im Gehirn stört. Bestimmte Hirnzellen können sogar abgetötet werden und Missbildungen kommen häufiger vor. Der angeborene Alkoholschaden in seiner ausgeprägtesten Form heißt Alkohol-Embryopathie. Die Kinder werden mit einem kleinen Hirnschädel, kurzer, aufgestülpter Nase, schmalem Lippenrot und abgeflachter Oberlippe geboren. Sie haben keine Chance auf ein langes Leben. Wenn sie überleben, dann mit bleibenden Defiziten.

Fazit:

- Wer lange leben will, muss seine Risikofaktoren für die Atherosklerose kennen und ausschalten.
- Wer lange leben will, sollte seinen PROCAM-Score kennen.
- Wer lange leben will, sollte über seine Intima-Media-Dicke Bescheid wissen.
- Wer lange leben will, muss sich so viel wie möglich bewegen.
- Wer lange leben will, muss auch geistig fit bleiben.
- Wer lange leben will, muss Partnerschaft und Selbstständigkeit bewahren.
- Wer lange leben will, darf nicht rauchen.
- Wer lange leben will, sollte gut, vielseitig und so wenig wie möglich essen.
- Wer lange leben will, sollte schlank bleiben oder werden.
- Wer lange leben will, sollte sein Risiko für Krebs kennen und Frühzeichen erkennen können.
- Wer lange leben will, sollte Vorsorgeuntersuchungen wahrnehmen.
- Wer lange leben will, darf und soll täglich ein wenig Alkohol trinken.

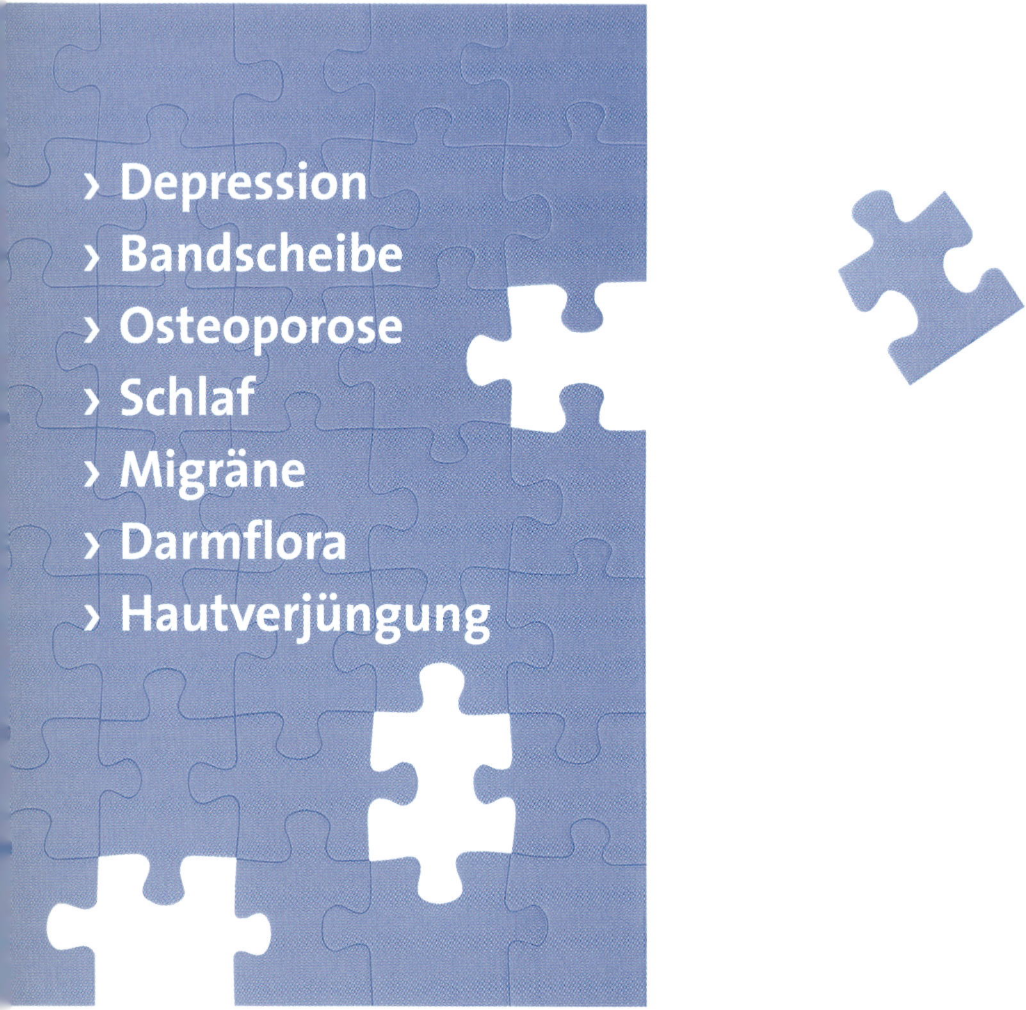
› Depression
› Bandscheibe
› Osteoporose
› Schlaf
› Migräne
› Darmflora
› Hautverjüngung

Tun Sie etwas, wenn Ihr Wohlbefinden gestört ist

Das lesen Sie in diesem Kapitel:

- Warum die Depression viel mehr ist als Melancholie und wie Sie dieses Chamäleon entlarven.
- Was Depression mit Krebs zu tun hat.
- Wie Sie Beschwerden im Bewegungsapparat vermeiden, lindern oder beseitigen.
- Warum manche Kopfschmerztablette nicht hilft.
- Wie Sie erholsam schlafen.
- Wie Sie Ihren Darm auf natürliche Weise in Schwung bringen.
- Was Sie tun können, um Ihre Haut zu verjüngen.

Depression und Angst

Was ist Depression? Eine Charakterschwäche? Eine psychische Störung? Eine Krankheit? Nach Hippokrates gehören Melancholiker neben Cholerikern, Phlegmatikern und Sanguinikern zu den vier Temperamentstypen.

Die Melancholiker beschreibt er als schwermütig, oft verzagt, sie reagieren langsam und sind emotional tief leidensfähig. Diese Merkmale sind auch typisch für eine Depression.

Freie Übersetzung der Temperamentstypen nach Hippokrates:

- *Sanguiniker*: der Sprudelnde
- *Choleriker*: der Galle Spuckende
- *Melancholiker*: der Schwarzseher
- *Phlegmatiker*: der Zähflüssige

In den Industriestaaten hat jeder fünfte Mensch mindestens einmal im Leben eine schwere depressive Phase, in Deutschland gar jeder vierte. Im Jahre 2020, so prognostiziert die Weltgesundheitsorganisation, wird die Depression in den entwickelten Industrieländern zweithäufigste Todesursache sein. Die Depression ruft tiefgreifende Veränderungen im Gesamtorganismus hervor. Deshalb ist sie eine zwingend behandlungsbedürftige Krankheit.

Depressionen sind häufig mit Angststörungen kombiniert. Angst ist dem Wesen nach ein lebenserhaltender Schutzreflex. Krankhaft wird sie erst, wenn sie grundlos ist. Mehr als 95 Prozent aller Befürchtungen treffen nie ein. Angst und Depressionen werden leider oft als persönliche Schwächen angesehen, vor allem von den Betroffenen selbst. Mit fatalen Folgen.

Warum ist die Depression so gefährlich?

Vergleicht man in einer Altersgruppe die Sterblichkeit von Menschen mit und ohne Depressionen, kommt man zu dem erstaunlichen Ergebnis, dass unter den Gestorbenen die Zahl der Depressiven doppelt so hoch ist. Das trifft besonders für Menschen mit Begleitkrankheiten zu (*Arch. Int. Med. 2001; 161; 1849*).

Woran liegt das? Die Symptome körperliche, geistige und soziale Inaktivität, oft verbunden mit Alkoholismus, Medikamentenmissbrauch und einer erhöhten Selbstmord-Rate sind ein Teil der Erklärung. Der andere: Das durch Depressionen unterdrückte Immunsystem kann weniger gegen Infektionen und gegen Krebsentstehung ausrichten. Stresshormone werden in depressiven Phasen vermehrt ausgeschüttet. Die Folgen: Herz-Kreislauf-Schäden nehmen zu.

Auch unmittelbare Veränderungen des Gehirns wurden bei depressiven Menschen gefunden: Der Teil des Gehirns, der neue Erinnerungen speichert, ist im Vergleich zu Gesunden um durchschnittlich zehn Prozent geschrumpft. Deshalb ist die Merkfähigkeit gestört.

Trotz dieser gravierenden Einschränkung der Lebensqualität bleibt die Krankheit bei jedem Zweiten unerkannt. Der Hauptgrund ist wohl, dass viele Menschen Ängste und depressive Verstimmungen als Folge eigenen Fehlverhaltens und nicht als Krankheit interpretieren.

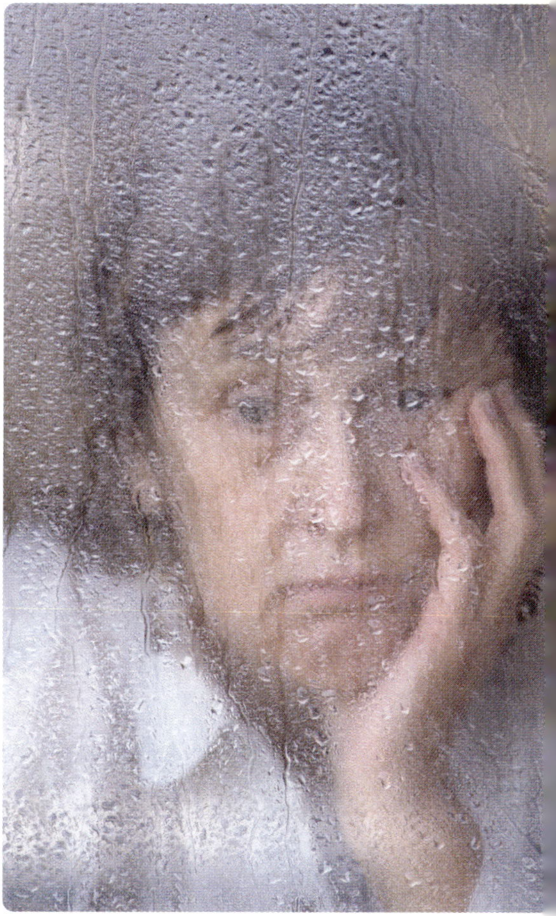

Jeder vierte Deutsche hat mindestens einmal in seinem Leben eine schwere depressive Phase. Tendenz steigend.

Außerdem versteckt sich eine Depression oft hinter körperlichen Beschwerden wie Rücken-, Herz-, Bauch- und Kopfschmerzen. Man spricht dann von einer „larvierten“ Depression.

Selbst wenn die Diagnose gestellt wird, kommt es nicht einmal bei der Hälfte der Betroffenen zu einer Behandlung. Neue, nebenwirkungsarme Behandlungsmethoden werden unzureichend genutzt, obwohl sie zur Verfügung stehen.

Merkmale und Folgen einer Depression

Psychisch:	Schlechtes Befinden
	Antriebsarmut, Lust- und Freudlosigkeit
	Schuld- und Minderwertigkeitsgefühle
	Morgentief
	Pessimistisches Grübeln
	Denkstörungen
	Manchmal gehetzte Umtriebigkeit, „Sissi-Syndrom"
	Müdigkeit und innere Unruhe
	Sexuelle Unlust
	Denken an Selbstmord
Körperlich:	Kopf-, Rücken-, Brust- und Bauchschmerzen
	Ein- und Durchschlafstörungen, schweres Aufstehen
	Schweißneigung, vor allem nachts
	Kloßgefühl im Hals
	Verstopfung
	Appetitstörungen
	Herzklopfen, Bluthochdruck
	Infektanfälligkeit

Eine Sonderform der Depression ist die so genannte *bipolare Störung*. Für sie ist der Wechsel von depressiven mit manischen Phasen charakteristisch. Der Volksmund nennt das treffend „himmelhoch jauchzend – zu Tode betrübt". Die beiden Temperamentstypen des Hippokrates, der Sanguiniker und der Melancholiker, sind in ihren Extremformen in einem Menschen vereint. Wichtig ist die Unterscheidung zur reinen Depression wegen unterschiedlicher Behandlungen.

Als Beispiel für das gar nicht so seltene, aber vergleichsweise unbekannte Krankheitsbild einer bipolaren Störung stellen Sie sich bitte eine 78-jährige korpulente Dame vor. Sie hat ein klassisches Metabolisches Syndrom mit Diabetes, Bluthochdruck usw. Als Folge davon bereits eine Nierenschwäche und eine Anämie, also Blutarmut. Schwer krank, sollte man meinen. Und was tut diese „schwer kranke" Dame? Allein im letzten Jahr absolvierte sie mehrere Fernreisen, darunter nach Usbekistan und nach Georgien. Mit dem Schiff war sie im Mittelmeer unterwegs, befuhr Weichsel und Elbe. Besuchte Verwandte und Freunde in ganz Deutschland, korrespondierte in alle Welt. Und während ich diesen Abschnitt schreibe, ist sie gerade in Indien unterwegs. So glücklich wie jetzt sei sie selten gewesen, sagt sie. Und sie strahlt eine ansteckende Heiterkeit aus. Ihre Bildung sprudelt nur so aus ihr heraus. Und das seit nunmehr zwei Jahren. In der davor liegenden depressiven Phase verließ sie monatelang ihre Wohnung nur, um Nötigstes zu besorgen. Sie lag tagelang im Bett, grübelnd, mit Suizidgedanken. Der Anblick ihrer toten Augen war erschreckend.

Diese Frau kannte ihre Krankheit nur unter der Diagnose „endogene Depression", nicht unter bipolarer Störung und sie leidet seit ihrer Kindheit darunter. Gedanken an Selbstmord waren ihre ständigen Begleiter. Sie hat gelernt, beide Extreme auszuleben.

Ursachen von Depressionen

Für die normale Funktion des zentralen Nervensystems sind die *Neuro-Transmitter* (→ Glossar) verantwortlich. Sie befinden sich normalerweise in einem ausgewogenen Gleichgewicht. Zu diesen Substanzen gehören die bekannten Wohlfühl-Hormone Serotonin und Noradrenalin. Depressive Menschen scheinen in ihrem Gehirn zu wenig davon zu produzieren.

Als eine der möglichen Ursachen wird in medizinischen Fachkreisen die Infektion mit dem Borna-Virus diskutiert. Dieses Virus hat seinen Namen nach dem Städtchen Borna in der Nähe von Leipzig. Bei Depressiven wird es doppelt so häufig nachgewiesen wie bei Gesunden.

Auslöser der depressiven Periode sind oft tiefgreifende Veränderungen der Lebensumstände wie Arbeitsplatz- oder Partnerverlust, schwere Krankheiten oder Wohnortwechsel mit Rissen im sozialen Netz.

Woran erkennt man eine Depression?

Der depressive Mensch ist antriebsarm, müde, oft apathisch, niedergeschlagen, traurig und pessimistisch, dann wieder gereizt, übererregt und angstvoll. Seine Gedanken drehen sich im Kreis. Er leidet unter Schuldgefühlen, unter Schlaflosigkeit, sexuellem Desinteresse und Freudlosigkeit. Die Depression ist eine Krankheit der -losigkeiten.

Diagnostik der Depression

Weil die krankhaften Veränderungen viel subtiler sind als Beinbruch oder Gallenstein und sich im biochemischen Bereich abspielen, helfen weder Röntgen noch Ultraschall. Bisher sind die Ärzte auf die Deutung von Beschwerden angewiesen, aber sicher gibt es bald auch Laboruntersuchungen für die Diagnostik.

Symptome für eine Depression

Nach der medizinischen Definition liegt eine typische Depression vor, wenn über zwei Wochen täglich mindestens fünf der genannten psychischen Symptome auftreten:

- Niedergeschlagenheit, Trauer
- Verlust von Interesse oder Freude
- Abgeschlagenheit, Energie- und Kraftverlust
- Verlust von Appetit und Gewicht
- Schlafstörungen
- Sexuelle Unlust
- Allgemeine Verlangsamung bei gleichzeitiger Unruhe
- Konzentrations- und Denkstörungen
- Verlust von Selbstwertgefühl und Selbstvertrauen
- Denken an Tod und Selbstmord.

Oft hat der Betroffene körperliche Leiden wie Schmerzen im Bewegungsapparat, Herz- oder Bauchbeschwerden. Diese körperlichen Symptome können die psychischen verdecken. So manche scheinbare Demenz im Alter ist oft nichts anderes als eine maskierte, eine „larvierte“ Depression. Ist erst einmal der Verdacht auf eine Depression aufgekommen, muss angesichts der anfangs genannten Gefahren unbedingt behandelt werden.

Wie werden Depressionen behandelt?

Eines zu Beginn: Depressionen lassen sich erfolgreich behandeln. Aber man braucht dafür etwas Geduld. Die Medikamente sollen, um Rückfälle zu vermeiden, wenigstens sechs Monate eingenommen werden. Und sie wirken erst nach einer Anlaufzeit von wenigstens einer Woche. Eine Psychotherapie, wenn notwendig, viel später, leider oft mit zweifelhaftem Erfolg.

> Grundlagen jeder Behandlung sind körperliche, geistige und soziale Aktivität kombiniert mit Entspannung. Man kann einer Depression im wahren Sinn des Wortes davonlaufen.

Grundlagen jeder Behandlung sind *körperliche, geistige und soziale Aktivität* kombiniert mit *Entspannung*. Körperliche Aktivität regt das Serotonin-System an und baut Stress-Hormone ab. So wirkt auch die *Lichttherapie*. Man beobachtete, dass im dunklen Winterhalbjahr Depressionen häufiger und stärker auftreten als im Sommer. Also setzt man mit Erfolg starke Lampen ein, die das Gemüt aufhellen.

Bei all diesen Maßnahmen wird man auf *Medikamente* nicht immer verzichten können. Davon gibt es mehrere Gruppen. Sehr gut verträglich und trotzdem wirksam sind *Johanniskraut*-Präparate. Sie müssen nur hoch genug dosiert werden. Das Fläschchen aus dem Supermarkt enthält nur eine Spur davon. Weil die Wohlfühl-Hormone Serotonin und Noradrenalin in der Entstehung der Depression eine so große Rolle spielen, wundert es nicht, wenn von den vielen Medikamenten diejenigen besonders effektiv und nebenwirkungsarm sind, die diese Botenstoffe stabilisieren oder ihren Aufbau fördern.

Depressionen in der zweiten Lebenshälfte sprechen gut auf eine *Hormon-Ersatz-Therapie* an, sowohl bei Männern als auch bei Frauen.

> Wer unter Ängsten und Sorgen leidet, dem empfehle ich das Buch *Sorge dich nicht – lebe!* Von *Dale Carnegie*.

Rückenschmerzen

Als der erste neugierige Vierbeiner sich erhob, um seinen Horizont zu erweitern und irgendwann ein Mensch zu werden, legte er den Grundstein für ein wahres Volksleiden, die Rückenschmerzen. Nur zehn Prozent aller Menschen bleiben im Laufe des Lebens davon verschont.

Dieser erste Zweibeiner brachte die gesamte seit Jahrmillionen von der Natur verfeinerte Statik des Körpers durcheinander. Die Belastungen der Wirbelsäule und der Gelenke änderten sich total, ebenso die Druckverhältnisse im Blutkreislauf. War es zunächst die durch harte Arbeit schwer belastete Lendenwirbelsäule, die Kreuzschmerzen verursachte, sind es heute Zwangshaltung und Bewegungsmangel infolge veränderter Arbeits- und Lebensumwelt. Und es kommen Probleme der Halswirbelsäule hinzu. Für Bildschirmarbeiter sind Schulter-Nacken-Beschwerden schon beinahe eine Selbstverständlichkeit.

Weil sich der Mensch wider die Natur gestellt hat und sich immer weiter von der natürlichen Lebensweise entfernt, muss er nun mit den Folgen leben, zum Beispiel mit der vorzeitigen Abnutzung der Bandscheiben, mit schmerzhaften Muskelverspannungen oder inaktivitätsbedingtem Verschleiß der Wirbelgelenke. Es sei denn, er steuert bewusst dagegen.

Funktion der Bandscheiben

Die Bandscheiben sind elastische Platten, die als „Stoßdämpfer“ zwischen den Wirbelkörpern liegen. Sie bestehen aus einem faserreichen Ring und einem weichen Kern, der sehr gut Flüssigkeit aufnehmen kann. Nach dem Aufrichten des Menschen ruht auf ihnen das volle Körpergewicht. Weil die

Bandscheibe und Rückenmuskulatur

Aufbau einer Bandscheibe

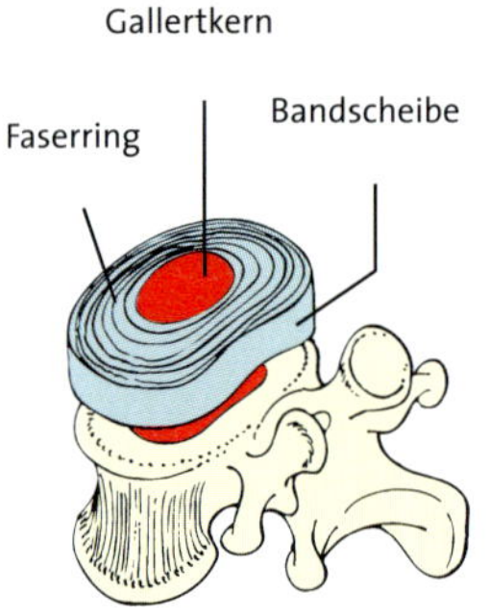

Rückenmuskulatur für die Stabilisation

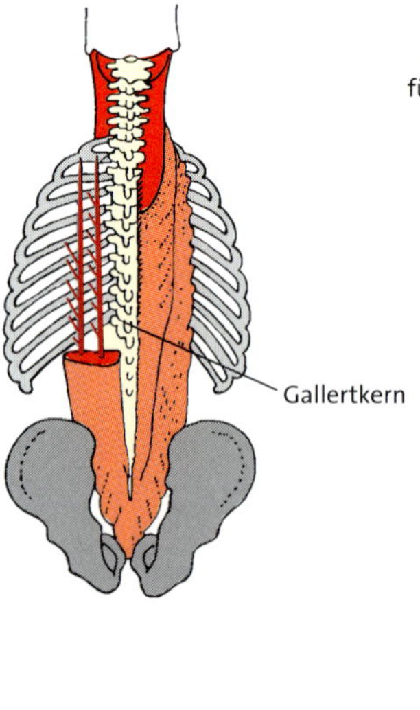

Kurze Rückenmuskulatur für die Stabilität der Wirbel

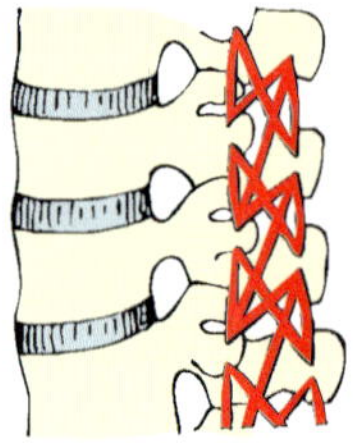

einzelnen Wirbel in einem Korsett aus Bändern und Muskeln aufgehängt sind, ist der Druck auf die Bandscheiben desto geringer, je kräftiger die Muskeln und je straffer die Bänder sind. Deshalb ist die mit Abstand wichtigste Vorbeugung und Behandlung bei Rückenproblemen die Kräftigung der Muskulatur durch regelmäßiges Training.

Gut geschützt durch eine komplizierte Architektur der Wirbelkörper ist das Rückenmark. Von ihm aus gehen Nervenstränge in den gesamten Körper. Sie leiten Signale vom und zum zentralen Nervensystem. Für die Nerven sind zwischen den Wirbeln Spalten und Öffnungen gelassen. Durch Abnutzung der Bandscheiben und/oder Zusammensinken der Wirbelkörper bei Osteoporose verengen sich diese Öffnungen allmählich. So lange, bis die Knochen anfangen, die Nerven zu reizen und zu quetschen. Das tut weh. Nicht nur an der betreffenden Stelle selbst, sondern vor allem dort, wo das Versorgungsgebiet des betroffenen Nervs liegt. Denken Sie an den „Hexenschuss“, Ischias oder an hartnäckige schmerzhafte Muskelverspannungen.

Die mit Abstand wichtigste Vorbeugung und Behandlung bei Rückenproblemen ist die Kräftigung der Muskulatur durch regelmäßiges Training.

Eine besonders schwere Form eines Bandscheibenschadens ist der *Bandscheibenvorfall* (→ Glossar). Dabei kommt es nach einem Einriss des Faserringes zu einer plötzlichen Abflachung der Bandscheibe. Die herausquellende Masse drängt gegen das Rückenmark beziehungsweise deren Nerven mit dem Ergebnis, dass neben heftigen Schmerzen die Nervenfunktionen teilweise oder völlig gestört sind.

Wirbelsäulenveränderungen = Rückenschmerzen?

Die Röntgenärzte sehen es täglich: Ab einem Alter von etwa vierzig Jahren sind bei jedem Menschen „Abnutzungserscheinungen“ an den Knochen der Wirbelsäule zu sehen. Doch bei weitem nicht jeder spürt das. Warum leidet der eine, der andere nicht bei gleichem objektiven Befund?

Inzwischen ist klar, dass man Rückenschmerzen nicht nur physikalisch erklären kann. Neben den Bandscheibenschäden gibt es noch viele weitere Ursachen. So können zum Beispiel schmerzhafte Muskelverspannungen ebenso durch Zwangshaltungen oder durch psychische Anspannung entstehen.

Sie sind oft Teil der so genannten *somatoformen Störungen*, das sind Leiden höchster Intensität bei geringsten objektiven Befunden. Sie werden auch nichtorganische oder funktionelle Störungen genannt. Häufig gehören sie zu den körperlichen Symptomen der Depression.

Welch enge gegenseitige Beziehung zwischen Körper und Psyche besteht, zeigt die Tatsache, dass sogar die eindeutig organischen Bandscheibenvorfälle besonders häufig in Perioden sehr hoher psychischer Belastung und in kritischen Lebenssituationen auftreten.

Wie sind Rückenschmerzen zu behandeln?

Auf jeden Fall schnell und *aktiv*. Jedes Abwarten birgt die Gefahr, dass die Schmerzen chronisch und damit wesentlich schwerer behandelbar werden. Die Eile ist nötig, weil sich sonst ein Schmerzgedächtnis in Rückenmark und Gehirn entwickelt. Ist das erst einmal geschehen, reichen immer geringere Reize aus, es zu aktivieren.

So gerät man leicht in den Teufelskreis Schmerz – Vermeidung von Bewegung – Schwächung des Band- und Halteapparates – Verstärkung der Schmerzen.

Nach möglichst rascher Diagnose muss sofort eines der nahezu unendlich vielen *Schmerz-* und *Rheumamittel* in ausreichender Dosierung eingenommen werden. Sehr hilfreich, weil sofort wirksam, ist die *therapeutische Lokalanästhesie*. Das ist nichts weiter als das Spritzen eines lang wirkenden örtlichen Betäubungsmittels in die schmerzenden Bereiche.

Gegen den chronischen Schmerz hilft auf Dauer nur tägliches individuelles Training, bestehend aus Übungen zur Muskeldehnung, Kräftigung von Muskelgruppen und Koordinationsschulung.

Gegen den chronischen Schmerz hilft auf Dauer nur eine komplexe Behandlung: Die Basis ist gezieltes individuelles *Training*, das am besten von einem Krankengymnasten vermittelt wird. Dazu gehören unter anderem spezielle Übungen zur Muskeldehnung, Kräftigung von Muskelgruppen und Koordinationsschulung. Schmerzlindernde, krampflösende, schmerzdistanzierende und entspannende *Medikamente* sollen dafür nur die Voraussetzung schaffen.

Heiße Bäder zu Hause oder besser *Thermalbäder* sind ein höchst effektives prophylaktisches Heilmittel.

Die beliebten Massagen und Packungen ersetzen in keiner Weise das aktive Training, weil sie lediglich die Muskelverspannungen vorübergehend lösen, nicht aber die Ursache der Schmerzen beseitigen.

Die enge Verbindung zwischen Stress und Muskelverspannungen erklärt, warum *Entspannungsverfahren* effektiv sind (*vgl. Seite 89f.*). Nebenwirkungsfrei sind auch die verschiedenen *Akupunktur*-Verfahren. Eine Vielzahl von Schulen lehrt das Verfahren und fast jede schwört auf andere Akupunkturpunkte.

Bei der *transkutanen elektrischen Nervenstimulation (TENS)* mit kleinen, bequem tragbaren Geräten werden elektrische Impulse abgegeben, die schmerzhafte Verspannungen vermindern. Ähnliches erreicht man mit *Wärmepflastern.*

Wann muss der Chirurg an die Bandscheiben?

Es ist etwas ruhiger geworden um die Bandscheiben-Operationen. Verständlich, denn sie lösen das Grundproblem nicht, und so sind die Erfahrungen insgesamt nicht überzeugend. Operative Eingriffe haben nur dann eine Berechtigung, wenn eine Lähmung droht oder eingetreten ist oder heftige Schmerzen durch nichts anderes zu beseitigen sind.

Am Beispiel der Bandscheiben-Operationen zeigt sich wieder einmal, dass der Mensch eben doch keine mechanische Maschine ist, bei dem ein Ersatzteil genügt, die volle Funktion wieder herzustellen.

Osteoporose

Jeder zweite ältere Mensch leidet unter Osteoporose oder Knochenschwund, in Deutschland etwa sechs bis sieben Millionen. Frauen sind bevorzugt betroffen, jede vierte schon nach dem 50. Lebensjahr. Und jede zweite über 80-Jährige hatte schon mindestens einen gebrochenen Wirbelkörper. Bricht

Inzwischen entfallen auf die Behandlung von Komplikationen der Osteoporose mehr Krankenhaustage als auf die von Herzinfarkten.

dann auch noch der Oberschenkelhalsknochen, ist nahezu jeder zweite Patient nach einem Jahr entweder nicht mehr am Leben oder nachhaltig behindert. Das geschieht in unserem Land jährlich 130.000mal.

Welche Dimension die Osteoporose bereits erreicht hat, unterstreicht die Tatsache, dass gegenwärtig in Deutschland knapp drei Millionen Menschen leben, die mindestens einen Wirbelkörperbruch erlitten haben (*Ärztliche Praxis vom 23. 11. 2004*). Und jährlich kommt fast eine viertel Million hinzu.

Der Osteoporose liegt eine kontinuierliche Demineralisierung, vor allem Entkalkung des Knochengerüstes zu Grunde. Das ist eine Folge davon, dass sich das Gleichgewicht zwischen knochenauf- und -abbauenden Prozessen mit zunehmendem Alter zu den abbauenden hin verschiebt. Mit verminderter Knochendichte sinkt die Stabilität und begünstigt damit eine erhöhte Knochenbrüchigkeit sowie Knochenverformungen, vor allem der Wirbelsäule. Oft ruft die Osteoporose so starke Schmerzen hervor, dass sich die Betroffenen kaum noch bewegen. Dies wiederum beschleunigt den Prozess – wieder ein Teufelskreis.

Die beste Osteoporose-Vorbeugung: Legen Sie sich in der Jugend mit Sport und vollwertiger Ernährung einen guten Knochenvorrat an und erhalten Sie ihn im Alter durch Sport.

Mit 30 Jahren hat die Knochensubstanz die höchste Dichte, danach vermindert sie sich jährlich um ein Prozent, nach der Menopause und im Alter noch schneller, bis zu fünf Prozent im Jahr. Deshalb sollte man sich in der Jugend mit Sport und vollwertiger Ernährung einen guten Knochenvorrat anlegen und ihn mit Sport erhalten.

Wer ist besonders gefährdet?

Risikofaktoren für die Osteoporose sind ein Östrogen-Mangel, bei Männern entsprechend vermindertes Testosteron, gehäuftes Auftreten in der Familie, Rauchen, Alkoholmissbrauch, kalziumarme Ernährung, niedriges Körpergewicht, Behandlung mit Kortison, Bewegungsmangel, Schilddrüsenüberfunktion, chronische Darmkrankheiten und Gelenkentzündungen.

Haben Sie ein Osteoporose-Risiko?

- Haben sich Ihr Vater oder Ihre Mutter aus geringfügigem Anlass oder nach einem leichten Sturz das Hüftgelenk gebrochen?
- Haben Sie selbst aus geringfügigem Anlass oder nach einem leichten Sturz einen Knochenbruch erlitten?
- Haben Sie länger als sechs Monate Kortison eingenommen?
- Sind Sie mehr als 5 Zentimeter kleiner geworden?
- Leiden sie häufig unter Durchfällen, verursacht durch eine Darmerkrankung?

Nur bei Frauen:

- Kamen Sie schon vor dem 45. Lebensjahr in die Wechseljahre?
- Hatten Sie länger als 12 Monate keine Periode (ausgenommen während einer Schwangerschaft)?

Nur bei Männern:

- Haben Sie unter Impotenz, Mangel an Libido oder anderen Symptomen (zum Beispiel verringertem Bartwuchs) gelitten, die mit einem Mangel an dem männlichen Geschlechtshormon Testosteron zusammenhängen?

Mit jedem Ja steigt Ihr Risiko, an Osteoporose zu erkranken.

(Quelle: Deutsches Grünes Kreuz)

Wie stellt man die Diagnose?

Um eine Osteoporose festzustellen, sind *Blutuntersuchungen* auf Mineralien und Hormone sowie eine *Osteodensometrie* erforderlich. Letztere ist eine spezielle Röntgenaufnahme, die die Knochendichte misst. Zwei dieser Messungen im Abstand von einem Jahr sichern die Diagnose endgültig. Zwei deshalb, weil die Geschwindigkeit des Knochenabbaus über die Art der Behandlung entscheidet. Computertomografie und Ultraschalluntersuchungen haben noch nicht den Stellenwert des Röntgens erreicht, weil die Methoden entweder noch nicht ausreichend erprobt oder zu ungenau sind.

Wie wird behandelt?

Als Erstes müssen die oben genannten Risikofaktoren beseitigt werden. Grundlage der Behandlung sind körperliche Aktivität, Kalzium und Vitamin D, bei Frauen auch eine Hormonersatztherapie.

Eine umfangreiche Studie mit Frauen, die im Durchschnitt 84 Jahre alt waren, ergab, dass sich mit einer einfachen Basistherapie inklusive Kalzium- und Vitamin-D3-Zufuhr die Anzahl der Schenkelhals-Brüche nahezu halbieren ließ.

In schwereren Fällen werden verschiedene andere Hormone wie das Parathormon und das Calcitonin der Nebenschilddrüse, Hormonrezeptorenblocker, Bisphosphonate, Strontium oder Fluoride gegeben. Letztere stoppen den Knochenabbau und fördern den Wiederaufbau. Eine weitere erfreuliche Nebenwirkung der Medikamentengruppe der Statine (*vgl. Seite 129f.*) ist die Verminderung des Knochenbruchrisikos um 60 Prozent durch objektivierbare Zunahme der Knochendichte (*Arch. Int. Med. 2002; 162; 53*).

Gelenkerkrankungen

Gelenkerkrankungen haben durchaus etwas mit der persönlichen Lebenserwartung zu tun. Es ist erwiesen, dass zum Beispiel an Rheuma leidende Menschen früher sterben. Das liegt zum einem am entzündlichen Prozess, der den gesamten Organismus betrifft und damit auch die Arterien. Das liegt auch an der durch Schmerzen erzwungenen Bewegungsarmut, wenn unzureichend behandelt wird.

> „Die Schmerzen, die du durch Nichtstun vermeiden willst, wirst du durch Krankheit bekommen."
> MARTIN LUTHER

Gelenkerkrankungen lassen sich grob einteilen in entzündliche und in Erkrankungen, die durch vorzeitigen Verschleiß entstanden sind. Die erste Gruppe umfasst die Krankheiten des rheumatischen Formenkreises, allgemein als Rheuma bezeichnet. Die Krankheitsbezeichnungen enden auf -arthritis. Die zweite Gruppe sind die Arthrosen.

Was sind rheumatische Krankheiten?

Als man noch keine Antibiotika kannte, war das klassische rheumatische Fieber als Komplikation bakterieller Infekte wie Angina ziemlich häufig, jetzt ist es selten geworden. Dafür überwiegen heute schleichende Verlaufsformen.

Den rheumatischen Erkrankungen liegen Über- und Fehlreaktionen des Immunsystems zu Grunde, ausgelöst durch Bakterien. Andere Mikroorganismen wie Viren oder Krankheiten wie die Schuppenflechte oder verschiedene bösartige Neubildungen sind ebenfalls in der Lage, Gelenkentzündungen zu verursachen. Warum sich das Immunsystem durch Krankheitserreger verleiten lässt, sich ausgerechnet das Bindegewebe des eigenen Körpers als zu bekämpfenden Feind auszusuchen, ist noch nicht ganz klar. Vermutlich haben einige Bakterien eine ähnliche Oberflächenstruktur wie Bindegewebszellen, und das sensibilisierte Immunsystem verwechselt beide. Und weil Bindegewebe besonders in den Gelenken konzentriert ist, machen sich Schäden hier bevorzugt bemerkbar.

Nicht sofort sichtbar, aber ebenso wichtig sind die Entzündungsprozesse in den Arterienwänden. Menschen, die an einer Rheumatoidarthritis leiden, haben deshalb ein doppelt so hohes Risiko, an einem Herzinfarkt zu sterben.

Kennzeichen einer chronischen Polyarthritis

Von einer chronischen Polyarthritis oder Rheumatoidarthritis spricht man, wenn wenigstens drei der folgenden Sachverhalte erfüllt sind:

- Mehr als sechs Wochen bestehende Morgensteifigkeit mehrerer Gelenke von mindestens einer Stunde Dauer
- Schmerz oder Schwellung in mehr als drei Gelenkregionen von mindestens sechs Wochen Dauer
- Schmerz oder Schwellung an Hand- und Fingergelenken
- Eine symmetrische Entzündung beidseits in der gleichen Gelenkregion
- Rheumaknoten
- Veränderungen im Röntgenbild.

Entzündungen der Gelenke sind mit Schmerzen verbunden und zeigen sich als Schwellung, Rötung und Funktionseinschränkung. Betroffen sind in der Regel alle Gelenke, die einen früher, andere später. Die häufigste Form ist die *chronische Polyarthritis*. Poly steht für viel und Arthritis für Gelenkentzündung. *Rheumatoidarthritis* ist eine weitere gängige Bezeichnung. Diese Krankheit beginnt in der Regel schleichend, anfänglich nur mit Schmerzen, dann kommen die unten genannten Symptome dazu. Ohne Behandlung werden die Gelenke allmählich zerstört. Und diese Zerstörung beginnt sehr früh. Bei älteren Menschen sieht man häufig, besonders an den Händen, Deformierungen, die die Funktion stark einschränken.

Weil ähnliche Symptome auch bei Gelenkentzündungen mit anderen Ursachen, beispielsweise Schuppenflechte, chronischen Darmentzündungen, Schilddrüsenerkrankungen oder Stoffwechselstörungen wie Gicht auftreten können, müssen zur Diagnosesicherung Blutuntersuchungen durchgeführt werden.

Wie wird die chronische Polyarthritis behandelt?

Ohne Therapie droht die Gelenkzerstörung. Deshalb muss von Beginn an konsequent behandelt werden. Das geht nur mit einer *Kombinationstherapie*. Die medikamentöse Behandlung besteht aus einer Basis- und einer Zusatztherapie. Die Basistherapie dient dazu, überschießende Immunreaktionen zu unterdrücken. Dafür gibt es mehrere Möglichkeiten: Die traditionellste ist *Goldsalz*, die wirksamste *Methotrexat* und die neuesten sind *Immunmodulatoren* wie Leflunomid. Zusätzlich müssen häufig die bekannten *Rheumamittel* gegeben werden oder *Kortison*. Kortison ist in Verruf geraten, als in der euphorischen Anfangsphase mit der Dosis allzu großzügig umgegangen wurde. Inzwischen kennt jeder Arzt die Nebenwirkungen, und die Behandlungsstrategien haben sich geändert hin zu kurzzeitig hohen und auf Dauer ganz niedrigen Dosen. Heute braucht kaum jemand ein „Mondgesicht“, Bluthochdruck, Osteoporose oder die Zuckerkrankheit als Nebenwirkungen zu fürchten.

Bei richtiger Anwendung ist Kortison das verträglichste und nebenwirkungsärmste Rheumamittel.

Zur Behandlung gehören natürlich auch *krankengymnastische Bewegungstherapie, Elektro-* und *Hochfrequenztherapie, Einreibungen* und *Packungen* sowie *Kälte-* und *Wärmetherapie.*

Aus dem türkischen Kurort Bursa wurden kürzlich Ergebnisse einer interessanten Untersuchung bekannt: Die dortigen Ärzte verglichen die Wirkung von Thermalbädern mit der eines durchaus gängigen starken Medikamentes, das die Immunreaktion unterdrückt. Beides wirkte gleich, die Nebenwirkungsrate betrug bei den Bädern erwartungsgemäß null, mit den Medikamenten fünfzig Prozent. Hier wurde ein weiteres Mal bestätigt, was jahrtausendlange Erfahrungen belegen: *Thermalbäder* helfen sehr wirksam gegen Rheuma.

Arthrosen – ein unvermeidlicher Tribut an das Alter?

Anders als bei Gelenkentzündungen liegt bei Arthrosen tatsächlich eine Abnutzung vor. Dabei verschleißt die Knorpelschicht, die in den Gelenken die Knochen bedeckt. In unregelmäßigen Abständen kommt es zu Reizphasen, welche die Kriterien einer Entzündung erfüllen können: Schwellung, Schmerzen und Bewegungseinschränkung. Später entwickeln sich Deformierungen.

Wegen veränderter Statik durch den aufrechten Gang sind beim Menschen neben der Wirbelsäule besonders die Hüft-, Knie- und Fußgelenke betroffen. Anders als bei totem Material, das bei Gebrauch tatsächlich verschleißt, brauchen Gelenke Bewegung, um ihre Struktur und Funktion zu erhalten. Bei Bewegung fließen in den Gelenken schwache bioelektrische Ströme, die die Durchblutung anregen, der Stoffwechsel aktivieren und die Versorgung des Gelenkknorpels stabilisieren. Umgekehrt verschlechtert sich bei Inaktivität der Funktionszustand des Knorpels, er nutzt sich schneller ab. Nicht umsonst wundert sich mancher Jogger oder Walker, dass seine Kniebeschwerden verschwinden und nach faulen Perioden wiederkommen.

> Das unglücklich gewählte Wort „Abnutzung“ suggeriert Verschleiß durch Gebrauch, durch Nutzung. In Wirklichkeit ist es genau umgekehrt.

Wie werden Arthrosen behandelt?

Für die Vorbeugung und die Behandlung gilt das Gleiche wie für Rückenschmerzen und für die Arthritis mit Ausnahme der hier nicht erforderlichen Basistherapie. Einige natürliche Substanzen wie Gelatine haben ganz offensichtlich Gelenkknorpel schützende Eigenschaften. Als Medikament gibt es das Glukosamin. Wenn nichts mehr hilft, muss der Chirurg in das Ersatzteillager greifen und das verschlissene Gelenk durch ein Implantat ersetzen.

Schmerzen fast ohne objektive Befunde – die Fibromyalgie

Die Fibromyalgie, auch als Weichteilrheumatismus bezeichnet, ist inzwischen eine ziemlich weit verbreitete Krankheit der Gelenke und des Rückens. Allein in Deutschland sind mehr als eine Million Menschen betroffen. Auffällig ist die Diskrepanz zwischen den als sehr quälend empfundenen Schmerzen und wenigen objektiven Befunden. Letztere sind positive und negative Triggerpunkte, Tender points genannt, die an definierten Orten des Körpers druckschmerzhaft sind oder eben nicht.

Weil meist gleichzeitig Symptome einer Depression vorhanden sind, liegt es nahe, beide Krankheiten als verwandt anzusehen. Die besten Behandlungserfolge sind deshalb auch mit einer Kombination aus Antidepressiva, Krankengymnastik und Sport, Entspannungsverfahren und Stressbewältigung zu erreichen.

Weil die Krankheit so gar nicht in das mechanische Weltbild passt, haben die unter diesem Phänomen leidenden Patienten meist eine diagnostische Odyssee hinter sich. Wohl auch deshalb sind sie besonders anfällig für pseudowissenschaftliche, sogar obskure Behandlungsmethoden. Dazu zählt auch die so genannte *„Bioresonanztherapie“*. Versucht man bei dieser „Therapie“ die wissenschaftlichen oder rationalen Grundlagen zu finden oder erprobt sie gar in der Praxis, drängen sich Parallelen zu mittelalterlichen Quacksalbereien auf. Nur auf moderne Art verbrämt (*Die Naturheilkunde, Forsch. Komplementärmed. 2004; 11; 171*).

Offenbar bedienen solche Verfahren tief in uns liegende mystische Sehnsüchte. Manchmal ist das auch gut so. Denn sogar in wissenschaftlich nicht angreifbaren Studien kann der Placeboeffekt, also die Therapie mit Scheinmedikamenten, in bis zu sechzig Prozent der Fälle Erfolge verbuchen. Das schaffen nicht alle Medikamente. Und die sind oft auch noch nebenwirkungsbehaftet.

Kopfschmerzen

Die vier wichtigsten und häufigsten Arten von Kopfschmerzen sind die *Migräne*, der *Spannungskopfschmerz*, die *Trigeminusneuralgie* und der *atypische Gesichtsschmerz*. Die Unterscheidung ist wegen der unterschiedlichen Ursachen und Behandlungsmethoden notwendig. Neben den reinen Formen gibt es noch den Kombinationskopfschmerz.

Migräne – ein quälendes Massenphänomen

Die Migräne ist nicht nur eine lästige, quälende Krankheit, sondern auch ein unabhängiger Risikofaktor für einen Schlaganfall. Migräne erhöht die Wahrscheinlichkeit eines Schlaganfalls um den Faktor 2,2, bei jüngeren Betroffenen unter 45 Jahren um den Faktor 2,4. Wenn Frauen gleichzeitig die Pille einnehmen, steigt das Risiko gar um den Faktor 8,7 (*Brit. Med. J. 2005; 330; 63*).

Frauen mit Migräne, die die Pille einnehmen, haben ein 8,7fach erhöhtes Schlaganfallrisiko.

Was unterscheidet die Migräne von anderen Kopfschmerzen?

Wer sie hat, weiß nur zu gut, was ein Migräneanfall bedeutet: Mit oder ohne Vorankündigung (Aura) anfallsweise auftretende heftigste, meist einseitige und pochende oder hämmernde Kopfschmerzen, verbunden mit Übelkeit, auch Erbrechen, mit Licht-, Geräusch- und Geruchsempfindlichkeit. Irgendetwas anderes zu tun, als im Bett zu liegen, ist unmöglich. Ein Migräneanfall beginnt oft morgens und hält unbehandelt Stunden, mitunter einen bis drei Tage an.

Merkmale der Migräne

- Meist einseitiger pulsierend-pochend-hämmernder Kopfschmerz
- Anfallsweise auftretend
- Dauer 4–72 Stunden
- Verstärkt durch körperliche Aktivität
- Begleitet von Übelkeit, Erbrechen, Licht- und Geräuschempfindlichkeit.

Woher kommen die Anfälle?

Die Ursachen sind nicht eindeutig geklärt. Sicher ist, dass ein inzwischen isoliertes Gen eine Rolle spielt. Aber es muss in einem bestimmten Typ von Menschen vorhanden sein. Migräneanfällige Menschen sind oft betont leistungsorientiert und können weder abschalten noch entspannen.

Migräneanfällige Menschen sind oft betont leistungsorientiert und können weder abschalten noch entspannen.

Ein simpler Erklärungsversuch ist dieser: Durch fehlende Entspannung baut sich im Gehirn ein Spannungspotenzial auf, ähnlich der Gewitterschwüle in der Natur. Der entladende Blitz ist der Migräneanfall. Das Spiel beginnt dann von neuem.

Dass Entspannungsverfahren eine gute Heilwirkung haben, dürfte ein weiterer Hinweis auf eine „Software-Störung" des Gehirns sein. Beim Migräneanfall erweitern sich in bestimmten Hirnabschnitten Gefäße und der Blutfluss verlangsamt sich. Es entsteht eine örtlich entzündliche Schwellung mit starkem Druck auf das Gewebe. Die Migräne ist eine Art funktionelle Durchblutungsstörung des Gehirns.

Was löst den Migräneanfall aus?

Die Tatsache, dass die Anfälle meist früh aus dem Schlaf heraus beginnen, schließt eine aktuelle psychische Belastung eigentlich aus. Sicher ist, dass Frauen oft einen Zusammenhang mit der Regel sehen. Östrogene sind sicher auch im Spiel, weil Patientinnen mit Endometriose, das ist eine Krankheit mit einer Überproduktion dieses Hormons, viel häufiger Migräne haben als gesunde Frauen.

Manchmal kündigt sich der Anfall mit einer *Aura* an, zum Beispiel mit Sehstörungen. Als Auslöser kommen neben der Regel Rotwein, Stress oder Stresserwartung, Änderung des Schlaf-Wach-Rhythmus und Wetterumschwünge in Frage.

Wie wird Migräne behandelt?

Die Behandlung hat zwei Ziele: erstens, die Schmerzattacken so schnell wie möglich zu beenden, zweitens, schmerzfreie Intervalle möglichst lange auszudehnen.

Für die Akutbehandlung gibt es mehrere Möglichkeiten: Deutet sich ein Anfall an, reichen häufig zwei Tabletten *Aspirin* oder 800 mg *Ibuprofen*, wenn man vorher 20 bis 30 Tropfen *Metoclopramid* (Paspertin®, MCP ®) genommen hat. Das ist notwendig, weil im Anfall der Magen quasi gelähmt ist und das Schmerzmittel nicht aufnimmt. MCP verhindert das. Eine Tasse Kaffee verstärkt die Wirkung. Ein weiteres Mittel ist das *Ergotamin*, eine Substanz aus dem Mutterkorn. Es ist in vielen Migränemitteln enthalten und oft mit *Koffein* kombiniert. Weil es Blutgefäße verengt, ist das Ergotamin als Dauerbehandlung ungeeignet, ja gefährlich. Ich habe schon junge Frauen mit „Raucherbein“ als Folge jahrelanger Migräne-Fehlbehandlung gesehen.

Seit einigen Jahren ist eine neue Medikamentengruppe in der Akutbehandlung erfolgreich, das sind die *Triptane*. Ihre Vorteile sind der relativ rasche Wirkungseintritt und die geringen Nebenwirkungen. Man muss sie aber strikt zeitgerecht einnehmen, das heißt bei Beginn des Anfalls. Inzwischen gibt es schnell wirkende Sprays und Injektionen.

Noch schneller wirkt die so genannte *therapeutische Lokalanästhesie*, aber nur, wenn sie unmittelbar zu Beginn des Anfalls erfolgt. Ein lang wirkendes örtliches Betäubungsmittel wird mit einer feinen Nadel an die Punkte des Kopfes gebracht, an denen bestimmte Nerven austreten. Die Wirkung tritt nahezu augenblicklich ein.

Wie kann man den Attacken vorbeugen?

Als Prophylaxe haben sich *Beta-Blocker* bewährt, bekannt als Mittel gegen Bluthochdruck, und *Flunarizin*, ebenfalls ein Blutdrucksenker. Pflanzliche Medikamente wie Pestwurz sind entweder den Beweis ihrer Wirkung schuldig geblieben oder sie wurden wegen gefährlicher Nebenwirkungen vom Markt genommen.

Einige einfache *Entspannungs-* und *Stressbewältigungsverfahren* (*vgl. Seite 89f.*) wie Muskelrelaxation gehören zur Standardtherapie. In meiner Praxis erlebe ich immer wieder, wie Patienten nach zum Teil jahrzehntelangen quälenden Attacken durch konsequente Meditation völlig beschwerdefrei werden.

In die Behandlung aller Kopf- aber auch Rückenschmerzen kann das *Biofeedback* eingebaut werden. Bei diesem Training achtet man bewusst auf Signale des Körpers, die auftreten, bevor der Schmerz beginnt. Erkennt man bestimmte Situationen als Auslöser, kann man sein Verhalten ändern, damit der Schmerz vermieden wird. Migräne ist eine der Indikationen für *Akupunktur*.

Keine Wirkung bei Migräne haben:

Autogenes Training, Chiropraxis und Manualtherapie; Fußreflexmassage, Reiz- und Magnetströme, Zahnextraktionen, Aufbissschienen und Entfernen von Amalgamfüllungen, Frischzellentherapie; Sanierung vermeintlicher Pilzinfektionen im Darm, Neural- und Ozontherapie, Psychophonie, Tonsillektomie und Hysterektomie (Entfernen von Mandeln und Uterus), klassische Psychoanalyse (*nach V. Pfaffenrath, Ärztliche Praxis vom 28. 09. 2004*).

Spannungskopfschmerz

Anders als bei der Migräne sind diese Schmerzen weniger heftig, dafür aber länger andauernd. Sie treten überwiegend beidseitig auf, oft vom Nacken über den Scheitel bis zur Stirn ziehend. Es handelt sich vor allem um eine Veränderung der Schmerzwahrnehmung. Hintergrund ist eine Störung des Reizverarbeitungssystems im Gehirn. Wenn durch Dauerstress oder Schlafstörungen zu wenig *Neuro-Transmitter* (→ Glossar) vorhanden sind, werden Nervenimpulse falsch interpretiert, in diesem Fall als Schmerz.

Klassische Schmerzmittel helfen deshalb nicht. Sie bergen sogar die Gefahr in sich, bei zu langem Gebrauch, also mehr als zehn Tage im Monat, selbst Kopfschmerzen hervorzurufen. Die *therapeutische Lokalanästhesie* ist für die Soforttherapie das Mittel der Wahl. Die weitere Behandlung besteht aus einer Kombination von *Entspannungsverfahren, antidepressiv wirkenden Medikamenten* und *Verhaltenstherapie*. Manchmal helfen einfache Mittel wie Massagen der verspannten Schläfen-Muskulatur oder Einreibungen mit Pfefferminzöl.

Trigeminusneuralgie

Der Trigeminus ist ein Nerv, der mit drei (tri) Ästen oder Schenkeln (gemini) jeweils eine Gesichtshälfte versorgt.

Bei der Neuralgie handelt es sich um ganz kurz in das Versorgungsgebiet dieser Äste einschießende starke Schmerzen, die nur Sekunden, höchstens Minuten andauern. Zwischen den Attacken herrscht Wohlbefinden. Auch hier helfen langfristig nur Entspannungsverfahren.

Atypischer Gesichtsschmerz

Er gehört ebenfalls zu den episodischen Schmerzen, die schmerzfreien Zeiten können Monate dauern. Charakteristisch sind meist einseitige, dauerhaft ziehende, brennende, stechende und drückende Schmerzen mit wechselnder Intensität, weniger schlimm als bei der Migräne und ohne deren ständige Begleiter. Sie werden oft verwechselt mit Zahnschmerzen oder Nebenhöhlenentzündungen. Weil es keine objektiven Befunde gibt, die den atypischen Gesichtsschmerz beweisen, muss man zuerst diese Krankheiten ausschließen. Man nimmt an, dass es sich wie beim Spannungskopfschmerz um eine Störung der Schmerzverarbeitung im Gehirn handelt. Weil fast immer gleichzeitig Merkmale von Depressionen oder Angststörungen vorliegen, ist die Einnahme von Schmerzmitteln sinnlos, ja sogar schädlich wegen der Gefahr von Analgetika- oder Schmerzmittelkopfschmerz.

Wirksamer sind alle Verfahren, die im Kapitel „Depressionen" (*vgl. Seite 210f.*) genannt sind, einschließlich Psychotherapie. Außerdem helfen Entspannungsverfahren beziehungsweise Wärme- und Kälteanwendungen.

Schlafstörungen

Die Aufgabe des Schlafes ist es, dem Körper die Möglichkeit zu geben, den vergangenen Tag aufzuarbeiten und sich auf den neuen vorzubereiten. Da gibt es unendlich viel zu tun: Die Muskeln und das Bindegewebe regenerieren sich. Die inneren Organe schließen die Verdauung des Vortages ab, indem sie Speicher auffüllen und Reste entsorgen. Herz und Kreislauf entspannen.

Besonders viel Arbeit kommt auf das Nervensystem zu. Die vielen Eindrücke und Informationen, die es im Verlauf des Tages empfangen hat, müssen gesichtet, geordnet, mit schon Vorhandenem verglichen und abgespeichert werden. Das geschieht in den Traum- oder REM-Phasen. Davon gibt es jede Nacht mehrere. Sie entscheiden darüber, ob wir uns am nächsten Tag erfrischt oder wie zerschlagen fühlen. Gegen Morgen bereitet das Nervensystem den neuen Tag vor. Gesunder Schlaf ist also eine Voraussetzung für Wohlbefinden.

Wie wird der Schlaf reguliert?

In uns schlägt eine innere Uhr. Sogar in jeder Zelle. Koordiniert werden die Uhren durch einen Bereich des Gehirns, der unmittelbar an die Kreuzung der Sehnerven angrenzt. Offenbar sind es die Hell-Dunkel-Reize, die diesen zentralen Zeitgeber steuern. Die innere Uhr wacht über unseren täglichen Biorhythmus. Alle biologischen Funktionen unterliegen diesem Tagesrhythmus: die Körpertemperatur, der Blutdruck, der Stoffwechsel, auch der Schlaf. Gegen 20 Uhr abends fällt die Körpertemperatur, wir werden müde. Und wenn es dunkel wird, bildet die Zirbeldrüse *Melatonin*, das Schlafhormon. Viel Melatonin bedeutet aktive regenerative Vorgänge im Körper, wenig davon bewirkt, dass nach drei Uhr morgens allmählich die leistungssteigernden Funktionen aktiviert werden. Schlafstörungen machen sich zuerst an unserem Nervensystem bemerkbar. Die Folgen sind Müdigkeit am nächsten Tag und ein erhöhtes Risiko für depressive Verstimmungen, aber auch von Herz-Kreislauf-Krankheiten.

Das Schlafhormon Melatonin unterstützt regenerative Vorgänge im Körper. Sein Verbrauch führt dazu, dass nach drei Uhr morgens allmählich die leistungssteigernden Körperfunktionen aktiviert werden.

Der Schlafbedarf ist individuell sehr verschieden. Mancher kommt schon mit vier Stunden aus, ein anderer braucht zehn. Sieben bis acht Stunden sind ein Durchschnittswert, kein Zwang.

Was kann zu Schlafstörungen führen?

Zunächst einmal alles, was an- oder aufregt, vom Kaffee über Medikamente bis zum Stress, Streit oder Ärger, intensive sportliche Belastung, spannende Bettlektüre oder Fernsehkrimi. Danach kann das Einschlafen schwer fallen.

Eine hohe psychische Belastung mit Dauerstress kann ein zu frühes Wiederaufwachen bewirken. Außerdem werden viele Krankheiten von Schlafstörungen begleitet, zum Beispiel Depressionen oder die Herzmuskelschwäche.

Was Herz und Schlaf gemeinsam haben? Alle Lebensprozesse unterliegen dem biologischen Aktivitätsrhythmus. Beispielsweise hat der Blutdruck seinen höchsten Wert unmittelbar nach dem Erwachen. Deshalb sind Herzinfarkt und Schlaganfall morgens am häufigsten.

Der Blutdruck hat seinen höchsten Wert unmittelbar nach dem Erwachen. Deshalb sind Herzinfarkt und Schlaganfall morgens am häufigsten.

Der Blutdruck fällt allmählich auf ein Tief am Nachmittag, steigt gegen Abend noch einmal an und erreicht die niedrigsten Werte nachts zwischen zwei und drei Uhr. Mit dem fallenden Druck werden die Herzmuskeln sparsamer durchblutet. Was normalerweise ökonomisch günstig das Herz schont, führt bei Herzschwäche zu einer Mangeldurchblutung. Das Gehirn reagiert mit panischer Erregung, der Schlaf ist vorbei.

Für diese Form der Schlafstörung bietet sich die Behandlung des Herzens an. Außerdem ein Tipp: Eine Tasse Kaffee unmittelbar vor dem zu Bett gehen getrunken, hat mitunter eine erstaunliche, nur scheinbar paradoxe Wirkung. Kaffee als Schlafmittel? Bei Herzschwäche ja, weil er den Kreislauf anregt und kräftigt (*vgl. Seite 29f.*). Genügt das alles nicht, lohnt es sich, *Entspannungsverfahren* zu erlernen. Bis dahin können *Medikamente* nützlich sein. Sie sollten spätestens dann eingesetzt werden, wenn die Schlafstörung mindestens dreimal wöchentlich und mindestens einen Monat lang besteht.

Welche Medikamente helfen gegen Schlaflosigkeit?

Ein gutes Schlafmittel soll drei Anforderungen erfüllen. Erstens soll es den natürlichen Schlaf nicht stören, besonders die Traumphasen nicht unterdrücken. Zweitens darf es kein so genanntes Overhanging geben, also eine unangenehme Nachwirkung am nächsten Morgen. Drittens sollte keine Gewöhnung eintreten. Diese Anforderungen erfüllen *Pflanzenextrakte* aus Baldrian, Hopfen, Passionsblume und Melisse. Man muss sie nur hoch genug dosieren. Darüber hinaus gibt es neue *nebenwirkungsarme Mittel*, über die Ihr Arzt Bescheid weiß. Indem man Schlafmittel nicht täglich einnimmt, beugt man einer Abhängigkeit vor.

Alkohol sollte man nicht als Schlafmittel missbrauchen, weil er in nützlicher niedriger Menge anregt, in betäubender höherer die Traumphasen stört und dann am Morgen schwerlich zu Wohlbefinden führt.

Was kann man gegen Schlafstörungen tun?

Weil das Einschlafen im Wesentlichen ein nervliches Problem ist, hat die *Schlafhygiene* eine große Bedeutung. Deshalb:

- Das Schlafzimmer soll wirklich nur zum Schlafen genutzt werden, es ist kein Lese- oder Fernsehraum.
- Das Einschlafen können Sie nicht erzwingen. Daher bitte nur müde ins Bett gehen.
- Will der Schlaf nicht gleich kommen, verlassen Sie das Bett, statt sich Stunden herumzuwälzen. Beschäftigen Sie sich so lange anderweitig, bis die Müdigkeit kommt. Das können Sie durchaus mehrfach wiederholen.
- Die Schlafenszeit sollte immer gleich sein.
- Zwei Stunden vor dem Zu-Bett-Gehen sollten jegliche an- oder aufregende Aktivität unterbleiben wie große körperliche oder geistige Anspannung.
- Die Abendmahlzeit sollte nur leicht sein, das heißt fett- und eiweißarm.
- Das Zimmer sollte dunkel, kühl und leise sein.
- Voraussetzung für Entspannung und Schlaf sind Gefühle von Schwere und Wärme. Mit kalten Füßen und Händen kann niemand einschlafen.
- Vor dem Einschlafen in Gedanken den Tag Revue passieren lassen, übrig Gebliebenes ordnen sowie die Vorhaben des nächsten Tages durchdenken.

Verdauungsstörungen

Wie läuft die normale Verdauung ab?

Die Verdauung beginnt bereits im Mund. Die Speicheldrüsen geben Enzyme ab, die Kohlenhydrate spalten können. Im Magen wird die Nahrung mit Säure versetzt, die es der Galle ermöglicht, das Fett auf die Spaltung vorzubereiten. Gleichzeitig informiert der Magen auf hormonellem Weg die Bauchspeicheldrüse über kommende Arbeit. Die hauptsächlichen Enzyme für die Verdauung von Fetten, Eiweißen und Kohlenhydraten kommen auch von dort.

Im Dünndarm wird dem Nahrungsbrei alles Nützliche entzogen. Ein aktives Transportsystem bringt Fette, Eiweiße, Zucker, Mineralien, Spurenelemente und Vitamine durch die Darmwand in das Blut und in die entsprechenden

Organe, überwiegend in die Leber. Das scheinbar Unbrauchbare wird im Dickdarm konzentriert und dann ausgeschieden.

Sehr lange wurde die Rolle des Dickdarms unterschätzt. Dort befinden sich Milliarden unterschiedlicher Bakterien, die in einem gesunden Verhältnis zueinander leben, das ist die *Darmflora*. Ein Teil von ihnen spaltet die Ballaststoffe auf. Einige der daraus gewonnenen Produkte dienen den Bakterien und der Darmschleimhaut als Nahrung und regen den Darm zu der notwendigen Bewegung an. Andere Bakterien produzieren, quasi in einer Art gentechnischer Fabrik, Vitamine der Gruppe B. Wieder andere bewirken die Produktion von Antikörpern in der Darmwand. Der Darm wird so zu einem der wichtigsten Organe für das Immunsystem.

Der Darm ist eines der wichtigsten Organe für das Immunsystem.

Neben diesen „guten" gibt es noch andere, weniger gewünschte Mikroorganismen wie Fäulnisbakterien oder Pilze, die unter anderem für Gärungsprozesse und damit verbundene verstärkte Gasbildung verantwortlich sind.

Den gesamten Magen-Darm-Trakt kann man sich als eine Art Fließband vorstellen, das mit regelmäßigen Muskelbewegungen den Verdauungsvorgang ermöglicht und an dem viele „Arbeiter", von Enzymen bis zu den Bakterien, ihre Pflicht tun.

Das liest sich genial und einfach, funktioniert so aber in der Wirklichkeit leider nicht immer. Kommt es aus irgendwelchen Gründen zu Störungen der Bewegung – zu schnell, zu langsam oder zu unregelmäßig – oder sind „unqualifizierte" Arbeiter, sprich Störungen der Enzym- oder der Gallenproduktion oder Bakterien-Fehlbesiedlungen am Werk, kann das ganze System aus den Fugen geraten.

Zu den Folgen für das Immunsystem hier nur so viel, dass der enge Zusammenhang zwischen Darm und allergischen Erkrankungen unter anderem der Haut und der Gelenke inzwischen belegt ist.

Verdauungsstörungen machen sich als Blähungen und Völlegefühl, Bauchschmerzen, Durchfall oder Verstopfung oder beides im Wechsel bemerkbar. Am häufigsten ist die Verstopfung oder Obstipation, verbunden mit Blähungen. Jeder zweite Senior hat Probleme damit, noch häufiger die Seniorin. Letztere deshalb, weil sie einen längeren Dickdarm hat. Muss ja sein, wegen des großen Uterus in der Schwangerschaft.

Verstopfung

Nach gültiger Lehrmeinung ist ein Stuhlgang zwischen dreimal täglich und dreimal wöchentlich normal. Ursachen wirklicher Obstipation oder Verstopfung gibt es viele: Stress, Hektik, Bewegungs- und Flüssigkeitsmangel, ballaststoffarme Kost, Bakterien-Fehlbesiedlung, Störung der Enzymproduktion oder einfach nur verlangsamte oder unregelmäßige Darmtätigkeit. Aus den genannten Ursachen folgen die Gegenmaßnahmen.

Nach gültiger Lehrmeinung ist ein Stuhlgang zwischen dreimal täglich und dreimal wöchentlich normal.

Die erste ist Stuhldisziplin: Täglich zur gleichen Zeit, am besten nach dem Frühstück in aller Ruhe das Örtchen aufsuchen und gelassen warten, und sei es mit der Zeitung. Nicht aufgeben, auch wenn das Ritual zuerst eine ganze Woche oder zwei erfolglos ist.

Die zweite, täglich mindestens 1,5 Liter Flüssigkeit trinken, die dritte, körperlich aktiv sein, und die vierte, ballaststoffreiche Kost wie Vollkornprodukte und viel Gemüse essen. Mit „guten" Darmbakterien angereicherte Joghurts unterstützen die gesunde Darmflora und damit den Stuhlgang.

So beugen Sie einer Verstopfung vor

- Stuhlhygiene: täglich zur gleichen Zeit das Örtchen aufsuchen
- Täglich wenigstens 1,5 Liter Flüssigkeit trinken
- Körperlich aktiv sein
- Ballaststoffreiche Kost essen.

Reicht das nicht, kann durchaus nachgeholfen werden. Es muss ja nicht immer Rizinus sein. Schon Kaffee regt den Darm an. Bitter- und Glaubersalze wie aus Bad Kissingen, Bad Mergentheim oder Karlsbad sind wirksam, ebenso ein unverdaulicher Zucker, die Lactulose. Hochkonzentrierte Bakterienkulturen wie VSL 3®, Bion 3®, Mutaflor® oder Symbioflor® gibt es in der Apotheke.

Pflanzliche Abführmittel aus Rhabarber, Aloe, Faulbaumrinde, Kreuzdornbeeren, Leinsamen, Weizenkleie und indischem Flohsamen sind unbedenklich. Besonders bei den Quellmitteln, das sind die letzten drei Genannten, muss extra viel getrunken werden. Ein synthetisches Quellmittel, das Macrogol, das sich seit langem zur Vorbereitung von Darmspiegelungen bewährt hat, tut dies zunehmend auch gegen Obstipation.

Früher glaubte man, Sennesblätter beziehungsweise -früchte, ebenfalls als Abführmittel gebräuchlich, könnten Darmkrebs provozieren. Heute weiß man, dass das lange Verweilen des Darminhalts, also der träge Darm selbst das Risiko ist.

Das sind weitere Helfer für einen normalen Stuhlgang

- Kaffee
- Glaubersalz
- Probiotische Kulturen
- Pflanzliche Anreger: Sennesblätter, Rhabarber, Aloe, Faulbaumrinde, Kreuzdornbeeren
- Quellmittel: Leinsamen (gut kauen!), indischer Flohsamen, Kleie, Macrogol
- Kolon-Hydrotherapie.

Als die Wissenschaftler der NASA vor vierzig Jahren ein Gerät entwickelten, um den Astronauten vor dem Abflug den Darm gründlich und schonend zu entleeren – zur Gewichtsreduzierung und um im All möglichst wenig Unerwünschtes zu haben – hatten sie eine segensreiche Entwicklung angestoßen. Bald stellte sich heraus, dass sich das Befinden des Astronauten dadurch nachhaltig verbesserte, vorher vorhandene Bauch- und Verdauungsprobleme verschwanden und seltener Infekte auftraten. So breitete sich die *Kolon-Hydrotherapie* zunächst in den USA sehr schnell aus und fasst allmählich auch in Deutschland Fuß. Sie ist, richtig angewendet, absolut nebenwirkungsfrei und hat noch einige positive Nebeneffekte insbesondere als Basis für den Neuaufbau einer gesunden Darmflora. Die Kolon-Hydrotherapie erfolgt mit einem geschlossenen System. In den Enddarm wird ein Röhrchen eingeführt, das über zwei Schläuche mit einem Gerät verbunden ist. Einer dient der Wasserzufuhr, der andere leitet den Darminhalt aus. Durch Wechsel des Wasserdruckes und der Temperatur erfolgt eine Art innere Darmmassage, die durch eine äußere – durchgeführt vom behandelnden Therapeuten oder Arzt – ergänzt wird. Auf diese Art lösen sich alte Rückstände und unerwünschte Mikroben beziehungsweise Pilze und werden völlig geruchlos ausgeleitet.

Venenerkrankungen

Jeder zweite Bundesbürger leidet an Erkrankungen der Venen, mit zunehmendem Alter immer mehr. Warum ist das so? Die Venen sind Blutgefäße, die von den Organen zum Herzen führen. Die Fließgeschwindigkeit des Blutes ist geringer als in den Arterien, weil in den Wänden kaum Muskeln vorhanden sind und kein Herzschlag es antreibt. Bewegt wird das Blut durch eine gewisse Sogwirkung von Herz und Lunge und dem leichten Druck des aus den Haargefäßen oder Kapillaren nachfließenden Blutes. Bei Bewegung kommt die Muskelpumpe der Beine, vor allem der Unterschenkel hinzu.

Wieder erinnere ich an das erste Wesen, das die menschliche Eigenschaft erfand, den Kopf hoch zu tragen. Für das Venensystem bedeutet der aufrechte Gang, beim Bluttransport wesentlich größere Höhenunterschiede überwinden zu müssen. Der Druck in den Venen der Beine, besonders der Füße und Unterschenkel, ist beim Stehen extrem hoch.

Im venösen System kommen mehrere ungünstige Faktoren zusammen: hoher Druck, langsame Fließgeschwindigkeit und dünne Wände. Im Ergebnis können sehr leicht Erweiterungen der Venen auftreten, deutlich sichtbar an den Beinen als *Krampfadern* oder *Varizen*. In diesen Erweiterungen fließt das Blut mit Verwirbelungen langsamer, bis zum örtlichen Stillstand. Hier bilden sich leicht Gerinnsel, die die Venen verschließen. Dann liegt eine *Thrombose* (→ Glossar) vor. Wenn diese Gerinnsel sich lösen, kann es zu einer lebensgefährlichen *Embolie* (→ Glossar), vor allem in der Lunge kommen. In den Beinen begünstigt der Blutstau Entzündungen der Wände. Dann handelt es sich um eine Venenentzündung oder *Thrombophlebitis*.

Die Reihenfolge Krampfader – Thrombophlebitis/Thrombose – chronische Venenschwäche – Geschwür beziehungsweise offenes Bein beschreibt diesen Prozess.

Mehrere andere Faktoren können die Entstehung von Venenerkrankungen fördern. Das sind weibliche Geschlechtshormone, insbesondere während der Schwangerschaft oder in den früher östrogenreichen Anti-Baby-Pillen. Außerdem Übergewicht und Bewegungsmangel.

Woran erkennt man eine Venenerkrankung?

Krampfadern sind nicht zu übersehen. Sie sind, wenn sie klein sind, als Besenreiser ein eher kosmetisches Problem. Die wirklichen Varizen sind die Basis für die oben genannten Krankheiten. Die wichtigsten allgemeinen Symptome sind meist einseitige Schwellungen, Schmerzen und Hautveränderungen.

Die allgemeinen Symptome der Venenerkrankungen sind im Tagesverlauf zunehmende Schwellungen, Schwere- und Spannungsgefühl, Schmerzen sowie Hautveränderungen.

Die Schwellungen nehmen in der zweiten Tageshälfte zu, ebenso die Schmerzen. Letztere werden am ehesten als Schwere- und Spannungsgefühl empfunden, bei der Venenentzündung können sie sehr heftig sein. Weil Schwellungen der Beine auch andere Ursache haben können, beispielsweise eine Herzschwäche, muss immer der Arzt hinzugezogen werden.

Wie kann man Venenerkrankungen vorbeugen?

Indem man *Übergewicht* und *Bewegungsarmut* abbaut. Gehen ist ein Segen für die Venen, weil die dann ständig aktive Muskelpumpe der Beine einen raschen Blutfluss ermöglicht. Kaltwasseranwendungen erhöhen die Elastizität der Gefäßwände.

Ein Wort zur Pille. Ja, es gibt einen Zusammenhang zwischen ihrer Einnahme und der Häufigkeit von Thrombosen. Aber inzwischen wurde die Zusammensetzung so weit verändert, dass das Risiko deutlich geringer geworden ist und der Nutzen überwiegt. Wenn aber andere Faktoren wie Rauchen oder Bluthochdruck hinzukommen, sollte man keine Pille nehmen. Das gilt auch für die Hormon-Ersatz-Therapie nach der Menopause.

Wer raucht oder Bluthochdruck hat, sollte keine Pille nehmen. Das gilt auch für die Hormon-Ersatz-Therapie nach der Menopause.

Welche Behandlungen gibt es?

Wie bei der Vorbeugung ist die Basis regelmäßige Bewegung und Gewichtsreduktion. Mit Pflanzenextrakten vor allem aus Rosskastanie, Mäusedorn und Weinlaub können die Venenwände stabilisiert und damit die Schwellungen vermindert werden. Im Weiteren richtet sich die Behandlung nach Art und Schwere der Erkrankung:

Besenreiser lassen sich veröden und mit Hochfrequenzstrom oder Laser beseitigen.

Krampfadern werden entweder verödet oder operativ entfernt. Bei der Verödung hat die traditionelle Spritzentechnik Konkurrenz bekommen durch die Laserkoagulation. Die dünne Lasersonde wird in die Vene bis zum Ende des gewünschten Abschnitts vorgeschoben, und bei Rückziehen veröden die Laserimpulse das Gefäß.

Thrombosen, Venenentzündungen, allgemeine *Venenschwäche* und *Geschwüre* mit Schwellungen, Schmerzen und Hautveränderungen bedürfen unbedingt einer Druckbehandlung mit elastischen Binden oder gut angepassten Stütz- oder *Kompressionsstrümpfen* beziehungsweise Strumpfhosen, immer in Kombination mit aktivem Gehen zum Venentraining. Sinn der Kompression ist eine Verengung erweiterter Venen und damit die Beschleunigung des Blutflusses.

Oft müssen gerinnungshemmende Mittel wie Heparin eingesetzt werden. Lokal werden sie häufig in Form von Salben verwendet, dort sind sie allerdings fast wirkungslos.

Für die Behandlung des Geschwürs, des „offenen Beins“ gibt es uralte bewährte Rezepte wie Honig, Zucker oder Fliegenmaden. Letztere werden in die Geschwüre gesetzt und nehmen abgestorbene Gewebeteile auf. Auf diese Weise reinigen sie die Wunde und regen sie zur Heilung an. Jetzt stehen neuartige Verbandmittel und Substanzen zur Verfügung, die nahezu jedes Geschwür abheilen lassen. Manchmal hilft nur ein operativer Eingriff, um einen verstopften Abfluss zu beseitigen.

Hautveränderungen

Die Haut ist neben Augen, Mund und Ohren das wichtigste Organ zwischenmenschlicher Kommunikation. Alle unerwünschten Veränderungen werden in der Regel als besonders belastend empfunden.

Auch das Altern ist nirgendwo besser zu beobachten als an der Haut: Die Elastizität wird geringer, die Haut faltig und trocken, die Pigmente verteilen sich unregelmäßiger, Warzen und andere Neubildungen treten häufiger auf. Woran liegt das? Für die Elastizität ist das Kollagen zuständig, ein Teil des Bindegewebes. In der Jugend gibt es ein genetisch festgelegtes Gleichgewicht zwischen auf- und abbauenden Enzymen des Kollagens. Mit zunehmendem Alter verschiebt sich dieses Gleichgewicht zu Gunsten der abbauenden Enzyme.

Testen Sie das biologische Alter Ihrer Haut

Ein einfacher Test erlaubt die grobe Schätzung des biologischen Alters: Legen Sie die leicht zur Faust geballte Hand auf den Tisch. Quetschen Sie die Haut des Handrückens mit Daumen und Zeigefinger der anderen Hand kurz und kräftig zusammen und messen die Zeit, bis die Falte verschwunden ist. Beim Jugendlichen geschieht dies sofort, beim Siebzigjährigen nach mehr als einer Minute.

Was lässt die Haut schneller altern?

Der Alterungsprozess geht umso schneller, je mehr freie Radikale ihre oxidative Wirkung entfalten können. Freie Radikale werden unter anderem beim Rauchen und durch ultraviolette Strahlung gebildet. Die gesellschaftlich gültige Formel: Braune Haut = Schönheit = Gesundheit erhöht nicht nur die Hautkrebs-Rate, die Folgen kann man bei einiger Aufmerksamkeit auf Millionen Gesichtern sehen. Was früher als „Landmannshaut" einigen wenigen Berufsgruppen zugeordnet wurde, beschreibt heute mit der eleganteren Bezeichnung „Couperose" nichts anderes als einen chronischen Strahlenschaden, zugezogen an in- und ausländischen Stränden oder in Sonnenstudios. Diese Haut ist dünn, oft vorzeitig faltig und unzählige feine Gefäßerweiterungen geben ihr ein ungesund gerötetes Aussehen.

Wie kann man den Alterungsprozess der Haut aufhalten?

Wer nicht raucht und Sonnenbrand und Sonnenstudios meidet, hat schon viel gewonnen. Körperliche Aktivitäten an frischer Luft fördern die Durchblutung. Regelmäßige Entspannung beugt Falten vor. Kaltes Wasser erhöht die Elastizität. Außerdem schützen Cremes vor Austrocknung. Sind in ihnen noch antioxidativ wirkende Substanzen wie Vitamin A, C und E enthalten, umso besser. Einige Cremes der Spitzenklasse versorgen die Haut mit Bausteinen für die Regeneration, die durch ausgeklügelte Verfahren die Hautbarriere durchdringen.

Für Frauen nach der Menopause ist der Hormonersatz aus vielerlei Gründen nützlich. Angenehmer Nebeneffekt, die Haut wird elastischer und straffer, sie verjüngt sich.

Wie können Altersveränderungen der Haut rückgängig gemacht werden?

Gegenfrage: Müssen Altersveränderungen rückgängig gemacht werden? Altern ist ein natürlicher Vorgang, Falten sind ein Teil der eigenen Entwicklung, Bestandteil der Persönlichkeit. Sie spiegeln Lebenserfahrung wider.

Es spricht allerdings auch nichts dagegen – und wenn es nur zur eigenen Freude ist – die Möglichkeiten der modernen Kosmetik und Medizin zu nutzen. Mit Laser, Nadel und Skalpell ist Erstaunliches zu erreichen. Die medizinkosmetische Lasertechnik entwickelt sich rasant, und vieles ist schon möglich. Altersflecken und Warzen aller Art lassen sich folgenlos beseitigen. Eine besonders schonende Art, die Haut zu verjüngen, ist das so genannte Skin Refreshing und Resurfacing. Dahinter verbirgt sich nichts weiter als das Abtragen der obersten Hornhautschicht. Dabei kommt es zu einer geringfügigen Entzündung, die Haut wird glatter und straffer, wirkt aufgefrischt. Das gleiche Prinzip, nur viel intensiver, ermöglicht die Faltenbehandlung. Besonders für die Falten im Mundbereich ist die Laserbehandlung konkurrenzlos, und sie verdrängt zunehmend das nur kurzzeitig wirkende Unterspritzen mit Kollagen oder anderen Substanzen. Anders bei den Stirn-, Augen- und Wangenfalten. Sicher kann man hier auch mit Lasern einiges erreichen, besonders bei „Krähenfüßen“. Sind die Falten aber zu tief, kann man sie nur durch vorübergehendes Lähmen mimischer Muskeln mittels Injektion von Botulinumtoxin glätten. Soll es dauerhafter sein, ist der Chirurg gefragt.

Fazit:

- Wer sich wohl fühlen will, muss, so vorhanden, seine Depression behandeln.
- Wer sich wohl fühlen will, muss sich körperlich fit halten.
- Wer sich wohl fühlen will, muss sich ein ausgewogenes Verhältnis von Leistung und Entspannung angewöhnen.
- Wer sich wohl fühlen will, muss ausgeschlafen sein.
- Wer sich wohl fühlen will, muss seine Körperfunktionen bewusst optimieren.
- Wer sich wohl fühlen will, muss sich attraktiv finden.

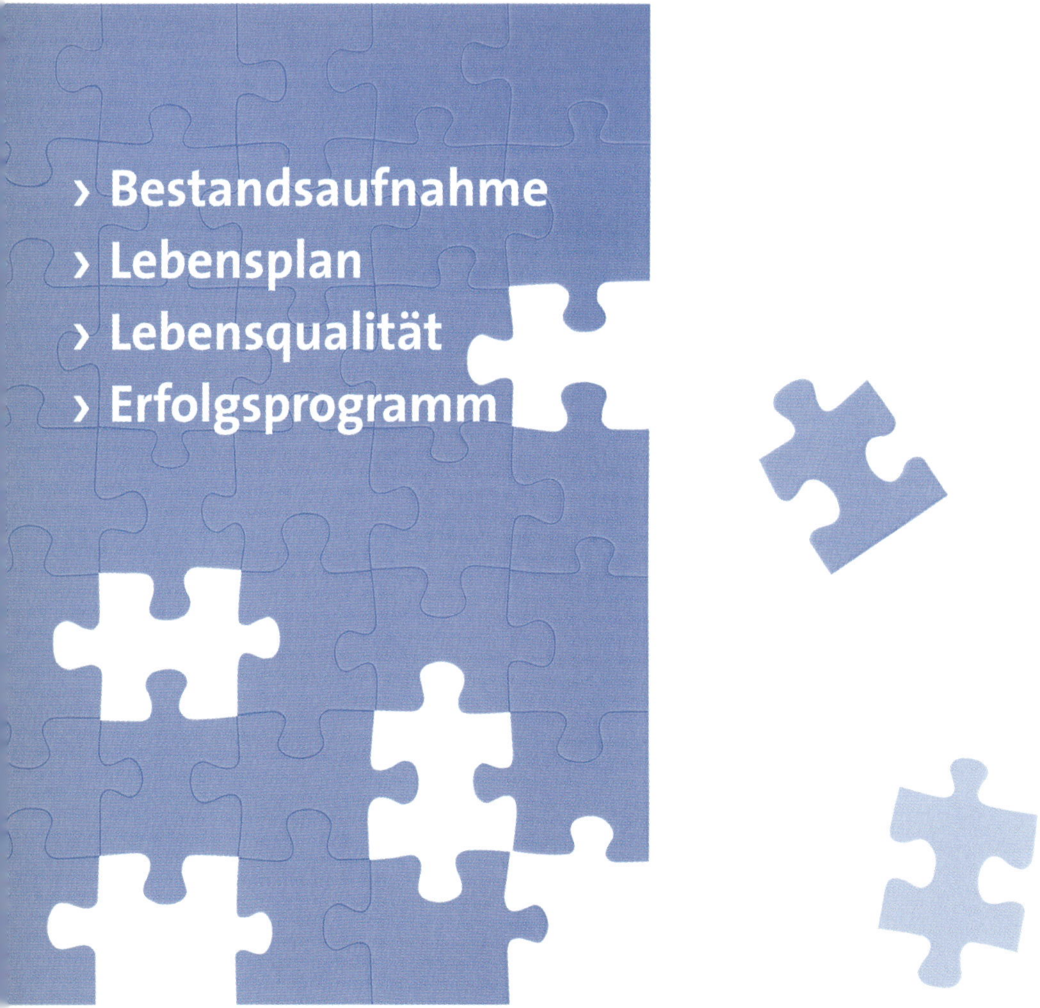
› Bestandsaufnahme
› Lebensplan
› Lebensqualität
› Erfolgsprogramm

Wie Sie lange gesund bleiben – das Fazit

Das lesen Sie in diesem Kapitel:

- Wie Ihre Chancen für ein langes Leben stehen.
- Wie wichtig ein Lebensplan ist.
- Wie Sie Ihre Lebensqualität bestimmen.

Ermitteln Sie Ihre individuellen Chancen

> „Wären wir gesund im Sinne von perfekt gesund, dann hätten wir unsere biologische Natur verlassen."
> JÜRGEN MITTELSTRASS

Prüfen Sie anhand Ihres Gesundheitszustandes, wie fit Sie gegenwärtig sind, wie Sie Ihre Leistungsfähigkeit erhalten können, welche Lebenserwartung für Sie realistisch ist und wie Sie vorzeitiges Altern vermeiden. Das geht nicht, meinen Sie? Doch, es geht und zwar mit den folgenden vier Schritten:

1. Bestandsaufnahme

Überzeugen Sie sich als Allererstes vom Zustand Ihres Gefäßsystems. Schließlich ist *„der Mensch ist so alt wie seine Gefäße"* (*Max Bürger*) und Herz-Kreislauf-Krankheiten sind die mit großem Abstand häufigsten Ursachen für vorzeitiges Altern und Tod.

Fragen Sie sich

- Bin ich Nichtraucher?
- Habe ich einen normalen Blutdruck?
- Sind meine Blutfette HDL- und LDL-Cholesterin sowie Triglyzeride normal?
- Liegt mein Homozystein im Normbereich?
- Ich bin weder Diabetiker noch gefährdet?
- Habe ich ein normales Körpergewicht?
- In meiner Familie gibt es keine Herz- oder Kreislauf-Krankheiten?
- Ich stehe nicht im Dauerstress?
- Andauernde Depressionen sind mir fremd?
- Bin ich körperlich ausreichend aktiv?

Wenn Sie alle Fragen mit Ja beantworten können, sind Sie ein Kandidat für ein langes Leben. Müssen Sie allerdings mehr als einmal Nein sagen, lassen Sie den Computer unter www.chd-taskforce.de Ihren *PROCAM-Score* bestimmen. Das ist die statistische Wahrscheinlichkeit, in den nächsten zehn Jahren einen Herzinfarkt zu erleiden.

Weil die Herzen der Frauen doch ein wenig anders schlagen, empfehle ich ihnen, das gefundene Zehn-Jahres-Risiko mit dem der *Framingham-Punkte-Skala* der amerikanischen Kardiologen zu vergleichen, die speziell für Frauen erarbeitet wurde.

Um Ihr Risiko zu ermitteln, benötigen Sie die Laborwerte Gesamt-, HDL- und LDL-Cholesterin, Triglyzeride und Blutzucker. Und Sie müssen Ihren Blutdruck kennen. Dann sammeln Sie Punkte:

Zehn-Jahres-Herzinfarkt-Risiko bei Frauen

Alter	Punkte
20-34	–7
35-39	–3
40-44	0
45-49	3
50-54	6
55-59	8
60-64	10
65-69	12
70-74	14
75-79	16

HDL-Cholesterin in mg/dl	Punkte
>59	–1
50-59	0
40-49	1
<40	2

Blutdruck	Punkte unbehandelt	Punkte behandelt
<120	0	0
120-129	1	3
130-139	2	4
140-159	3	5
>159	4	6

Gesamt-Cholesterin in mg/dl	Alter 20-39	40-49	50-59	60-69	70-79
<160	0	0	0	0	0
160-199	4	3	2	1	1
200-239	8	6	4	2	1
240-279	11	8	5	3	2
>279	13	10	7	4	2

Rauchen	Alter 20-39	40-49	50-59	60-89	70-79
Nichtraucher	0	0	0	0	0
Raucher	9	7	4	2	1

Auswertung

Gesamtpunktzahl:	<9	9	10	11	12	13	14	15	16	17	18	19	20	21	22	23	24	>24
10-Jahres-Risiko	<1	1	1	1	1	2	2	3	4	5	6	8	11	14	17	22	27	>30%

(Quelle: Cardio News 2005; 8; 1; 16)

In beiden angegebenen Verfahren gilt ein Zehn-Jahres-Risiko unter zehn Prozent als tolerabel. Zwischen zehn und zwanzig Prozent sind zumindest Allgemeinmaßnahmen erforderlich, die sich aus dem individuellen Profil ergeben. Mit mehr als zwanzig Prozent gilt man als Hochrisikopatient. Dann wird es ohne energische, auch medikamentöse Behandlung nicht mehr gehen.

Sollten Sie einen Wert über zehn Prozent ermittelt haben, bitten Sie Ihren Hausarzt, die Intima-Media-Dicke an den Hals-Schlagadern zu messen oder messen zu lassen. Das sind die Innen- und die Mittelschicht der Arterien, die zusammen nicht dicker als 0,6 mm sein dürfen. Diese Adern sind repräsentativ für alle anderen, auch für die Herzkranzarterien und lassen genaue Rückschlüsse auf den Zustand Ihres arteriellen Gefäßsystems zu. Mit jedem Zehntel mehr steigt logarithmisch die Gefahr eines unerwünschten Ereignisses und damit der Behandlungsdruck. Was Sie dann tun können, steht auf den *Seiten 119ff.*

Prüfen Sie als Nächstes, ob Sie krebsgefährdet sind

- Gibt es mehrere Krebsfälle in meiner Familie?
- Rauche ich?
- Trinke ich täglich mehr als zwei Gläser Wein à 0,2 l oder 0,8 l Bier (Frauen die Hälfte)?
- Bin oder war ich Sonnenanbeter und habe viele Muttermale?
- Habe oder hatte ich Magengeschwüre?
- Habe ich eine chronische Leber- oder Darmentzündung?
- Habe ich Knoten in der Brust?

Sie können alle Fragen mit Nein beantworten? Wunderbar. Umso besser, wenn Sie dann noch mehrmals am Tag Gemüse und Obst essen und regelmäßig eine Vorsorge-Untersuchung durchführen lassen.

Müssen Sie dagegen öfter mit Ja antworten, sollten Sie Ihren Hausarzt konsultieren. Tipps zur Vorbeugung von Krebs finden Sie auf den *Seiten 179ff.* Mit diesen einfachen Fragen haben Sie bereits 75 Prozent der Todesursachen erfasst.

Wie viele Jahre theoretisch noch vor Ihnen liegen, zeigt folgende Tabelle. Diese abstrakten Werte beruhen auf dem Durchschnitt aller Deutschen, auch der Kranken. Sie haben aber mit Ihrem jetzigen Wissen alle Chancen, die genannten Zahlen zu toppen und Ihre individuelle Lebenserwartung deutlich zu verlängern. Mit Genuss.

Mittlere altersabhängige Lebenserwartung

	Noch zu erwartende Lebensjahre	
Im Alter von	Männer	Frauen
30	46,0	51,6
35	41,1	46,7
40	36,5	41,8
45	31,9	37,1
50	27,5	32,5
55	23,3	27,9
60	19,3	23,5
65	15,6	19,3
70	12,3	15,3
75	9,4	11,6
80	7,0	8,5
85	5,1	5,9
90	4,0	4,1

(Statistisches Jahrbuch 2003, www.destatis.de)

2. Lebensplan

Wie alt wollen Sie werden? Nehmen Sie sich ruhig einmal die Zeit, ganz entspannt über Ihre Ziele und den damit verbundenen Lebensweg nachzudenken. Das hat den Sinn, dass Sie sich Gedanken über Ihre Lebensgestaltung machen. Damit programmieren Sie Ihr Unbewusstes, stimmen Ihre inneren Regulationsmechanismen auf eine bestimmte Zeit ein.

Ein langes Leben ist nur sinnvoll, wenn es einen Inhalt hat und man es genießen kann, deshalb komme ich nun zum dritten Schritt:

3. Lebensqualität

Beantworten Sie folgende Fragen und Sie wissen, ob Sie bereits ein Wohlfühl-Profi sind:

WHO-5-Fragebogen zum Wohlbefinden

In den letzten Wochen ...	Die ganze Zeit	Meist	Mehr als die Hälfte der Zeit	Weniger als die Hälfte der Zeit	Ab und zu	Nie
... habe ich mich froh und guter Laune gefühlt	5	4	3	2	1	0
... habe ich mich ruhig und entspannt gefühlt	5	4	3	2	1	0
... habe ich mich aktiv und voller Energie gefühlt	5	4	3	2	1	0
... habe ich mich beim Aufwachen frisch und ausgeruht gefühlt	5	4	3	2	1	0
... war mein Alltag voller Dinge, die mich interessieren	5	4	3	2	1	0

(Quelle: Ärztliche Praxis vom 1. Februar 2005)

Zählen Sie mehr als zwanzig Punkte zusammen, sind Sie glücklich dran. Sind es weniger als dreizehn, sollten Sie mit Ihrem Arzt reden. Vielleicht haben Sie eine Depression, die behandelt werden sollte.

Unabhängig davon ist Wohlbefinden kein unverdientes Geschenk, das vom Himmel fällt. Man muss schon ein wenig nachhelfen. Sorgen Sie bewusst für Ihr Wohlbefinden und belohnen Sie sich täglich. Genießen heißt das Zauberwort!

4. Erfolgsprogramm

Genießen Sie das Essen und das Trinken

Essen und trinken Sie, was Ihnen schmeckt und gesund ist. Essen Sie so gut, so vielseitig und so wenig wie möglich. Und nehmen Sie sich ausreichend Zeit dafür. Beachten Sie dabei einige Grundregeln: Eine menschengerechte natürliche Nahrung soll vielseitig sein und überwiegend aus pflanzlichen Kohlenhydraten bestehen. Die sind enthalten in Gemüse und Obst, Vollkornbrot und -nudeln, Kartoffeln und Reis. Damit kann man sich satt essen. Fett gibt es in der Natur wenig, Fleisch und Wurst enthalten leider oft zu viel davon. Konkret heißt das: Fleisch und Fisch sollten je zweimal pro Woche, ein Ei, Nüsse und Milchprodukte täglich auf dem Speisezettel stehen. Dann ist die zusätzliche Einnahme von Vitaminen, Spurenelementen und Mineralien nur noch im Krankheitsfall erforderlich.

Qualität wichtiger als Quantität

An einem sehr heißen Sommertag wollte ich mich nach einer angespannten Sprechstunde belohnen. Also suchte ich die Eisdiele mit meinem Lieblingseis auf. Vor mir standen zwei ältere Damen. Die eine sehr, die andere nur rundlich. Während ich noch zwischen einer und zwei Kugeln schwankte, verlangte die erste Dame drei Kugeln, die zweite zwei. Damit war mir die Entscheidung abgenommen. Meine eine Kugel langsam genießend, ging ich an den beiden vorbei. In der brütenden Mittagshitze hatte die sehr rundliche Dame hektisch damit zu tun, abtropfendes Eis von der Kleidung fernzuhalten. Ob sie mit der dreifachen Kalorienmenge auch den dreifachen Genuss hatte?

Seien Sie körperlich, geistig und sozial aktiv

Unsere Vorfahren waren immer in Bewegung. Das sollten Sie auch versuchen. Gemeint ist kein schweißtreibendes, gelenkzerstörendes Schinderprogramm, sondern Freude an der Bewegung. Und die kann man schon bei Puls 100 haben, idealerweise täglich 30 Minuten lang. Weniger als dreimal pro Woche ist dann nicht mehr so effektiv. Tägliche Bewegung ist so wichtig wie Essen und Trinken.

Und um sich geistig fit zu halten, hilft eine Eigenschaft besonders gut: die Neugier. Bleiben Sie neugierig im ursprünglichsten Sinn des Wortes.

Weil der Mensch ein Gruppenwesen ist, fühlt er sich in einem intakten sozialen Umfeld am wohlsten. Das muss man pflegen und die Balance von Geben und Nehmen halten. Vergessen Sie die Zärtlichkeit nicht im Umgang mit Ihren Liebsten. Ihr Belohnungszentrum freut sich ganz besonders über jede „Streicheleinheit".

Entspannen Sie sich täglich

Unser Herz hält den Blutkreislauf mit unglaublicher Kraft und Ausdauer in Gang. Dazu muss es pro Tag nicht weniger als 100.000mal schlagen, pro Jahr 37 Millionen Mal, und im Laufe des Lebens 28 Milliarden Mal. Scheinbar pausenlos. Das Geheimnis ist der Wechsel von Spannung und Entspannung, die ausreichend lange Pause nach jedem Schlag. Machen wir es doch unserem weisen Herzen nach.

Gönnen Sie sich täglich viele entspannende Kurzpausen, erholsam aktive Wochenenden und ab und zu einen Gesundheitsurlaub.

Finden Sie sich nicht mit körperlichen Beschwerden ab

Nach meiner Erfahrung resignieren viel zu viele Menschen, besonders in zunehmendem Alter, angesichts chronischer Schmerzen oder Behinderungen. Das muss doch nicht sein. Die moderne Medizin hat genügend Möglichkeiten, jedem zu einem lebenswerten Dasein zu verhelfen.

Gestalten Sie Ihr Äußeres attraktiv

Betrachten Sie einmal die Menschen auf der Straße. Vielleicht fallen Ihnen einige auf, die einen angenehmen Eindruck auf Sie machen. Sehen Sie genauer hin, warum das so ist. Sie werden möglicherweise eine gut abgestimmte Kleidung bemerken, aus der Nähe auch eine gepflegte Haut oder eine passende Frisur. Das Entscheidende ist die Ausstrahlung. Eine aufrechte, lockere Haltung, ein freier offener Blick und ein heiteres Lächeln im Gesicht. Deshalb: Beginnen Sie den Tag mit einem Lächeln vor dem Spiegel.

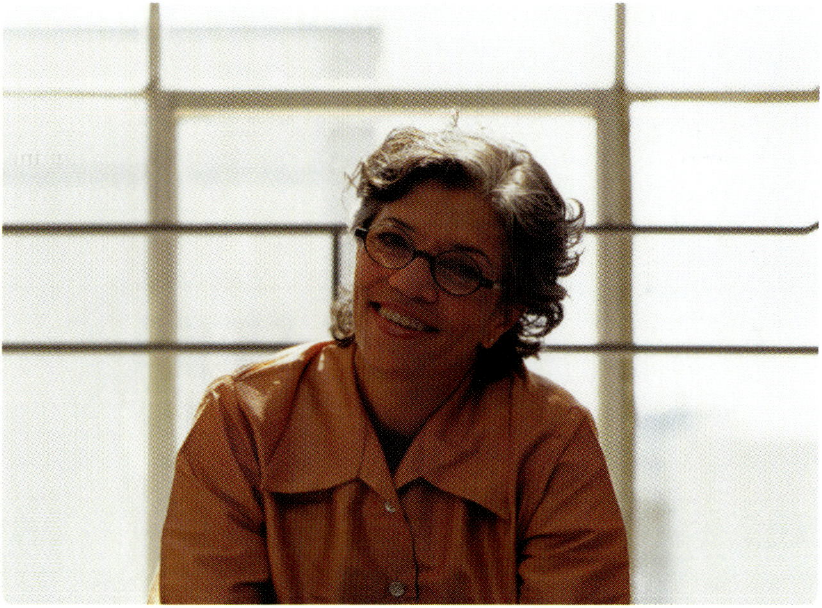

Lächeln macht sympathisch.

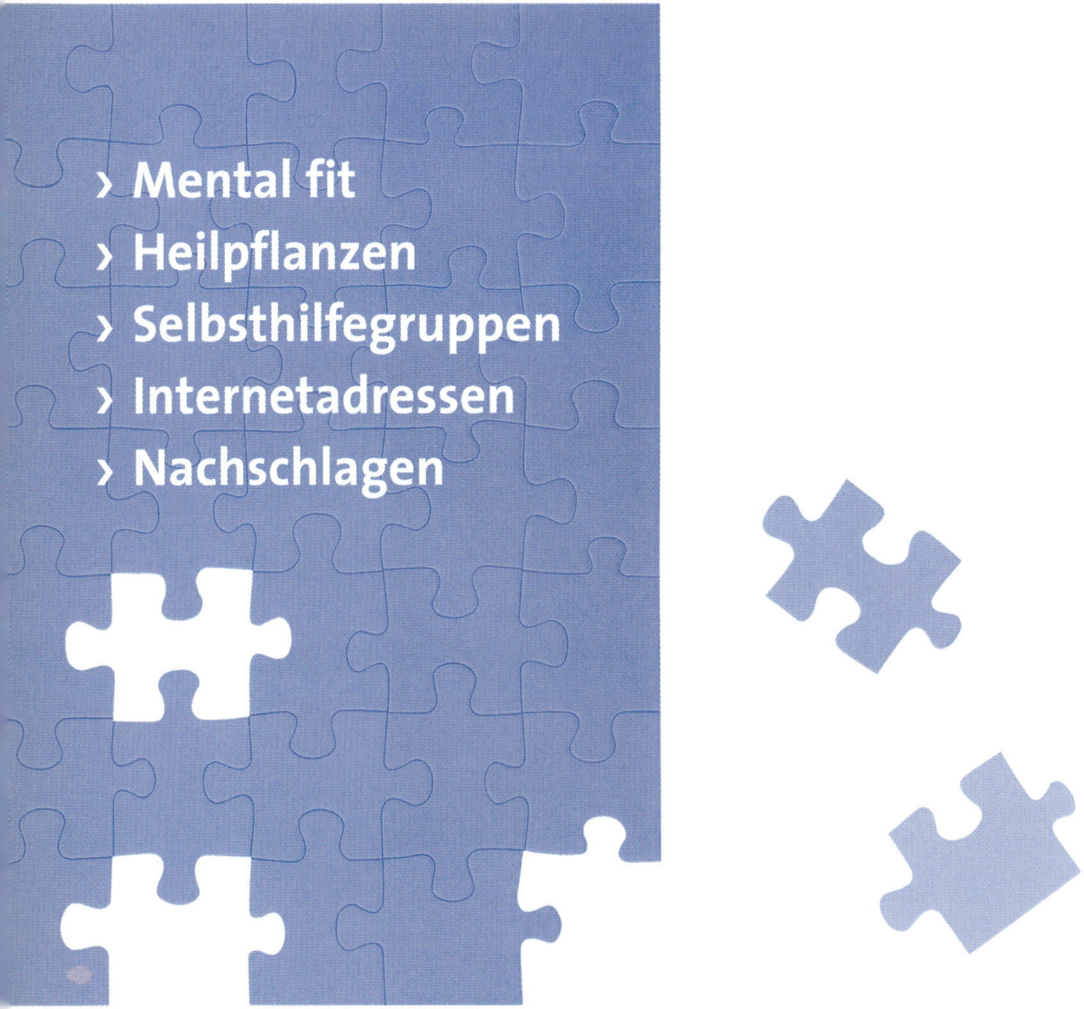

› Mental fit
› Heilpflanzen
› Selbsthilfegruppen
› Internetadressen
› Nachschlagen

Zum Nachschlagen

Das lesen Sie in diesem Kapitel:

- Mentaltest: Sind Sie geistig fit?
- Gesundheit aus der Natur: Heilpflanzen
- Adressen: Wo finden Sie Hilfe?
- Literaturtipps: Das lohnt sich zu lesen
- Glossar: Medizinisches Fachwissen

Mentaltest – sind Sie geistig fit?

Test A: Geistige Auslastung

Kreuzen Sie bei jeder Frage an, ob für Sie eher ja oder nein zutrifft. Dabei sollten Sie nicht lange überlegen.

› Ich langweile mich oft.	ja	nein
› Vieles interessiert mich nicht mehr so.	ja	nein
› Oft sitze ich nur so da und weiß nicht, was ich tun soll.	ja	nein
› Häufig komme ich ins Grübeln.	ja	nein
› Die meisten meiner Tätigkeiten sind stumpfsinnig.	ja	nein
› Ich habe sehr oft den Fernseher an oder blättere oft ziellos in einer Zeitschrift, ohne richtig zu lesen.	ja	nein

Jede Ja-Antwort zählt einen Punkt. Die erreichte Punktzahl wird im Sinne einer Schulnote gewertet. Auswertung siehe nächste Seite

Test B: Stress-Anfälligkeit

› Ich bin oft so nervös, weil es mehr zu tun gibt, als ich leisten kann.	ja	nein
› Oft wird mir alles zuviel.	ja	nein
› Ich komme kaum noch dazu, über mich und mein Leben nachzudenken.	ja	nein
› Mir fehlt die Zeit, meinen eigentlichen Interessen nachzugehen.	ja	nein
› Bei mir ist so viel los, ich komme kaum zur Ruhe.	ja	nein
› Mir kommt immer häufiger der Gedanke, dass ich einmal wieder richtig Urlaub bräuchte.	ja	nein

Jede Ja-Antwort zählt einen Punkt. Die erreichte Punktzahl wird im Sinne einer Schulnote gewertet. Auswertung siehe nächste Seite.

Test C: Leistungsentwicklung

› Es passiert häufig, dass ich nicht mehr weiß, was ich eigentlich tun wollte.	ja	nein
› Ich kann mir Neues nicht mehr so gut merken.	ja	nein
› Ich verlege häufig etwas (z. B. Schlüssel, Brille usw.).	ja	nein
› Ich kann mich nicht mehr so gut konzentrieren.	ja	nein
› Wenn ich mit anderen spreche, verliere ich öfters den roten Faden.	ja	nein
› Oft denke ich, mit meinem Kopf stimmt etwas nicht.	ja	nein

Jede Ja-Antwort zählt einen Punkt. Die erreichte Punktzahl wird im Sinne einer Schulnote gewertet.

Auswertung A:
Gute Noten (1 bis 3) bedeuten, dass Sie sich geistig gut auslasten. Das ist gut für die Fitness im Kopf. Schlechte Noten (4 bis 6 Punkte) sprechen dafür, dass Ihre geistigen Fähigkeiten zu wenig gefordert sind. Nehmen Sie sich mehr vor. Ihr Gehirn braucht mehr Beschäftigung (*vgl. Seite 78ff.*).

Auswertung B:
Schlechte Noten (4 bis 6 Punkte) deuten auf Stress-Gefährdung hin. Sie sollten öfter mal entspannen. Auch wenn es viel zu tun gibt, sind Pausen notwendig. Oft genügen schon wenige Minuten Ruhe und Entspannung, um die negativen Folgen von Dauerstress zu vermeiden (*vgl. Seite 89ff.*)

Auswertung C:
Je geringer die Punktzahl, umso weniger Sorgen müssen Sie sich um die Entwicklung Ihrer geistigen Leistungsfähigkeit machen. Höhere Punktwerte (= schlechtere Note) sollten Sie als Hinweis sehen, etwas für Ihre geistige Fitness zu tun. Ihre Leistungsfähigkeit ist gestört. Ergreifen Sie geeignete Gegenmaßnahmen (*vgl. Seite 78ff.*) und sprechen Sie mit Ihrem Arzt.

---

* *Nachdruck des Mentaltests aus PRO-Skalen, Copyright Vless-Verlag, mit freundlicher Genehmigung der Gesellschaft für Gehirntraining, siehe auch www.gfg-online.de*

Gesundheit aus der Natur – welche Pflanzen wirken wie?

Pflanzen enthalten unglaublich viele Substanzen, die bei weitem noch nicht vollständig erforscht sind. Hier finden Sie die wichtigsten Gruppen der bekannten Pflanzeninhaltsstoffe, die überwiegend antioxidativ und damit immunstärkend und krebsabwehrend wirken. Darüber hinaus hemmen sie den allgemeinen Alterungsprozess und die Entstehung der Atherosklerose:

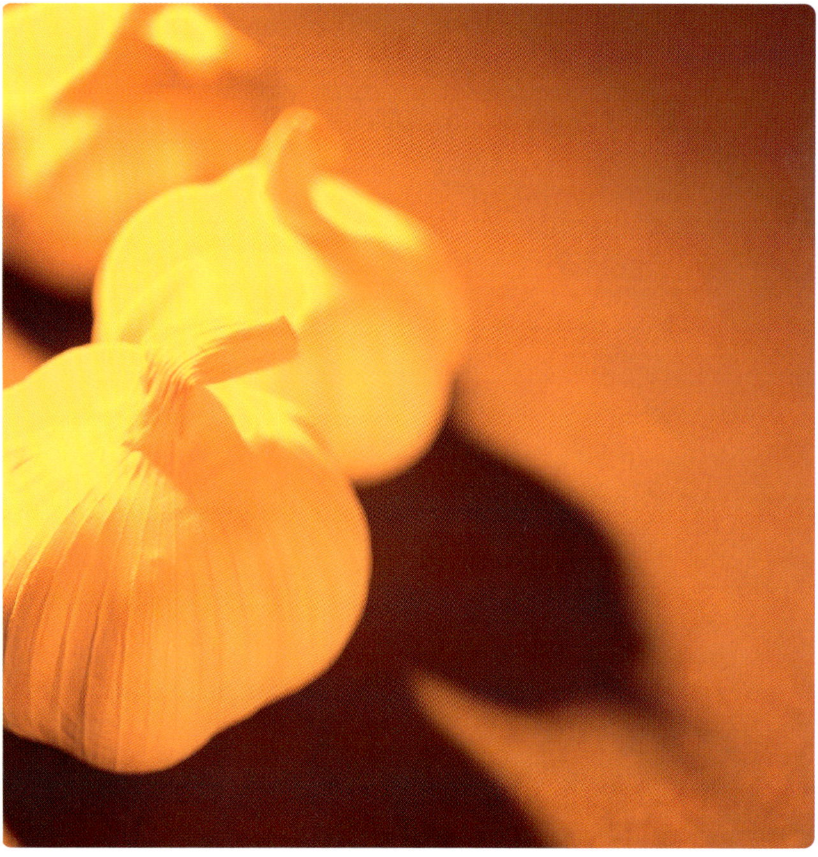

Sein Geruch ist nicht jedermanns Sache, aber gesund ist er auf jeden Fall: der Knoblauch.

- Die Provitamine Carotinoide sind vor allem in den gelben bis roten Pflanzenteilen enthalten.
- Flavonoide sind die Farbgeber der Pflanzen von Gelb bis Rot und Blau und Violett.
- Monoterpene verleihen den Pflanzen ihren spezifischen Geruch.
- Phenolsäuren sind in den Randschichten frisch geernteten Obstes und Gemüse zu finden.
- Phytinsäure kommt konzentriert in Hülsenfrüchten und anderen Samen vor.
- Phytoöstrogene wirken wie weibliche Hormone.
- Phytosterine entsprechen dem tierischen Cholesterin.
- Protease-Hemmstoffe sind Eiweiß-Stabilisatoren.
- Saponine sind Bitterstoffe.
- Sulfide wirken gegen Bakterien und Viren.

Für sehr viele Pflanzen sind spezifische Wirkungen zum Teil seit Jahrtausenden bekannt. Sie wurden und werden für die Gesunderhaltung, für die Behandlung von Krankheiten und auch zum Würzen genutzt.

Heilpflanzen: ausgewählte Präparate und ihre Wirkungen

Pflanze	Zubereitung/ Präparate	Wirkungen
Alantwurzel	Tee	Schleim lösend, Galle und Harn treibend
Aloe	Tee	abführend
Alstonia	Tee	Aphrodisiakum
Ananas	Frucht	verbessert die Fließeigenschaften des Blutes und regt Immunzellen an, hemmt Entzündungen
Andornkraut	Tee	Galle treibend
Angelikawurzel	Tee, Tropfen	Appetit anregend, Magensaft anregend
Arnika	Salben, Tinkturen	fördert die Wundheilung, allergen!

Pflanze	Zubereitung/ Präparate	Wirkungen
Artischocke	Pflanze	Galle treibend, fördert die Verdauung, stört den Cholesterin-Aufbau, allergen!
Baldrian	Tropfen/Dragees	beruhigt, fördert das Einschlafen
Bärentraubenblätter	Tee/Tropfen	desinfizierend bei Harnwegsinfekten
Bärlappkraut	Tee	Harn treibend
Bärlauch	Tee/Pflanze	Verdauung fördernd, Gewürz
Basilikum	Pflanze/Salben	Gewürz, Verdauung fördernd, Wundsalbe
Beifuß	Tee	Verdauung fördernd, Appetit anregend
Beinwellwurzel	Tee, Dekokte	äußerlich bei Prellungen und Verstauchungen, zur Mundspülung
Benzoe(=baum)	Salben	Entzündung hemmend
Besenginster	Tee	Kreislauf anregend, Harn treibend
Bibernellwurzel	Tee/Tinktur	Husten lindernd, Schleim lösend, Gurgelmittel
Bilsenkraut	Tee	Aphrodisiakum
Birkenblätter	Tee	Harn treibend, gegen rheumatische Beschwerden
Brennnesselkraut	Tee	Harn treibend, lindert Beschwerden bei rheumatischen Krankheiten
Brennnesselwurzel	Tee/Kapseln	Harn treibend, gegen Prostatabeschwerden, Gurgelmittel
Brombeerblätter	Tee	gegen Durchfall
Bruchkraut	Tee/Tropfen	Harn treibend
Brunnenkresse	Tee/Pflanze	antibakteriell bei Harnwegsinfekten, Galle treibend
Buchweizen	in div. Venenmitteln	Troxerutin wirkt abschwellend und Durchblutung fördernd
Cannabis/Hanf	THC/Öl	Appetit anregend, Schmerz lindernd, entspannend, lokal Juckreiz stillend
Cascarinde	Tee	abführend

Pflanze	Zubereitung/ Präparate	Wirkungen
Cayenne-Pfeffer	Salbe/Tinktur	äußerlich Nervenschmerzen lindernd
Chinarinde	Tee	Appetit anregend, Verdauung fördernd
Efeublätter	Tee	Schleim lösendes, Reiz stillendes und Bronchien erweiterndes Hustenmittel
Eibischblätter/ -wurzel	Tee	Hustenreiz stillend
Eichenrinde	Tee/Dekokt	gerbende Wirkung, hilfreich gegen Juckreiz bei Neurodermitis und Hämorrhoiden
Engelstrompete	Tee	Krampf lösend, in Überdosis hochgiftig!
Enzianwurzel	Tee	Schleim lösend, antibakteriell, Appetit anregend
Ephedra- oder Bockskraut	Tee	anregend, Blutdruck steigernd, Aphrodisiakum,
Erdrauchkraut	Tee/Dragee	Galle treibend
Eukalyptusblätter	Tee	Schleim lösend, antiseptisch
Faulbaumrinde	Tee	abführend
Fenchel	Tee	Verdauung fördernd, Schleim lösend
Fichtennadelöl	Tinktur	Krampf lösend, Schleim lösend
Fingerhut	Tabletten/ Extrakte	stärkt den Herzmuskel, in Überdosis hochgiftig!
Flohsamen, indischer	Samenkörner	abführend
Gelbwurz, javanische	Tee	Galle treibend
Gewürznelken	Blütenknospen	desinfizierend, Gewürz
Ginkgo	div. Medikamente	verbessert die Fließfähigkeit des Blutes durch Gerinnungshemmung, wirkt antioxidativ, fördert die Glukose- und Sauerstoffaufnahme der Hirnzellen

Pflanze	Zubereitung/ Präparate	Wirkungen
Ginsengwurzel*	Tee	soll allgemein anregen und das Immunsystem stärken, kann aber Hochdruck und Herzklopfen hervorrufen über die Stimulierung der körpereigenen Kortisolproduktion
Goldrutenkraut	Tee	Harn treibend, antibakteriell
Hagebutten	Tee/Konfitüre	s. Vitamin C
Hamamelis	Tee/Salben Zäpfchen	hemmt Entzündungen, fördert die Wundheilung, stopfend
Hanf		Cannabion lindert Schmerzen, entspannt, entkrampft
Hauhechelwurzel	Tee	Harn treibend
Heidelbeeren	Tee/Früchte	stopfend, vorbeugend gegen Schäden der Netzhaut im Alter und bei Diabetes
Herbstzeitlose	Fertigpräparate	Colchicin lindert den Gichtschmerz
Heublumen	Pflanzen/ Kompressen	Schmerz lindernd, entspannend
Hibiskusblüten	Tee	erfrischend, in größeren Mengen abführend
Holunderbeeren	Tee/Saft	s. Vitamin C, außerdem abführend, Harn und Schweiß treibend
Holunderblüten	Tee/Dragees	Schweiß treibend
Hopfen	Tee/div. Dragees, Tropfen	beruhigend, allergen!
Huflattichblätter	Tee	Hustenreiz lindernd
Ingwer	Pulver/(Tee)	Gewürz, Verdauung fördernd, antibakteriell, kann aber Blutungsneigung erhöhen
Ipecacuanhawurzel	Tinktur	Schleim lösend, bei Überdosis Brechreiz
Johannisbeerblätter, schwarze	Tee	Harn treibend

Pflanze	Zubereitung/ Präparate	Wirkungen
Johanniskraut	Tee/div. Tropfen/ Tabletten/Öl	antidepressiv, Stimmung aufhellend antibakteriell, fördert die Wundheilung, Nervenschmerz lindernd, allergen!
Kalmus	Tee	Verdauung fördernd
Kamillenblüten	Tee/Salben	Verdauung fördernd, Entzündung hemmend,
	Tinkturen	Krampf lösend, allergen!
Kaffeebohnen		anregend-tonisierend, Durchblutung fördernd
Katzenpfötchen	Tee/Extrakte	Galle treibend, Schmuckdroge in Tees
Knoblauch	Zwiebeln	antioxidativ, antibakteriell, Blutdruck senkend, soll Gefäße stabilisieren und Fettstoffwechsel regulieren, allergen!
Koriander	Tee/ in div. Med.	Krampf lösend, Entzündung hemmend, Verdauung fördernd
Krauseminze	Tee	Verdauung fördernd, Appetit anregend
Kreuzdornbeeren	Tee	abführend
Kümmel	Tee	Verdauung fördernd, Galle treibend, antimykotisch
Kürbissamen	Samen	Harnstörungen bei Prostataleiden in Fertigmedikamenten
Kukurma	Pulver (Curry)	Galle treibend, Verdauung fördernd, Gewürz
Latschenkiefernöl	Öl	Hustenreiz stillend, Schleim lösend, äußerlich als Badezusatz
Lavendelblüten	Tee	beruhigend, Galle treibend
Leinsamen	Samen	abführend
Liebstöckel	Tee	aphrodisierend, Harn treibend
Lindenblüten	Tee	Hustenreiz lindernd, Schweiß treibend

Pflanze	Zubereitung/ Präparate	Wirkungen
Löwenzahn	Tee	Galle treibend, Verdauung fördernd
Maisgriffel	Tee	Harn treibend
Malvenblätter	Tee	Entzündung hemmend, v. a. obere Luftwege
Mariendistel	div. Medikamente	schützt die Leberzellen, Galle treibend
Mate	Tee	anregend (Coffein), Harn treibend
Mäusedorn	div. Medikamente	Ruscoside stabilisieren die Venenwände
Melisse	div. Medikamente/Tee	beruhigend, Krampf lösend, antibakteriell
Mistel*	div. Medikamente/Tee	stimuliert das Immunsystem, bremst das Tumorwachstum, bessert das Befinden bei Chemotherapie, kann den Blutdruck senken
Moos, isländisches	Tee	Schleim lösend, Hustenreiz lindernd, Appetit anregend, Verdauung fördernd
Muskat	Samen	aphrodisierend
Mutterkorn	div. Medikamente	verengt Gefäße, wirkt gegen Migräne
Mutterkraut	in Fertigmedikamenten	hemmt Entzündungen, fördert den Blutfluss, allergen!
Myrrhe	Tinktur	desinfizierend, desodorierend, Granulation fördernd
Nachtkerzen	Öl	lindert Beschwerden bei Neurodermitis
Odermennigkraut	Tee	adstringierend, bei Infekten der oberen Luftwege und des Magen-Darm-Traktes
Orangenblüten	Tee	mild beruhigend
Orthosiphonblätter	Tee/div. Medikamente	Harn treibend

Pflanze	Zubereitung/ Präparate	Wirkungen
Paprika	Salbe	Capsaicin fördert die lokale Durchblutung und wirkt gegen Nervenschmerzen
Passionsblumenkraut	Tee	beruhigend, Schlaf fördernd (Kinder), Krampf lösend
Pestwurz	Tee/div. Medikamente	Krampf lösend, Schmerz lindernd, gegen Migräne (z. B. Petadolex)
Petersilienfrüchte	Tee	Harn treibend, Krampf lösend, Uterus erregend
Pfefferminze	Tee/Öl/ div. Medikamente	Galle treibend und Krampf lösend bei Gallen-, Magen- und Darmbeschwerden, lokal bei Kopfschmerzen
Pomeranzenschale	Tee	Appetit anregend
Primelwurzel	Tee/div. Medikamente	löst Schleim, lindert Hustenreiz, bei Überdosierung Brechreiz und Durchfall
Purpursonnenhut/ Echinacea*	div. Medikamente	stimuliert das Immunsystem
Queckenwurzelstock	Tee	Harn treibend, Hustenreiz lindernd
Quendel	Tee	Schleim lösend, antibakteriell
Ratanhia	Tee/Tinktur	adstringierend gegen Entzündungen von Mundschleimhaut und Zahnfleisch
Rauschpfeffer	in div. Medikamenten	Kava-Kava wirkt Angst lösend, entspannend, Schlaf fördernd
Rhabarberwurzel	Tee	abführend
Riesengoldrutenkraut	Tee	Harn treibend
Ringelblume	Tinkturen/Salbe	äußerlich Entzündung hemmend, innerlich Krampf lösend
Ritterspornblüten	Tee	Schönungsdroge in Tees, schwach Harn treibend
Rizinus	Öl	abführend
Roggenpollen	in Fertigmedikamenten	lindert Prostatabeschwerden, aktiviert das Sexualleben

Pflanze	Zubereitung/ Präparate	Wirkungen
Rosmarinblätter	Tee	Appetit steigernd, Verdauung fördernd, allergen!
Rosskastanie	div. Medikamente	Aescin stabilisiert die Venenwände
Sabalfrucht	in Fertig- medikament	gegen Prostatabeschwerden
Sägepalme	in Fertig- medikament	gegen Prostatabeschwerden
Salbei	Tee/Öl/ div. Medikamente	Entzündung hemmend, Verdauung fördernd, gegen Nachtschweiß
Schachtelhalm	Tee	Harn treibend, Brustwickel gegen Bronchitis
Schafgarbenkraut	Tee/div. Medikamente	wie Kamilleblüten: Appetit anregend, Verdauung fördernd, Galle treibend
Schlafmohn	Tinktur/in Fertig- medikamenten	lindert Schmerz, wirkt Krampf lösend und stopfend
Schneeballbaumrinde	Tee	Krampf lösend, v. a. der Uterusmuskulatur
Schöllkraut	Tee/ div. Medikamente	Krampf lösend, Galle treibend, Schmerz lindernd
Schwarzrettich	Pflanzen	Galle treibend, Verdauung fördernd
Senegawurzel	Tee/ div. Medikamente	Schleim lösend
Senfsamen	Öl (Pflaster/ Umschläge)	äußerlich Schmerz lindernd
Sennesblätter, -früchte	Tee/in div. Medikamenten	abführend
Sojabohnen	Öl	äußerlich gegen Neurodermitis, Ekzem
Sonnenhutwurzel	in div. Medika- menten	aktiviert Immunsystem
Sonnentaukraut	Tee/in div. Hustentropfen	Hustenreiz lindernd, Schleim lösend

Pflanze	Zubereitung/ Präparate	Wirkungen
Spinat	Pflanze	beugt altersbedingter Degeneration der Netzhaut vor
Spitzwegerich	Tee	Schleim lösendes, adstringierendes Hustenmittel
Stechapfel	Tee	halluzinogene Droge, in Überdosis hochgiftig!
Steinkleekraut	Tee in Venenmitteln	Gerinnung hemmend, abschwellend äußerlich bei Prellungen
Süßholz	Tee/Pulver in div. Medikamenten	Schleim lösend und Hustenreiz stillend, Entzündung hemmend, Krampf lösend,
Tang	div. Algenzubereitungen	für innere (Jod, Spurenelemente) und äußere Thalasso-Anwendungen
Tausendgüldenkraut	Tee/in div. Medikamenten	Appetit anregend
Tee, schwarzer und grüner		anregend (Coffein), stopfend (adstringiert)
Teufelskralle	Tee/in div. Medikamenten	lindert Schmerzen und entkrampft bei rheumatischen Erkrankungen
Thuja	in div. Medikamenten	stimuliert das Immunsystem
Thymian	Tee/in div. Medikamenten	Schleim lösend und Hustenreiz stillend, äußerliche Entzündung hemmend
Tollkirsche	in div. Medikamenten	Krampf lösend, in Überdosis hochgiftig!
Tormentillwurzel	Tee/Tinktur in div. Medikamenten	adstringierend, v. a. gegen Durchfall und gegen Zahnfleischentzündungen angewendet
Traubenkerne	Öl	antioxidativ
Traubensilberkerze	in div. Medikamenten	antidepressiv und gegen klimakterische Beschwerden

Pflanze	Zubereitung/ Präparate	Wirkungen
Uzarawurzel	in Fertig-medikamenten	stopfend bei akutem Durchfall
Wacholderbeeren	Tee/Öl	Harn treibend, Verdauung fördernd, äußerlich als Badezusatz bei Allergien, allergen!
Waldmeister	Tee	Aphrodisiakum
Walnussblätter	Tee/Dekokt	adstringierend, deshalb v. a. äußerlich bei Akne, Ekzem, Geschwüren
Weidenrinde	Tee	Schmerz lindernd (die wirksame Substanz Salicin ist der Ausgangsstoff für Aspirin)
Weihrauch	Tee/Öl/Tabletten	Entzündung hemmend bei rheumatischen Schmerzen, immunstimulierend
Weinlaub	Tee/in div. Venenmitteln	stabilisiert Venen
Weißdorn	Tee/in div. Kreislaufmitteln	stärkt den Herzmuskel
Wermut	Tee	Appetit anregend, Galle treibend und Verdauung fördernd
Wollblumen	Tee	Hustenreiz lindernd, Schleim lösend
Yohimbebaum	in Fertig-medikament	Aphrodisiakum
Zimtrinde	Rinde	Appetit anregend, Gewürz, Blutzucker anregend, allergen!
Zitronenschale	in Früchtetees	Gewürz, antioxidativ, senkt den Blutdruck, fördert die Venendurchblutung
Zwiebeln		antibakteriell, antioxidativ, Blutdruck senkend

* *Wirkung wissenschaftlich umstritten*

(Quellen: u. a. Max Wichtel: Teedrogen. Wissenschaftliche Verlagsgesellschaft, Stuttgart 1989)

Adressen – wo finden Sie Hilfe?

Adipositas

Deutsche Adipositas-Gesellschaft e. V.
Hochschule für angewandte Wissenschaften Hamburg
Fachbereich Ökotrophologie
Lohbrügger Kirchstraße 65
21033 Hamburg
Tel.: 040 42891-3420
Fax: 040 42891-2704
www.adipositas-gesellschaft.de

Alkoholkrankheit

Anonyme Alkoholiker (AA)
Anonyme Alkoholiker Interessengemeinschaft e. V.
Gemeinsames Dienstbüro
Postfach 46 02 27
80910 München
Tel.: 089 3169500
Fax: 089 3165100
www.anonyme-alkoholiker.de

Allergische/asthmatische und Atemwegerkrankungen

Deutsche Lungenstiftung e. V.
Herrenhäuser Kirchweg 5
30167 Hamburg
Tel.: 0511 21511-10
Fax: 0511 21551-13
www.lungenstiftung.de

Deutscher Allergie- und Asthmabund e. V. (DAAB)
Fliethstraße 114
41061 Mönchengladbach
Tel.: 02161 81494-0
Fax: 02161 81494-30
www.daab.de

Alternative Medizin

Deutsche Gesellschaft für Alternative Medizin (DGAM)
DGAM Servicebüro
Großer Garten 4
30938 Burgwedel
Tel.: 05139 278101
Fax: 05139 278102
www.dgam.de

Alzheimer Krankheit

Deutsche Alzheimer Gesellschaft e. V.
Friedrichstraße 236
10969 Berlin
Tel.: 030 2593795-0
Fax: 030 2593795-29
www.deutsche-alzheimer.de

Anti-Aging

Deutsche Gesellschaft für Prävention und Anti-Aging-Medizin e. V.

(GSAAM)
Josephspitalstraße 15
80331 München
Tel.: 089 7435-7890
Fax: 089 7435-7891
www.gsaam.de

Chronische Schmerzen

Deutsche Schmerzliga e. V.
Adenauerallee 18
61440 Oberursel
Tel.: 0700 375375375 werktags von 9.00 bis 12.00 Uhr
Fax: 0700 37537538
www.dsl-ev.de

Darmerkrankungen

Deutsche Morbus Crohn/Colitis ulcerosa Vereinigung
DCCV e. V.
Bundesgeschäftsstelle
Paracelsusstraße 15
51375 Leverkusen
Tel.: 0214 87608-0
Fax: 0214 87608-88
www.dccv.de

Diabetes

Bundesgeschäftsstelle
Deutscher Diabetiker Bund e. V.
Goethestraße 27
34119 Kassel
Tel.: 0561 703477-0
Fax: 0561 703477-1
www.diabetikerbund.de

Deutscher Diabetiker Verband e. V. (DDV)
Diabeteszentrum
Hahnbrunner Straße 46
67659 Kaiserslautern
Tel.: 0631 76488
Fax: 0631 9722

Deutsche Diabetes Gesellschaft
Geschäftsstelle
Berufsgenossenschaftliche Kliniken
Bergmannsheil Universitätsklinik
Bürkle-de-la-Camp-Platz 1
44789 Bochum
Tel.: 0234 9 78 89 -0
Fax: 0234 9 78 89 -21
Internet: www.deutsche-diabetes-gesellschaft.de

Ernährung

Deutsche Gesellschaft für Ernährung e. V.
Godesberger Allee 18
53175 Bonn
Tel.: 0228 3776600
Fax: 0228 3776800
www.dge.de

Ernährungs-Informations-System der Universität Hohenheim
Institut für Biologische Chemie und

Ernährungswissenschaft
Universität Hohenheim (140)
Garbenstraße 30
70593 Stuttgart
Tel.: 0711 459-4112
Fax: 0711 459-3822
www.uni-hohenheim.de

Fettstoffwechselstörungen

Deutsche Gesellschaft zur Bekämpfung von Fettstoffwechselstörungen und ihren Folgeerkrankungen DGFF (Lipid-Liga) e. V.
Waldklausenweg 29
81377 München
Tel.: 089 7191001
Fax: 089 7142687
www.lipid-liga.de

Hauterkrankungen

Deutscher Neurodermitis Bund e. V.
Spaldingstraße 210
20097 Hamburg
Tel.: 040 230744
Fax: 040 231008
www.dnb-ev.de

Herz-Kreislauf-Erkrankungen

Deutsche Herzstiftung e. V.
Vogtstraße 50
60322 Frankfurt
Tel.: 069 955128-0
Fax: 069 955128-313
www.herzstiftung.de

Deutsche Hochdruckliga e. V. DHL®
Bundesgeschäftsstelle
Geschäftsführer: Diplom-Betriebswirt Joachim Leiblein
Berliner Straße 46
69120 Heidelberg
Tel.: 06221 411774
Fax: 06221 402274
www.hochdruckliga.de

Deutsche Gefäßliga e. V.
Postfach 4038
69254 Malsch b. Heidelberg
Tel.: 07253 26228
Fax: 07253 278160
www.deutsche-gefaessliga.de

Nierenerkrankungen

Deutsche Nierenstiftung
Postfach 3
69491 Hirschberg
Tel.: 06201 599533
Fax: 06201 599535
http://web.mannheim.de/nierenstiftung/

Osteoporose

Bundesselbsthilfeverband für Osteoporose e. V.

Kirchfeldstraße 149
40215 Düsseldorf
Tel.: 0211 319165
Fax: 0211 332202
www.bfo-aktuell.de

Kuratorium Knochengesundheit e. V.
Leipziger Straße 6
74889 Sinsheim
Tel.: 07261 9217-75
Fax: 07261 64659
www.osteoporose.org

Rheumatische Erkrankungen

Deutsche Rheuma-Liga Bundesverband e. V.
Maximilianstraße 14
53111 Bonn
Tel.: 0228 766060
Fax: 0228 7660620
www.rheuma-liga.de

Schlaganfall

Stiftung Deutsche Schlaganfallhilfe
Postfach 104
33311 Gütersloh
Tel.: 05241 97701-0
Fax: 05241 702071
www.schlaganfall-hilfe.de

Interessante Internetadressen:

www.bleibjung.de
Größtes deutschsprachiges Portal zum Thema Anti-Aging und Lifestyle, aktuelle News aus der Forschung

www.gsaam.de
Website der German Society of Anti-Aging Medicine

www.dmkg.org
Informationen zum Thema Migräne

www.forum-maennerarzt.de
Informationsplattform zum Thema Andropause und Anti-Aging

Weitere Informationen zu den unterschiedlichsten Gesundheitsthemen findet man unter:

www.gesundheitscout24.sanvartis.de
www.netdoktor.de
www.patienten-information.de
www.klinikmarkt.com/km/
www.alternativmed.de

Selbsthilfegruppen

Nationale Kontakt- und Informationsstelle zur Anregung und Unterstützung von Selbsthilfegruppen (NAKOS)
Albrecht-Achilles-Straße 65
10709 Berlin
Tel.: 030 8914019
Fax: 030 8934014
Internet: www.nakos.de

Grüne Adressen: Bundesvereinigungen der Selbsthilfe
Rote Adressen: Örtliche Selbsthilfe-Informationsstellen
Blaue Adressen: Bundesweite Suche nach Gleichbetroffenen
Gelbe Adressen: Selbsthilfe-Unterstützung auf internationaler Ebene

Literaturhinweise und Bildnachweise

Atkins, Robert C.: *Die neue Atkins-Diät.* Mosaik bei Goldmann, München (2004)

Carnegie, Dale: *Sorge dich nicht, lebe.* Scherz Verlag, München (2001)

Feil, Wolfgang; Wessinghage, Thomas: *Ernährung und Training fürs Leben. 20 Bausteine für Ihre Fitness.* WSSP Verlag GmbH, Nürnberg (2000)

Hauner, Dagmar; Hauner, Hans: *Wirksame Hilfe bei Adipositas. Was Ihnen die moderne Medizin bietet.* Trias Verlag, Stuttgart (2001)

Irmey, György; Jordan, Anna-Luise; Norton, Robert: *110 wirksame Behandlungsmöglichkeiten bei Krebs.* Hüthig Medizin Verlag, Stuttgart (2001)

Klentze, Michael: *Anti-Aging. Die Macht der eigenen Hormone.* Südwest-Verlag (2003)

Koch, Marianne: *Mein Gesundheitsbuch.* dtv, München (1999)

Lütz, Manfred: *Lebenslust. Wider die Diät-Sadisten, den Gesundheitswahn und den Fitness-Kult.* Pattloch VLG im Weltbild (2002)

Meyers *Grips-Gymnastik 2002.* Bibliogr. Institut, Mannheim (2001)

Mindell, Earl: *Die Vitamin Bibel für das 21. Jahrhundert. Vitamine, Bausteine für ein gesundes und langes Leben.* Heyne Verlag, München (1999)

Mindell, Earl: *Die Nährstoff Bibel. Handbuch der Nahrungsergänzungsmittel.* Heyne Verlag, München (1999)

Nickel, Uwe; Kuch, Petra; Bauer, Wolfgang: *Gesundes Arbeiten lernen. Das Arbeitsplatzprogramm.* Universum Verlag, Wiesbaden (1998)

Pollmer, Udo; Warmuth, Susanne: *Lexikon der populären Ernährungsirrtümer.* Eichborn Verlag, Frankfurt (2000)

Schirrmacher, Frank: *Das Methusalem-Komplott.* Karl Blessing Verlag, München (2004)

Schrott, Ernst: *Weihrauch.* Mosaik Verlag, München (1998)

Schwarz, Aljoscha; Schweppe, Ronald; Pfau, Wolfgang: *Aphrodisiaka. Natürliche Geheimnisse für Lust und Liebe.* Hüthig Medizin Verlag, Stuttgart (1999)

Spitzbart, Michael: *Fit forever – 3 Säulen für Ihre Leistungsfähigkeit. Bewegung – Ernährung – Denken.* WSSP Verlag GmbH, Nürnberg (2000)

Strunz, Ulrich: *Forever young.* Gräfe und Unzer Verlag, München (1999)

Wahrburg, Ursel: *Anders essen – aber wie?* Verlag C. H. Beck, München (2003)

Bildnachweise

Dominique Declerck, Beinheim: Titel- und Umschlagfoto, Seite 87

Ingram Publishing: Seiten 24, 43, 53, 70, 78, 91, 104

Richard Klatt, Baden-Baden: Seite 86, Ultraschallfotos Seite 113ff., EKGs Seite 149ff.

Photodisc: Seiten 30, 66, 81, 211, 253

Ingrid Schobel, München: Illustrationen Seite 112ff.

Fachzeitschriftenverzeichnis

Diese medizinischen Fachzeitschriften wurden verwendet:

Am. J. Clin. Nutr. (American Journal of Clinical Nutrition), American Society for Clinical Nutrition, Bethesda, MD, 2 Bände pro Jahr mit jeweils 6 Ausgaben

Ann. Epidemiol. (Annals of Epidemiology), Elsevier, New York, NY, 1 Band pro Jahr mit 10 Ausgaben

Annals of Internal Medicine, The American College of Physicians (ACP), Philadelphia/Washington, D. C.

Arch. Gen. Psych. (Archives of General Psychiatry), American Medical Association, Chicago, IL, 1 Band pro Jahr mit 12 Ausgaben

Arch. Int. Med. (Archives of Internal Medicine), American Medical Association, Chicago, IL, 1 Band pro Jahr mit 22 Ausgaben

Ärzte Zeitung, Verlagsgesellschaft mbH, Offenburg, erscheint täglich

Ärztl. Praxis (Ärztliche Praxis), Reed-Elsevier Medical-Verl., Gräfeldingen, erscheint wöchentlich

BDI-Informationen (Mitgliederinformationen des Berufsverbandes Deutscher Internisten), Wiesbaden, erscheint monatlich

Brit. Med. J. (British Medical Journal, BMJ), British Medical Association, London

Cardio News (Organ der Deutschen Gesellschaft für Kardiologie, Herz- und Kreislaufforschung), Düsseldorf, erscheint monatlich

Cell (Cell Press), Massachusetts Institute of Technology, Cambridge, MA

Circulation (Official Journal of the American Heart Association), Lippincott Williams & Wilkins, Baltimore, MD

Diabetes News (Offizielles Organ des BDD – Berufsverband Deutscher Diabetologen e.V. – mit BVND – Berufsverband Niedergelassener Diabetologen e. V. – und BVDK – Berufsverband der Diabetologen in Kliniken e. V.), abc-verlag, Heidelberg

Hypertension, American Heart Association, Lippincott Williams & Wilkins, Baltimore, MD

Der Internist (Organ des Berufsverbandes Deutscher Internisten), Springerverlag, Berlin, Göttingen, Heidelberg, erscheint monatlich

JAMA (The Journal of the American Medical Association), American Medical Association, Chicago, IL

J. Nat. Cancer Inst. (Journal of the National Cancer Institute), Oxford Univ. Press, Bethesda, MD

J. of Urol. (The Journal of Urology, official organ of the American Urological Association), Lippincott Williams & Wilkins, Baltimore, MD

Lancet (The lancet, a journal of British and foreign medicine, surgery, obstetrics, physiology, chemistry, pharmacology, public health and news), Elsevier, London

Medical Tribune, Verlagsgesellschaft mbH, Wiesbaden, erscheint wöchentlich

MMW (Münchener Medizinische Wochenschrift), Verlag Urban & Vogel, München

Die Naturheilkunde (Fachzeitschrift für Naturheilkunde), Forum-Medizin-Verlagsgesellschaft, Germering

NEJM (N. Engl. J. Med., the New England journal of medicine), Medical Society, Boston, MA

New Scientist (Englische Wochenzeitschrift zu naturwissenschaftlichen Themen), UK Edition, London

Occup. Environ. Med. (Occupational and environmental medicine), BMJ Publ. Group, London

Perfusion (Kreislaufkrankheiten in Klinik und Praxis, offizielles Organ der Deutschen Gesellschaft für Arterioskleroseforschung), Verlag Perfusion, Nürnberg

PloS Biology (Public Library of Science, Biology), San Francisco, CA

Proc. Nat. Acad. Sci. USA (Proceedings of the National Academy of Sciences of the United States of America, PNAS), Washington, DC

The Scientist (the newspaper for the science professional), Inst. For Scientific Information, Philadelphia, PA

Hinweis

Medizin als Wissenschaft ist ständig im Fluss. Forschung und klinische Erfahrung erweitern unsere Kenntnisse, insbesondere was Behandlung und medikamentöse Therapie anbelangt. Soweit in diesem Werk eine Dosierung oder eine Applikation erwähnt wird, darf der Leser zwar darauf vertrauen, dass Autor und Verlag größte Mühe darauf verwandt haben, dass diese Angaben genau dem Wissensstand bei Fertigstellung des Werkes entsprechen. Dennoch ist jeder Benutzer aufgefordert, die Beipackzettel der verwendeten Präparate zu prüfen, um in Absprache mit seinem behandelnden Arzt bzw. in eigener Verantwortung festzustellen, ob die dort gegebene Empfehlung für Dosierungen oder die Beachtung von Kontraindikationen gegenüber der Angabe in diesem Buch abweicht. Das gilt besonders bei selten verwendeten oder neu auf den Markt gebrachten Präparaten und bei denjenigen, die vom Bundesgesundheitsamt (BGA) in ihrer Anwendbarkeit eingeschränkt worden sind. Benutzer außerhalb der Bundesrepublik Deutschland müssen sich nach den Vorschriften der für sie zuständigen Behörde richten.

Glossar

Alzheimer-Erkrankung Erworbene, fortschreitende Beeinträchtigung geistiger Fähigkeiten als Folge von Hirngewebeschwund. Zu den Symptomen gehören Gedächtnisverlust, Verlust der Sprachfähigkeit und des Urteilsvermögens, weitgehende Veränderungen der Persönlichkeit sowie Stimmungsschwankungen.

Analgetika Medikamente, die der Bekämpfung von Schmerzen verschiedener Ursache dienen.

Analgetika-Kopfschmerz Medikamenten-induzierter chronifizierter Kopfschmerz infolge ständiger Schmerzmitteleinnahme.

Aneurysma Aussackung einer Schlagader (Arterie) oder der Herzwand. Am häufigsten treten A. der Bauchaorta auf. A. können auf angeborenen Fehlbildungen oder erworbenen Gefäßwandveränderungen beruhen. Atherosklerose, Entzündungen der Arterien, Infektionen der Gefäßwand durch bakterielle Ansiedelungen bei schweren Allgemeininfektionen, Verletzungen oder vorangegangenen Gefäßeingriffen (z.B. Punktion der Schlagadern, Arteriografie, Ballonkatheter) können A. verursachen. Das Herzwandaneurysma ist Folge eines Herzinfarktes.

Angina Pectoris Brustenge, Brustbeklemmung, Stenokardie. Sekunden bis Minuten anhaltende, plötzlich auftretende, starke Schmerzen hinter dem Brustbein oder in der linken Brustseite, die mit Vernichtungsgefühl, Beklemmung und Todesangst einhergehen. Eine Ausstrahlung der Schmerzen in den linken Arm, in Hals, Unterkiefer und Oberbauch ist möglich. Ursache: Angina-Pectoris-Anfälle sind Hauptsymptom der koronaren Herzkrankheit (KHK). Sie werden durch Anstrengung, Aufregung, Kälte und schwere Mahlzeiten ausgelöst. Da ein akuter Angina-pectoris-Anfall anhand der bestehenden Schmerzen nicht von einem Herzinfarkt unterschieden werden kann, muss durch EKG und eine Blutuntersuchung (Bestimmung der Herzmuskelenzyme) ein Infarkt ausgeschlossen werden.

Angiografie Untersuchungsmethode zur Darstellung der Blut- oder Lymphgefäße mit Kontrastmittel unter Durchleuchtung mit Röntgenstrahlen. Unterschieden werden die Darstellung der Venen (Phlebografie), der Arterien (Arteriografie) und der Lymphgefäße (Lymphografie).

Antioxidantien Substanzen, die leicht oxidierbar sind und dadurch andere Stoffe vor einer Oxidation schützen können. So verhindert der Zusatz von A., z. B. Schwefeldioxid, in Lebensmitteln, Kosmetika oder Arzneistoffen deren Zersetzung durch den Luftsauerstoff. Beim Menschen sind es die Vitamine A, C und E, die eine antioxidative Wirkung haben und freie Radikale, die eine oxidierende und somit schädliche Wirkung haben, abfangen können.

Arterielle Verschlusskrankheit Oberbegriff für alle akuten oder chronischen Erkrankungen der Schlagadern (Arterien), die zur Verengung oder zum Verschluss der freien Gefäßlichtung führen und mit einer Durchblutungsstörung einhergehen. Die AVK kann bei den Arterien aller Organe und Gewebe des Körpers auftreten. Sie kann auf ein bestimmtes Gefäßsegment begrenzt sein oder sich bei mehreren Gefäßen bzw. über längere Gefäßstrecken ausbilden.

Arthritis Sammelbezeichnung für Gelenkerkrankungen, die durch eine Entzündung verursacht werden. Die Entzündung kann ein Gelenk (Monarthritis), wenige Gelenke (Oligoarthritis) oder fast alle Gelenke (Polyarthritis) betreffen. Die am häufigsten auftretende Gelenkentzündung ist die rheumatoide A. (Rheumatoidarthritis, chronische Polyarthritis), bei der eine Immunreaktion gegen das eigene Gelenkgewebe zu einer Entzündung der Gelenkinnenflächen führt.

Arthrose Chronische Abnutzungserscheinung des Gelenkknorpels, die auf Dauer die gesamte Knorpelschicht der Gelenkoberfläche und dann das angrenzende Knochengewebe zerstört. Die Arthrose entwickelt sich aus einem Missverhältnis zwischen mechanischer Beanspruchung und der Belastbarkeit des Gelenks. Am häufigsten tritt die A. bei den Wirbelsäulengelenken auf, gefolgt von Hüft-, Knie- und Schultergelenk.

Asthma Bronchialasthma. Anfallsweise auftretende Atemnot durch eine reversible Verengung der Bronchien. Je nach Ursache wird das allergische

Asthma (exogen-allergisches Asthma, Extrinsic-Asthma) vom häufigeren nicht allergischen Asthma (Infektasthma, Intrinsic-Asthma) unterschieden. Beim allergischen Asthma treten die Asthmaanfälle infolge einer allergischen Sofortreaktion (Allergie) z. B. gegen Hausstaubmilben, Blütenpollen, Mehlstaub, Nahrungsmittel oder Tierhaare auf. Beim nicht allergischen Asthma wirken Infekte, kalte Luft, psychische Faktoren oder Inhalation atemwegsreizender Substanzen als Auslöser. Wird der Asthmaanfall durch körperliche Anstrengung provoziert, spricht man von Belastungsasthma. Mischformen zwischen allergischem und nicht allergischem Asthma werden als gemischtförmiges Asthma bezeichnet.

Atherosklerose Auch Arteriosklerose oder Arterienverkalkung. Chronische, meist generalisierte Erkrankung der Schlagadern mit einer Verhärtung und Verdickung der Gefäßwand und einer dadurch bedingten fortschreitenden Einengung der freien Lichtung des Gefäßes. Die A. kann sich in allen Arterien des Körperkreislaufes entwickeln, bevorzugt aber bestimmte Gefäßregionen. Als häufigste Ursache von Gefäßkrankheiten ist sie für den überwiegenden Teil der Herz-Kreislauf-Erkrankungen und damit für die Hälfte der Todesfälle in der westlichen Welt verantwortlich.

Ballondilatation Behandlungsverfahren zur Aufweitung von kleineren Gefäßverengungen, die durch eine Arterienverkalkung entstanden sind. Hierzu wird nach einem kleinen Einstich durch die Haut unter Röntgenkontrolle ein Ballonkatheter mithilfe eines Führungsdrahtes im Innern eines Blutgefäßes bis zu der Verengung vorgeschoben. Im Bereich der Engstelle wird der Ballon aufgeblasen, so dass die Verengung aufgedehnt und die Gefäßinnenwand geglättet wird.

Bandscheibenvorfall Meist schlagartig auftretende, sehr schmerzhafte Erkrankung, die mit Rückenschmerzen, teilweise auch mit Lähmungen und Empfindungsstörungen verbunden ist. Alterungsvorgänge der Bandscheibe können bei ungünstiger Belastung zu Vorwölbung bzw. zum Austritt von Bandscheibengewebe führen, so dass Nervenwurzeln oder Rückenmark zusammengedrückt werden.
Abhängig von der Richtung des B. werden entweder nur die Nervenwurzeln oder aber auch das Rückenmark geschädigt. Am häufigsten sind B. im unteren Lendenwirbelsäulenbereich, seltener an der Halswirbelsäule oder der Brustwirbelsäule.

Biopsie Gewinnung einer Gewebeprobe durch Einstechen (Punktion) bzw. Stanzen (Stanzbiopsie), Ansaugen (Aspirationsbiopsie), Schneiden (Probeexzision) oder Schaben (Ausschabung).

Blutzucker Gehalt von Traubenzucker (Glukose) im Blut. Die Glukose wird im Körper unter Gewinnung von Energie verstoffwechselt.
Der Blutzucker-Normwert beträgt nüchtern 65–110 mg/dl (3,6–6,0 mmol/l) und nach dem Essen <160 mg/dl (<9,0 mmol/l).

Bronchitis Akute oder chronische Entzündung der Bronchialschleimhaut. Typische Beschwerden sind Husten und Auswurf. Die akute B., die fast immer mit einer Entzündung der oberen Luftwege (Nasen- und Rachenraum) und der Luftröhre (Tracheobronchitis) einhergeht, ist v. a. in den Wintermonaten weit verbreitet.

Bronchoskopie Bronchienspiegelung. Untersuchung der unteren Luftwege mittels eines mit einer Beleuchtungsanlage versehenen flexiblen Rohres (Bronchoskop).

Bypass-Operation Gefäßoperation, bei der ein krankhaft veränderter Blutgefäßabschnitt durch Einpflanzung eines künstlichen oder körpereigenen Gefäßes umgangen wird.

Cholesterin C. kommt im gesamten menschlichen Organismus frei und in veresterter Form vor. Es ist essentieller Bestandteil der Zellmembranen sowie wichtige Vorstufe für die Synthese von bestimmten Hormonen wie Sexualhormonen, Glukokortikoiden, Mineralokortikoiden(wichtig für die Steuerung des Salzhaushaltes des Körpers), von Vitamin D und Gallensäuren. Man unterscheidet exogenes und endogenes C. Das exogene C. wird über die Nahrung aufgenommen, und zwar ausschließlich über Nahrungsmittel tierischer Herkunft. Besonders reich an C. sind Eigelb, Butter, Innereien, aber auch Kaviar, Aal, Muscheln und Krabben.
Das endogene C. wird fast ausschließlich in der Leber gebildet. Exogenes und endogenes Cholesterinangebot bestimmen gemeinsam die Höhe des Cholesterinspiegels im Blut. Als normal wird ein Wert unter 160 mg/dl angesehen. Höhere Werte gehen mit einem erhöhten Risiko für atherosklerotische Gefäßerkrankungen wie Herzinfarkt und Schlaganfall einher. Außer der Höhe der Cholesterinkonzentration im Blut ist für die Entstehung von

Gefäßverkalkungen auch wichtig, in welcher Form das C. im Blut vorliegt (s. HDL-Cholesterin und LDL-Cholesterin).

Computertomografie (CT) Computergesteuertes Röntgenschichtverfahren. Die ein Strahlenbündel aussendende Röntgenröhre rotiert bei der modernen Spiral-Computertomografie um den Patienten, während der Untersuchungstisch kontinuierlich vorgeschoben wird. Die gegenüberliegenden Detektoren messen, wie stark die Strahlung vom Körper abgefangen wird. Die C. dient vor allem zur Diagnostik von Erkrankungen des Gehirns (z.B. Hirnblutungen, Hirntumoren) und Veränderungen im Bereich des Oberkörpers (Thorax), Bauches (Abdomen), Bewegungsapparates und Skeletts sowie zum Tumornachweis in allen Körperabschnitten.

Demenz Hirnleistungsschwäche. Erworbene und meist fortschreitende Beeinträchtigung geistiger Fähigkeiten als Folge einer organischen Hirnerkrankung. Oft ist die D. Folge eines Substanzabbaus im Gehirn ungeklärter Ursache, wie z.B. bei der Alzheimer-Demenz (häufigste Ursache einer D.). Seltener können Ursachen für den Hirnabbauprozess gefunden werden. Hierzu zählen insbesondere Durchblutungsstörungen des Gehirns, chronischer Alkoholismus, Schädel-Hirn-Traumen, Hirntumoren, fortgeschrittene Parkinson-Krankheit oder entzündliche Erkrankungen des Nervensystems (z.B. multiple Sklerose, HIV-Infektion).

Echokardiografie Herzultraschall. Es gibt zwei verschiedene Untersuchungsmethoden: Untersuchung über die Brustwand: Bei diesem Verfahren wird der Ultraschallkopf außen auf den Brustkorb aufgesetzt. Die ein- oder zweidimensionale Echokardiografie dient der Darstellung von Funktion und Bewegungsabläufen der Herzklappen, Herzhöhlen sowie der Herzwände. Auch ein Herzbeutelerguss kann damit festgestellt werden. Mit der Farb-Doppler-Echokardiografie lassen sich Geschwindigkeit und Richtung des Blutstromes durch das Herz in verschiedenen Farben darstellen, so dass eine Aussage über die Schwere von angeborenen oder erworbenen Herzfehlern möglich ist.
Untersuchung durch die Speiseröhre: Die transösophageale Echokardiografie ist ein Verfahren, bei dem der Schallkopf in die Speiseröhre eingeführt wird. Auf diese Weise können besonders die Vorhöfe, die Aorten- und Mitralklappe sowie der Anfangsabschnitt der Aorta beurteilt werden.

Elektrokardiografie (EKG) Elektrokardiogramm, Herzstromkurve. Kurvenbild der elektrischen Herzströme, die mit Hilfe von Elektroden von der Körperoberfläche abgeleitet werden. Das EKG gibt Auskunft über den Zustand der Arbeitsmuskulatur des Herzens, den Herzrhythmus und die Reizleitung. Bei bestimmten Herzerkrankungen ist ein Belastungs-EKG erforderlich. Es wird meist in Form der Fahrradergometrie durchgeführt, bei der der Betroffene sitzend oder liegend unter steigender körperlicher Belastung die Pedale tritt. Ein Langzeit-EKG wird zur Diagnostik bzw. Überwachung von Herzrhythmusstörungen oder bei Anfällen kurz dauernder Bewusstlosigkeit (Synkopen) eingesetzt. Kontinuierliche Ableitung und Aufzeichnung eines EKGs über einen Zeitraum von 24 Std. mit Hilfe eines tragbaren Langzeit-EKG-Rekorders, mit dem der Betroffene seinen gewohnten Tätigkeiten nachgehen kann. Bei der Überwachung von Notfall- und Intensivpatienten oder während einer Narkose gibt ein Monitor-EKG, auch Überwachungs-EKG genannt, durch die kontinuierlich auf einem Monitor sichtbare Herzstromkurve Auskunft über den Herz-Kreislauf-Zustand des Patienten.

Embolie Plötzlicher Gefäßverschluss durch mit dem Blutstrom verschleppte, im Blut nicht lösliche, körpereigene oder körperfremde Substanzen und Materialien. Meist entsteht eine E. durch ein aus dem venösen oder arteriellen Kreislauf verschlepptes Blutgerinnsel (Thrombembolie).

Endoskopie Untersuchungsverfahren, bei dem mit einem elastischen Rohr (Endoskop), das mit einer Lichtquelle und einem optischen System ausgestattet ist, das Innere von Körperhöhlen ausgeleuchtet und betrachtet werden kann. Außer der reinen Untersuchung sind auch diagnostische Eingriffe z.B. Spülungen und Probeentnahmen sowie endoskopische Operationen möglich, die »große« Operationen ersetzen können.
Anwendungsbereiche: Die Untersuchungen des oberen Magen-Darm-Traktes werden als Speiseröhrenspiegelung (Ösophagoskopie), Magenspiegelung (Gastroskopie) und Zwölffingerdarmspiegelung (Duodenoskopie) bezeichnet. Bei der Darmspiegelung, die im Wesentlichen eine Dickdarmspiegelung ist, wird das Endoskop durch den Anus eingeführt; sie besteht aus der Untersuchung der Abschnitte des unteren Dünndarms (Ileoskopie) und des Dickdarms (Koloskopie). Die weiter unten gelegenen Darmabschnitte werden bei der Rektoskopie (Mastdarmspiegelung) und der Proktoskopie (Betrachtung des Anus und der Hämorrhoidalregion) begutachtet.

Feinstaub Schwebstoffe mit einem maximalen Durchmesser von 10 Mikrometern. Sie entstehen vor allem bei der Verbrennung in Industrieanlagen, von Dieselöl in Kraftwagen und beim Abrieb von Autoreifen und in der Landwirtschaft. Sie passieren beim Atmen den Kehlkopf und rufen Entzündungsprozesse an den Luftwegen hervor. Mit einem Durchmesser unter 3 Mikrometern gelangen sie bis in die Lungenbläschen.

Freie Radikale Aggressive, sauerstoffhaltige Verbindungen, die überall in der Umwelt und im Körper selbst vorkommen.

Geschlechtshormone Männl. (Androgene) und weibl. (Östrogene und Gestagene) Sexualhormone, die Geschlechtsmerkmale, Sexualität und Fortpflanzung beeinflussen.

Glukosetoleranztest Oraler Glukose-Toleranztest (OGT). Der Test wird bei dem Verdacht auf einen möglichen Diabetes mellitus durchgeführt und überprüft die Fähigkeit der Bauchspeicheldrüse, ausreichend Insulin zu produzieren. Der Test wird gewöhnlich morgens begonnen. Es wird ein Nüchternblutzucker bestimmt, anschließend trinkt der Patient ein Glas einer definierten Menge Traubenzuckerlösung. Über die nächsten zwei Stunden wird durch mehrere Blutabnahmen gemessen, wie stark der Blutzucker ansteigt.

HDL-Cholesterin High-Density-Lipoprotein; Transportform der Cholesterinfraktion im Blut, die einen schützenden Effekt auf die Gefäßwände hat. Normwert >45 mg/dl.

Herzinfarkt Durch plötzliche Sauerstoffminderversorgung verursachter, umschriebener Gewebsuntergang des Herzmuskels. Allein in der Bundesrepublik Deutschland erleiden jedes Jahr ca. 280.000 Menschen einen H., der bei ca. 35 % der Betroffenen zum Tode führt. Etwa 13 % aller Männer und 8 % aller Frauen versterben an einem H.

Herzkatheter Flexibler, dünner Schlauch, der über ein Blutgefäß in das Herz vorgeschoben wird. Über diesen lassen sich Kontrastmittel (Röntgendarstellung) oder Medikamente einspritzen (z. B. zur Auflösung von Blutgerinnseln), Druck-, Sauerstoffsättigungs- und Temperaturmessfühler in die Herzkammern und großen Gefäße einführen sowie Blutproben für Blutgasanalysen entnehmen. Außerdem können mittels Zangen Gewebeproben entnommen werden (Herzmuskelbiopsie) sowie Spezialgeräte zur Aufdehnung von Engen (Angioplastie) oder Drahtröhrchen (Stents) zur Gefäßdehnung und kleine Schirmchen oder Spiralen (Coils) zum Verschluss krankhafter Gefäßverbindungen eingebracht werden, wodurch in vielen Fällen eine große Herzoperation aufgeschoben oder ganz unnötig werden kann.

Hormone Botenstoffe, die der Informationsübermittlung im Organismus dienen. Hormone sorgen dafür, dass sich der Organismus an Belastungen (z.B. Stress) anpassen kann, sie haben Steuerungsfunktionen im Stoffwechsel (den Auf- und Abbau von Stoffen), sie sorgen dafür, dass das Gleichgewicht des inneren Milieus aufrechterhalten wird, sie steuern das Wachstum sowie die Entwicklung, sie fördern und hemmen die Aktivität von Zellen und sie spielen eine wichtige Rolle bei der Entwicklung von Eizellen und Spermien sowie bei der Befruchtung, der Entwicklung des ungeborenen Kindes, der Geburt und der Regulierung der Muttermilchproduktion. Die verschiedenen Hormone werden nach ihrem Bildungsort, ihrer chemischen Struktur und ihrem Wirkort eingeteilt und bezeichnet.

Insulin Blutzuckersenkendes Hormon, das von den Inselzellen der Bauchspeicheldrüse gebildet wird. Es steigert die Durchlässigkeit der Zellmembranen (v.a. Muskelgewebe und Fettgewebe) für Glukose, so dass diese vermehrt in die Zellen einströmt. Darüber hinaus steigert I. den Ab- und Umbau von Glukose in Leber- und Muskelzellen, stimuliert die Fett- und Eiweißsynthese, greift in den Mineralstoffwechsel ein und fördert Wachstumsprozesse.

Intima Dünne, glatte Innenschicht der Arterien. Sie wird heute als wichtiges Steuerungsorgan der Gefäßweite angesehen, weil hier die entsprechenden Hormone erzeugt werden. Eine Funktionsstörung der Intima ist der erste Schritt zur Atherosklerose. Primäre Schäden vor allem durch freie Radikale hervorgerufen.

Kernspintomografie (MRT) Magnetresonanztomografie, MR-Tomografie, MRT. Bildgebendes Verfahren, das aufgrund von Messungen elektromagnetischer Wellen die schichtweise Darstellung des Körpers im Längs- und Querschnitt ermöglicht. Die K. beruht auf dem Kernspin der Wasserstoff-atome im Körper, die im Kernspintomografen an einem starken Magnetfeld ausgerichtet werden. Ein elektromagnetisches Wechselfeld regt die Wasserstoffkerne an, die beim Zurückspringen in ihren ursprünglichen Zustand elektromagnetische Wellen aussenden, die gemessen und mithilfe eines Computers zu Bildern verarbeitet werden. Die K. misst also den Wasserstoff- und damit den Wassergehalt der untersuchten Organe und Organanteile. Sie eignet sich besonders zur Darstellung von geringen Dichteunterschieden im Gewebe und wird daher bevorzugt zur Diagnostik von Weichteilen (z. B. Knorpel) oder bei Erkrankungen des zentralen Nervensystems eingesetzt. Im Unterschied zur Röntgendiagnostik entsteht keine radioaktive Strahlenbelastung.

Knochendichte Gehalt des Knochens an organischen u. mineralischen Bestandteilen; verringert sich physiologischerweise mit zunehmendem Alter, ohne dass deswegen bereits eine Osteoporose (s. u.) manifest werden muss.

Kollateralen Querverbindungen zwischen Blutgefäßen, die im Fall eines Gefäßverschlusses einen Umgehungskreislauf ermöglichen.

Koronarangiografie Kontrastmitteldarstellung der Herzkranzgefäße im Rahmen einer Herzkatheteruntersuchung (s. o).

LDL-Cholesterin Low-Density-Lipoprotein. Cholesterinfraktion mit gefäßschädigender Wirkung. Normwert <130 mg/dl.

Leberzirrhose Schrumpfleber. Chronische fortschreitende Zerstörung des Lebergewebes mit bindegewebig-narbigem Umbau. Die L. ist das mögliche Endstadium fast aller chronischen Lebererkrankungen und aufgrund der Komplikationen lebensbedrohlich. Rund die Hälfte der L. ist Folge von chronischem Alkoholmissbrauch. Bei ca. 35 % beruht sie auf einer chronischen Virushepatitis. Seltene Ursachen sind z. B. Gallengangsentzündungen, Stauungsleber, Stoffwechselkrankheiten oder die Wirkung bestimmter Medikamente oder Gifte.

Lungenemphysem Lungenblähung. Überdehnung und Überblähung des Lungengewebes. Dadurch vermindert sich die Gasaustauschfläche und führt zu einer dauerhaften Druckerhöhung im Lungenkreislauf, die das Herz beeinflusst (chronisches Cor pulmonale). Das unheilbare Endstadium der Erkrankung ist die Ateminsuffizienz, die die Lebenserwartung deutlich verkürzt. Die häufigste Ursache sind Erkrankungen wie die chronische Bronchitis oder ein Bronchialasthma, die die Bronchien einengen und damit zu einer Vermehrung der Luftmenge in den Lungen führen.

Mammografie Röntgendarstellung der weiblichen Brustdrüse, insbesondere zur Früherkennung und bei Verdacht auf Brustkrebs.

Media Mittlere Schicht der Arterienwand. Sie besteht überwiegend aus Muskeln, die die Gefäßweite regulieren.

Metabolisches Syndrom Komplexe Stoffwechsel- und Kreislaufstörung, zu der neben dem Diabetes mellitus Typ 2 noch die Fettstoffwechselstörung, der Bluthochdruck und die Adipositas (Fettsucht) gehören.

Migräne Krankheitsbild mit anfallsweisem Auftreten von heftigen, meist halbseitigen, pochenden Kopfschmerzen, häufig kombiniert mit Übelkeit, Erbrechen und Lichtscheu. Die M. entsteht wahrscheinlich aufgrund einer Regulationsstörung der Durchblutung im Gehirn, bei der es durch eine unkontrollierte Weitstellung der Blutgefäße zu einer Gewebeschwellung und Druckerhöhung kommt. Verschiedenste Auslöser für eine M. kommen u. a. in Frage: seelische Belastungen, hormonelle Einflüsse (Regelblutung), Aufenthalt in verrauchten Räumen, Änderung des Schlaf-Wach-Rhythmus, Wetterumschwünge oder auch Genussmittel.

Nephropathie Oberbegriff für die Erkrankungen der Niere; v. a. gebräuchlich für nicht entzündliche Nierenschädigungen wie z. B. Nierenschädigung nach Schmerzmittelmissbrauch (Analgetika-Nephropathie), Nierenschädigung als Spätkomplikation der Zuckerkrankheit (Diabetische Nephropathie).

Neuro-Transmitter Gruppe von Hormonen, die den Informationsaustausch zwischen Nervenzellen und -zentren des Gehirns steuern. Zu ihnen gehören u. a. Serotonin, Dopamin, Glutamat, Endorphine und Acetylcholin.

Parkinson-Erkrankung Schüttellähmung. Neurologisches Krankheitsbild, das durch Bewegungseinschränkung, Muskelsteifigkeit und Zittern gekennzeichnet ist. Die P. ist Folge des Untergangs von Dopamin produzierenden Zellen im Mittelhirn, wobei der Auslöser dieses Zelluntergangs nicht bekannt ist. Von der eigentlichen P. abgegrenzt werden Parkinson-Syndrome, die häufig als Medikamentennebenwirkung oder bei Hirndurchblutungsstörungen auftreten.

Polyneuropathie Erkrankung mehrerer Nerven, im Extremfall aller Hirn- und Rückenmarksnerven. Oft liegt ein Diabetes mellitus oder eine Alkoholkrankheit zugrunde. Außerdem können Stoffwechselstörungen, bestimmte Medikamente oder auch Vitaminmangel (z. B. Folsäure) verursachend sein. Seltener tritt die P. als Begleiterscheinung eines bösartigen Tumors auf. Bei etwa 25 % der P. lässt sich die Ursache nicht feststellen; diese Formen werden als idiopathische P. bezeichnet.
Es kommt zu Missempfindungen der Haut und Gefühlssstörungen, fast immer symmetrisch, im Bereich der Beine beginnend. Dabei sind die Gefühlsstörungen socken- oder handschuhförmig angeordnet. Ein ständiges Kribbelgefühl (Ameisenlaufen) ist ein typisches Merkmal der P. Später kann es zu schlaffen Lähmungen mit Muskelschwund kommen. Störungen der Blasen- und Darmentleerung sowie der Schweißsekretion sind möglich.

Präkanzerosen Sammelbegriff für Gewebsveränderungen, die zu einem bösartigen Tumor führen können. Manche P. entarten nur gelegentlich und nach langer Krankheitsdauer, andere P. hingegen führen mit hoher Wahrscheinlichkeit innerhalb weniger Jahre zu Krebs. Häufigste P. sind Dickdarmpolypen und Pigmentflecken der Haut.

Retinopathie Oberbegriff für nichtentzündliche Netzhauterkrankungen, die oft mit Umbauvorgängen und einem Funktionsverlust von Netzhautzellen einhergehen. Je nach Ursache und Stadium der Erkrankung kommt es zu einer zunehmenden Sehverschlechterung bis hin zur Erblindung. Häufige Ursachen für eine Retinopathie sind Bluthochdruck und Diabetes mellitus.

Stent-Plastik Stent (engl.): schmaler Faden, Stäbchen oder Katheter zur Sicherung der Durchgängigkeit z. B. eines verengten Blutgefäßes.

Szintigrafie Bei der Szintigrafie werden radioaktive Medikamente in den Körper des Patienten eingebracht und deren Strahlung von außen mit einer Gammakamera gemessen. Man erhält so ein Bild der räumlichen Verteilung des jeweiligen radioaktiven Stoffes im Körper (z. B. in den Nieren, den Knochen, der Schilddrüse, dem Herz oder den Lungen) und hat gleichzeitig auch die Möglichkeit, die Funktion der einzelnen Organe zu erfassen.

Thrombose Vollständiger oder teilweiser Verschluss von Arterien oder Venen durch Blutgerinnsel. Häufigste Ursache für Infarkte.

Thrombozyten Blutplättchen. Sie haben eine wesentliche Funktion bei der Blutgerinnung, sowohl der physiologischen Blutstillung z. B. nach Verletzungen als auch bei der pathologischen Entstehung von Blutgerinnseln.

Thrombus Blutgerinnsel, Blutpfropf, der innerhalb der Blutgefäße oder des Herzens entsteht und zu einer Thrombose führen oder mit dem Blutstrom verschleppt werden kann (Embolie).

Trigeminusneuralgie Fast immer einseitige, 30 bis 60 Sekunden andauernde, heftige Schmerzattacken im Versorgungsgebiet eines oder mehrerer Äste des Gesichtsnervs (Nervus Trigeminus). Die Schmerzen können spontan oder durch äußere Einflüsse (Temperaturwechsel, kaltes Getränk, Kauen, Sprechen) getriggert auftreten und von Kontraktionen der mimischen Muskulatur begleitet sein.

Tumormarker Zellprodukte in Zellen, auf Zelloberflächen, im Blut oder in anderen Körperflüssigkeiten, die Hinweise auf Bestehen, Verlauf oder Prognose bestimmter gut- oder bösartiger Tumorerkrankungen geben können. Um Tumoren sicher zu erkennen, ist die Untersuchung der Marker nicht geeignet, da keineswegs alle Geschwülste T. produzieren. Allerdings können sie zur Beobachtung des Krankheitsverlaufs während und nach der Tumorbehandlung verwendet werden. In der Diagnostik häufig verwendet werden z. B. das prostataspezifische Antigen (PSA) bei gut- und bösartigen Erkrankungen der Vorsteherdrüse, das karzinoembryonale Antigen (CEA) im Fall von Magen-Darm-Tumoren, Lungen-, Brustdrüsen- und Eierstockkrebs und das Alphafetoprotein (AFP) bei Lebererkrankungen und Keimdrüsentumoren.

Ultraschall der Gefäße Die Ulltraschalluntersuchung der Gefäße erfolgt mit mehreren Verfahren: Die Doppler-Sonografie dient der Messung der Geschwindigkeit des Blutflusses in Blutgefäßen und der Erkennung von Gefäßverengungen oder Gefäßverschlüssen. Dabei werden Strömungsgeschwindigkeit und Strömungsrichtung des Blutes sowohl in Arterien als auch in Venen ohne Eingriff in den Körper erfasst und als Flusskurve oder Geräusch dargestellt.

Bei der Farb-Doppler-Sonografie werden die Strömungsrichtung des Blutes und eventuelle Turbulenzen durch unterschiedliche Farben sichtbar gemacht.

Im sog. B-Mode kann man die Struktur der Gefäßwände und Ablagerungen beurteilen. Die farbkodierte Duplex-Sonografie ist eine Kombination aus allen drei Untersuchungsverfahren und erlaubt die gleichzeitige Untersuchung der Gefäße und des Blutstroms.

Stichwortregister